U0254892

中国瓦屋山
常见药用植物图鉴

张　浩　冯玉麟／主编

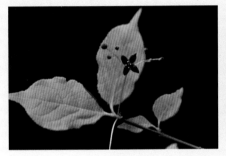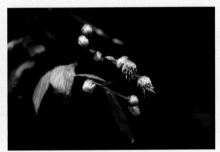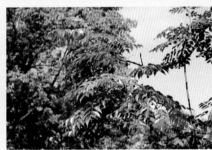

四川科学技术出版社

图书在版编目 (CIP) 数据

中国瓦屋山常见药用植物图鉴 / 张浩, 冯玉麟主编.
-- 成都 : 四川科学技术出版社, 2023.10
　　ISBN 978-7-5727-1173-2

Ⅰ. ①中… Ⅱ. ①张… ②冯… Ⅲ. ①药用植物—洪
雅县—图集 Ⅳ. ①R282.71-64

中国国家版本馆CIP数据核字(2023)第204930号

ZHONGGUO WAWUSHAN CHANGJIAN YAOYONG ZHIWU TUJIAN

中国瓦屋山常见药用植物图鉴

主　　编　张　浩　冯玉麟

出 品 人　程佳月
组稿编辑　戴　玲
责任编辑　吴　文
封面设计　韩建勇
责任出版　欧晓春
出版发行　四川科学技术出版社
　　　　　成都市锦江区三色路238号　邮政编码 610023
　　　　　官方微博 http://weibo.com/sckjcbs
　　　　　官方微信公众号 sckjcbs
　　　　　传真 028-86361756
成品尺寸　210 mm × 285 mm
印　　张　29
字　　数　580 千
插　　页　2
印　　刷　成都蜀通印务有限责任公司
版　　次　2023年10月第1版
印　　次　2023年12月第1次印刷
定　　价　280.00元

ISBN 978-7-5727-1173-2

邮　　购: 成都市锦江区三色路238号新华之星A座25层　邮政编码: 610023
电　　话: 028-86361770

本书编委会

主 编

张　浩　冯玉麟

编 委（排名不分先后）：

陈　萍　冯家鸣　冯玉麟　黄　琴　彭建华

帅　红　宋良勇　唐艳明　王　灿　王全军

薛　丹　薛　冬　严家玉　杨幼祥　张德鸿

张　浩　祝之友

　　四川大学文飞燕、汪瑶、李朋等参与了植物野外考察与资料整理工作。

　　洪雅县卫生健康局刘体良、罗德富，洪雅县中医医院祝庆明、周胜建，洪雅县瓦屋山药业有限公司周波、李金山，洪雅县瓦屋山镇伍万祥、史正林、易加明等参与了植物野外考察工作。

　　洪雅县国有林场何勇提供了宝贵的资料及建议。

作者简介

张浩

男，四川省成都市人。1977 年成都中医学院药学系毕业，留校任教；1982 年四川医学院药学系（后更名为华西医科大学药学院，现为四川大学华西药学院）毕业，获理学硕士学位，留校任教；1989、1990 年先后为瑞士苏黎世大学和瑞士联邦高等工业大学（苏黎世，ETH Zurich）访问学者。曾任四川大学华西药学院副院长，生药学教研室主任。四川大学教授，博士生导师。

冯玉麟

男，四川省洪雅县人。1970 年华西医科大学毕业后，留华西医科大学附属医院呼吸内科工作至今。1979 年考取华西医科大学内科学呼吸系病硕士研究生，师从张仲扬教授，1982 年毕业，获医学硕士学位。1987 年赴美国加州洛杉矶洛马林达大学医学中心研修呼吸与危重症医学及临床药理，1989 年学成回国。曾任四川大学华西医院呼吸与危重医学科主任，大内科主任、内科学系主任。四川大学教授、博士生导师。

前言

QIANYAN

中医药这一源远流长的智慧结晶，在我国已绵延数千年之久。中药资源是中医防病治病的物质基础，药用植物是中药资源的重要组成部分，是关系国计民生的战略性资源。

瓦屋山位于四川盆地西南边缘，居邛崃山系与大相岭山系的交界地带，为中国大横断山区的重要组成部分。其地势险峻，形成了从四川盆地向青藏高原过渡的鬼斧神工之势，核心区更是有"中国最美桌山"之誉。境内山川纵横，云蒸霞蔚，从而孕育出独特而丰富的植被类型，堪称"植物王国"。在瓦屋山有记载的3 500余种高等植物中，药用植物种类占据七成之多，其资源与种类多样性在国内名山峻岭中均名列前茅。

《中国瓦屋山常见药用植物图鉴》对瓦屋山地区药用植物资源进行了鞭辟入里的概括与总结。全书博采众长，共收录瓦屋山常见药用植物131科500余种，每种植物均记载其中文名、拉丁学名、形态特征、生境分布、功效及用途等。植物种类的排列遵循科学的分类系统：其中蕨类植物采用秦仁昌分类系统(1978)，裸子植物采用郑万均分类系统(1978)，被子植物采用恩格勒分类系统(1964)，个别地方略有增补。书中所使用的植物形态描述术语及概念以《中国植物志》《Flora of China》《中国高等植物图鉴》等权威著作作为圭臬；功效及用途的记载，则以《中华人民共和国药典》(2020年版)、《全国中草药汇编》(上、下册)、《中药大辞典》等为主要依据。

集众人之力，成一家之言。四川大学华西药学院、华西医院的学者与洪雅县卫生健康局、洪雅县中医医院、洪雅县瓦屋山药业有限公司等机构的专业人士共

前言

1

同参与本书的野外实地考察工作。编写者所在的四川大学华西药学院科研团队从上世纪 80 年代开始，承接了国家自然科学基金、国家科技攻关（支撑计划）等十余项国家与省级有关川黄连研究的科研项目，先后 40 余次前往瓦屋山，深入黄连野生分布及人工种植的第一线，对瓦屋山黄连及其他药用植物开展了大量的实地调研工作，积累了丰富的研究资料。2013 年始，编写者所在的四川大学华西药学院科研团队主动承担了全国第四次中药资源普查洪雅县的工作任务，在四川省中医药管理局的运筹帷幄及洪雅县委、县人民政府的鼎力相助下，组织了一支专门的野外考察工作队，对洪雅县的中药材资源进行了全面的野外实地调查，收集了大量植物标本、植物生境、植物种类、药用部位等第一手材料，通过标本整理鉴定与归纳总结，形成了大量影像、图片及文字资料。在洪雅县所开展的中药资源普查工作 36 个样地、1 080 个样方中，60% 位于瓦屋山，进一步丰富了对瓦屋山及其邻近地区植物资源的认识。在完成普查任务后，洪雅县委、县人民政府并未止步，而是继续对瓦屋山植物资源深入研究提供人力和经费支持。研究团队因此得以继续探索位于荥经县的瓦屋山西坡，以及洪雅县与汉源县、金口河区毗邻的人迹罕至的高山深谷地带。本书的编写也重点参考了《四川瓦屋山自然保护区综合科学考察报告》《眉山中草药资源图鉴》《洪雅县中药资源名录》等文献。此番努力使得本书不仅承前启后，更是融会贯通，是一部集大成之作。

　　本书适用于从事中医药资源研究与开发、生物多样性保护、生态旅游业的专业人员学习参考，也适用于对瓦屋山丰富药用植物及生态旅游资源有兴趣的广大人士阅读。

目录
MULU

1

目录

目
录

中国瓦屋山常见药用植物图鉴

目录

7

中国瓦屋山常见药用植物图鉴

目 录

目　录

绪 论

一、瓦屋山地区概况

1. 自然地理

瓦屋山地处四川盆地西缘，邛崃山支脉大相岭东南麓，为四川盆地至青藏高原两大地形阶梯的过渡地带，其地质发育历史悠久，构造复杂，形成了独特的地形地貌。瓦屋山海拔高差悬殊，沟谷纵横，自然地理景观独具特色。独特的地形特点滋育了特殊的气候类型，其东、西、北面为华西雨屏带的重要一段，终日细雨连绵，云雾笼罩，气候基本特征为常年温暖湿润，辐射量少，蒸发量低。因气象要素及其组合受地形垂直效应和盆地效应的影响，气候的垂直变化相当明显。

瓦屋山的地域范围大多位于四川省眉山市洪雅县境内，地理位置介于东经 102° 50′ ~ 103° 11′，北纬 29° 25′ ~ 29° 43′。其东临峨眉山市，西接雅安市荥经县和雨城区，南抵雅安市汉源县和乐山市金口河区，最高峰小凉水井海拔 3 522 m，亦为眉山市及洪雅县的最高峰。

原国家林业部于 1993 年 5 月批准在洪雅林场基础上建立瓦屋山国家森林公园，目前已归为大熊猫国家森林公园统一管理，构成大熊猫国家森林公园四大片区之一邛崃山——大相岭片区的重要组成部分。本书所提及的瓦屋山系指广义的瓦屋山地区，分属瓦屋山国家森林公园、洪雅县瓦屋山镇、洪雅县国有林场。

目前作为旅游开发的瓦屋山景区居于瓦屋山国家森林公园的核心地带，其地形为东西两侧略倾的屋脊状，从任何角度望去，整体上都状若瓦屋，因此得名"瓦屋山"，为世界著名的三大桌山之一。瓦屋山景区的山顶平台约 11 km²，南北长 3 375 m，东西宽 3 475 m，最高海拔 2 830 m。北宋诗人苏东坡的诗句"瓦屋寒堆春后雪，峨眉翠扫雨余天"生动地描述了瓦屋山的自然风光，与相邻的峨眉山并称为"蜀中二绝"。

2. 生物资源与植被

瓦屋山独特的地形地貌特征及多变的气候类型孕育了丰富的动植物资源。瓦屋山的植被群落中，森林群落占据了主体位置，森林覆盖率高达 96%。瓦屋山海拔 1 200 m 以上人迹罕至，基本无人居住，原始植被保存完好，生态环境优良，空气清新，雨量充沛，成为各种野生生物的天然栖息地，生物多样性极其丰富。

据不完全统计，瓦屋山有各种脊椎动物 475 种。其中国家一级保护兽类有大熊猫、羚牛、林麝、云豹、金猫等；国家二级保护兽类有猕猴、藏酋猴、小熊猫、毛冠鹿、小灵猫、中华斑羚等。鸟类 309 种，属国家一级保护鸟类有黑鹳、绿尾虹雉、中华秋沙鸭等；属国家二级保护鸟类有红腹角雉、红腹锦鸡、白腹锦鸡等。

瓦屋山植物种类极其丰富，仅高等植物即有 3 500 余种，占中国高等植物物种数的 12%，四川省高等植物物种数的 40%；分属 240 余科，980 余属。

瓦屋山拥有丰富的植被类型，在四川盆周山区极具代表性，其类型齐全，带谱明显，种类繁多，保存相对完好，许多古老孑遗植物在这里得以幸存。瓦屋山的植被呈现出明显的水平地带性与垂直分布规律，随着地形逐渐升高，由低海拔至高海拔依次呈现出常绿阔叶林——常绿阔叶与落叶阔叶混交林——针阔叶混交林——亚高山针叶林——高山灌丛与高山草甸，形成了完整的植被垂直带谱。

二、瓦屋山药用植物资源

瓦屋山药用植物具有种类繁多、分布区域极具特色、珍稀濒危物种价值高、道地药材驰名中外等特点。

1. 药用植物种类繁多

瓦屋山药用植物资源丰富，种类繁多，分布广泛，其分布依植物谱带而呈现出不同的植被类型。在现有的 3 500 余种高等植物中，已知有药用价值的植物种类即达 2 700 余种，占比约 77%，其中常用中药材达 500 余种，有 180 余种为《中华人民共和国药典》（2020 年版）所收载。

在瓦屋山丰富的药用植物资源中，常用中药材有黄连、重楼、川黄柏、黄精、虎杖、天麻、天南星、鱼腥草、厚朴、杜仲、川续断、川木香、川木通、川赤芍、石斛、白及、山慈姑、辛夷、五味子等。部分名贵野生品种如川贝母、羌活、掌叶大黄等，因仅在高山区有少量分布，未能形成商品药材。

特别值得指出的是，多种有重大药用价值的植物类群，在瓦屋山呈现出极其丰富的生物多样性特征。如毛茛科黄连属（*Coptis*）植物，中国有 8 种，瓦屋山有 4 种，占比 50%，全部供药用；百合科重楼属（*Paris*）植物，中国有 26 种（含种及种下单位），瓦屋山有 14 种，占比约 54%，这 14 种除巴山重楼外，其余均供药用，药用品种占比约 93%；忍冬科忍冬属（*Lonicera*）植物，中国有 98 种，瓦屋山有 24 种，占比约 24%，该属多种植物的花蕾为金银花、山银花，藤茎为忍冬藤，均为常用中药材；小檗科淫羊藿属（*Epimedium*）植物，中国约 40 种，瓦屋山有 8 种，占比 20%，全部有药用价值。这些药用植物在瓦屋山的种类，多数占该属植物全国分布总数的较高比例，这在全中国乃至全世界都是罕见的。因而可以说瓦屋山是极其珍贵的药用植物种质基因宝库。

瓦屋山的许多植物除供药用外，尚有重大的食用价值，被当地人民采集利用作为蔬菜、水果、粮食、食用油等。目前作为食物利用的药食两用种类有 100 余种。常见的有银杏（*Ginkgo biloba*）、鱼腥草（*Houttuynia cordata*）、藤椒（竹叶花椒 *Zanthoxylum armatum*）、木姜子（*Litsea pungens*）、桑（*Morus alba*）、宽叶韭（*Allium hookeri*）、苦竹（*Pleioblastus amarus*）、大叶碎米荠（*Cardamine macrophylla*）、紫花碎米荠（*Cardamine tangutorum*）、蕨菜（蕨科蕨属蕨 *Pteridium aquilinum* var. *latiusculum* 及同属多种植物）、楤木（*Aralia chinensis*）、八月瓜（*Holboellia latifolia*）、萱草（*Hemerocallis fulva*）、薏苡（*Coix lacryma-jobi*）、阳荷（*Zingiber striolatum*）等。其中藤椒（藤椒油）、木姜子（木姜子油）、宽叶韭（韭苔）、苦竹（苦笋）等均为瓦屋山的特产。

2.药用植物资源分布颇具特色

瓦屋山独特的地形地貌与气候类型，使当地药用植物资源分布呈现出明显的水平性与谱带性特征。

海拔 1 200 m 以下的地区，气候温和，雨量充沛，土壤肥沃。核心地带雅女湖海拔 1080 m，人口主要分布在该区域，环湖多农业用地，或因退耕还林而形成的再生人工林地，以及野生灌木林等。经济作物中茶树种植已形成一定规模。药用植物分布主要有绞股蓝、土茯苓、紫金牛、千里光、石斛、半夏、天南星、女贞子、茯苓、灵芝、栝楼、仙茅、八角莲、白及等。该区域亦为许多药材人工种植的适宜区域，目前人工种植药材品种主要有黄柏、杜仲、厚朴等三木药材。

海拔 1 200～2 000 m 的地区，云雾多、日照短，气候潮湿、昼夜温差大、土壤肥沃并呈酸性，主要为常绿阔叶林地带，以原始森林为主，间有人工植被。该区域是瓦屋山道地药材最主要的分布区及最适宜生长区。分布的主要有多种黄连、天麻、多种重楼、多种石斛、川木通、川牛膝、川续断、厚朴、盐麸木、青麸杨、鸡血藤、八月瓜、八角莲、茜草、杜鹃兰、黄精、玉竹、五味子、党参、百部、雪胆、升麻、峨参、淫羊藿、木姜子、旌节花等。该区域是道地药材雅连、峨眉黄连、古蔺黄连的野生栖息地，也是雅连最适宜的栽培区。在该区域内位于瓦屋山东南面的部分河谷地带或中山区，与雅安市汉源县、乐山市金口河区相邻，由于受大渡河干旱河谷气候的部分影响，药材品种有沙棘、吊灯花、青羊参、草麻黄等。

海拔 2 000～2 800 m 的地区，海拔高差悬殊，地形地貌复杂，气候寒冷、潮湿，无霜期短，终年云雾笼罩，常年基本无夏，植被类型以针阔混交林为主，其中绝大多数为原始森林。该区域分布药用植物品种有竹节参、延龄草、川赤芍、独蒜兰、岩白菜、鬼灯檠、报春花、松萝等。

海拔 2 800～3 522 m 的地区，因海拔高，且受青藏高原及大凉山气候的影响，气候寒冷，全年无夏，天气一日多变，具有典型的亚高山、高山气候特点。植被主要为原始针叶林、高山灌丛、高山草甸。该区域亚高山、高山及高原代表性药用植物种类明显增多，由于极少受人类活动的影响，原始植被保存完整，呈现出丰富的生物多样性特点。药用植物种类主要有掌叶大黄、羌活、川木香、川贝母、刺参、藜芦、手参、蕨麻、狼毒、龙胆草、珠芽蓼、圆穗蓼、岩乌、杓兰、绿绒蒿、马先蒿等。

3. 珍稀濒危药用植物比重大、价值高

由于独特的地理条件及多样的气候类型，加之中高山区原始植被保存相对完整，瓦屋山的药用植物呈现出野生珍稀种类繁多的特点。

根据最新公布的《国家重点保护野生植物名录》整理，在瓦屋山 3 500 余种高等植物种类中，国家重点保护野生植物有 80 种，其中国家一级重点保护野生植物有 6 种，国家二级重点保护野生植物有 74 种。以上 80 种国家一、二级重点保护野生植物中，有药用价值的国家一级重点保护野生植物有苏铁、银杏、红豆杉、南方红豆杉等 4 种，有药用价值的国家二级重点保护野生植物有蛇足石杉、伏贴石杉、峨眉石杉、金毛狗、篦子三尖杉、穗花杉、巴山榧、云南红景天、厚朴（含凹叶厚朴）、油樟、润楠、细叶楠、楠木、黄连、三角叶黄连、峨眉黄连、古蔺黄连、川桑、狭叶竹节参、大叶三七、羽叶三七、金荞麦、金铁锁、川黄柏、红花绿绒蒿、八角莲、四川八角莲、六角莲、桃儿七、连香树、玫瑰、软枣猕猴桃、中华猕猴桃、圆叶杜鹃、荞麦叶大百合、五指莲重楼、凌云重楼、金线重楼、球药隔重楼、具柄重楼、多叶重楼、华重楼、峨眉重楼、长药隔重楼、狭叶重楼、黑籽重楼、卷瓣重楼、平伐重楼、川贝母、粗茎贝母、米贝母、华西贝母、白及、大叶杓兰、天麻、线叶石斛、金钗石斛、叠鞘石斛、手参、西南手参、独蒜兰、白花独蒜兰、四川独蒜兰、杜鹃兰等 64 种。有药用价值的国家一、二级重点保护野生植物共 68 种，药用植物占比高达 85%。

4. 道地中药材驰名中外

瓦屋山药用植物品种多、品质优、分布广、产量大。在丰富的药用植物种类中，道地药材在

四川省乃至在全国均占有重要地位。丰富的物种数量、悠久的药用历史、优良的品质与显著的临床疗效，使瓦屋山成为全国驰名的道地药材之乡与物种种质基因库。在川产道地药材中，瓦屋山有较广泛分布的即有黄连、重楼、天麻、石斛、川黄柏、川牛膝、川赤芍、川木通、川续断、杜仲、厚朴、麦冬、半夏、仙茅、秦皮、虫白蜡、金银花、鱼腥草、干姜、金钱草等。瓦屋山的道地药材很多，表1仅列出为《中华人民共和国药典》（2020年版）收载且有一定数量、有商品药材流通的主要品种。

川贝母、掌叶大黄、羌活等高山道地药材品种在瓦屋山虽有分布，但由于资源量较少，未能形成商品药材流通。

表1　瓦屋山道地中药材名录

药材名	植物名	拉丁学名	科	药用部位	备注
黄连（雅连）	三角叶黄连	*Coptis deltoidea* C. Y. Cheng et Hsiao	毛茛科	根茎	洪雅县地理标志品种
黄连（味连）	黄连	*Coptis chinensis* Franch.	毛茛科	根茎	20世纪70年代后从石柱引种栽培
重楼	华重楼	*Paris polyphylla* var *chinensis* (Franch.) Hara	百合科	根茎	《中国植物志》为藜芦科
天麻	天麻	*Gastrodia elata* Bl.	兰科	块茎	
石斛	叠鞘石斛	*Dendrobium denneanum* Kerr	兰科	新鲜及干燥茎	及同属多种植物
川黄柏	黄皮树	*Phellodendron chinense* Schneid.	芸香科	树皮	又称川黄檗
川赤芍	川赤芍	*Paeonia veitchii* Lynch	毛茛科	根	
川牛膝	川牛膝	*Cyathula officinalis* Kuan	苋科	根	
川木通	小木通 绣球藤	*Clematis armandii* Franch. *Clematis montana* Buch.-Ham.	毛茛科	藤茎	
川续断	川续断	*Dipsacus asper* Wall.	川续断科	根	
杜仲	杜仲	*Eucommia ulmoides* Oliv.	杜仲科	树皮	
厚朴	厚朴	*Magnolia officinalis* Rehd. et Wils.	木兰科	树皮、根皮、枝皮	含凹叶厚朴；花以"厚朴花"入药

药材名	植物名	拉丁学名	科	药用部位	备注
半夏	半夏	*Pinellia ternata* (Thunb.) Breit.	天南星科	块茎	
仙茅	仙茅	*Curculigo orchioides* Gaertn.	石蒜科	根茎	
秦皮 虫白蜡	白蜡树	*Fraxinus chinensis* Roxb.	木犀科	树皮、枝皮	中药"虫白蜡"为介壳虫科昆虫白蜡蚧（白蜡虫）在白蜡树枝上分泌的蜡
金钱草	过路黄	*Lysimachia christinae* Hance	报春花科	全草	
鱼腥草	蕺菜	*Houttuynia cordata* Thunb	三白草科	全草	
山银花	灰毡毛忍冬 红腺忍冬	*Lonicera macranthoides* Hand.-Mazz. *Lonicera hypoglauca* Miq	忍冬科	花蕾或初开的花	金银花的原植物忍冬在瓦屋山也有分布
山慈菇	杜鹃兰 独蒜兰	*Cremastra appendiculata* (D. Don) Makino *Pleione bulbocodioides*（Franch.）Rolfe	兰科	假鳞茎	前者习称"毛慈菇"，后者习称"冰球子"
木通	三叶木通	*Akebia trifoliata*（Thunb.）Koidz.	木通科	藤茎	果实为中药"预知子"
小通草	喜马山旌节花 中国旌节花 青荚叶	*Stachyurus himalaicus* Hook.f.et Thoms. *Stachyurus chinensis* Franch. *Helwingia japonica*（Thunb.）Dietr.	旌节花科 山茱萸科	茎髓	

三、瓦屋山重点药用植物品种

瓦屋山药用植物资源丰富，许多同属多种植物均供药用，如黄连属、重楼属、淫羊藿属、忍冬属、人参属、小檗属、手参属植物等在瓦屋山所分布的野生种类不仅数量多，而且在全国该属植物种类中所占比例极大，这些资源无论在品种保护、基因分析、药理研究、临床应用等方面均有极高的价值。为便于了解，本书特以黄连属药用植物、重楼属药用植物为例进行重点介绍。

1. 黄连及黄连属药用植物

黄连为毛茛科黄连属多种植物的统称。《中华人民共和国药典》（2020年版）收载有黄连（*Coptis chinensis* Franch.）、三角叶黄连（*C. deltoidea* C. Y. Cheng et Hsiao）、云连（*C. teeta* Wall.）等三种植物。黄连以根茎入药，具有泻火、解毒、清热、燥湿等功效。我国西南地区是上述各种黄连的主要野生分布区与主要栽培区。历史上，瓦屋山及其周边区域为雅连的道地产区，瓦屋山所在的洪雅县隶属于眉山市（古代眉州），而与雅安市（古代雅州）相邻，在古代及现代均为雅连分布的核心地带。

中国黄连属植物共有 8 种，所有植物的根茎均可作为中药黄连使用。瓦屋山分布有 4 种黄连（表 2），占全中国黄连物种数的 50%，其中除味连为引种栽培外，其他 3 种均为瓦屋山原始分布的特有野生植物，因而瓦屋山可以视为黄连属植物的现代分布中心，是中国乃至世界黄连属植物不可多得的基因宝库，可为黄连这一珍稀药用植物类群的保护、研究、发展、利用奠定丰富的物质基础。

表2　瓦屋山黄连属植物名录

药材名	植物名	拉丁学名	药用部位	保护等级	备注
雅连	三角叶黄连	*Coptis deltoidea* C. Y. Cheng et Hsiao	根茎	国家 II 级	野生分布
味连	黄连	*Coptis chinensis* Franch.	根茎	国家 II 级	人工栽培
岩连	峨眉黄连	*Coptis omeiensis* (Chen) C. Y. Cheng	根茎	国家 II 级	野生分布
野连	古蔺黄连	*Coptis Gulingensis* T. Z.Wang	根茎	四川省重点保护	野生分布

瓦屋山所在的洪雅县作为著名的川产道地药材雅连之乡，是川药的重点产区之一，具有得天独厚的资源优势、品牌优势，产业化发展的潜力大，前景良好。目前洪雅县已建立有雅连的种质资源圃及种苗繁育基地，在地的人工种植雅连面积占全国 90% 以上。雅连已于 2008 年被国家定为地理标志保护品种。

古蔺黄连在瓦屋山又称野连、草连。四川省人民政府于 2014 年 11 月通过了《四川省野生植物保护条例》，在 2016 年制定并公布了《四川省重点保护野生植物名录》，共 15 种植物，古蔺黄连即列于其中，得到了重点保护。

2. 重楼及重楼属药用植物

重楼又称七叶一枝花、蚤休、草河车、蛇莲等，为百合科重楼属（*Paris* L.）多年生草本植物的总称。《中华人民共和国药典》（2020 年版）收载有七叶一枝花（华重楼）、云南重楼（滇重楼）两种，药用根茎。有清热解毒、消肿止痛、凉肝定惊之功效。重楼属植物的根茎在全国各地大多作为重楼药材使用。全属植物（除北重楼外）均被列为国家二级重点保护野生植物名录。

重楼属植物全世界共有约 26 种（含种及种下单位，不同作者根据细分性状统计的物种数略有不同），我国分布约有 22 种。据笔者在瓦屋山实地考察 30 余年并结合文献分析，瓦屋山共分布有重楼属植物 14 种（表 3），均系野生原始分布，种类约占全世界重楼属物种数的 54%，约占中国重楼属植物物种数的 64%，为现代重楼属植物的物种分布中心与分化中心，种类资源居中国各名山大川首位。

表3　瓦屋山野生重楼属植物名录

中文名	拉丁学名	保护等级	濒危程度	备注
五指莲重楼	*Paris axialis* H. Li	国家Ⅱ级	易危	
巴山重楼	*Paris bashanensis* Wang et Tang	国家Ⅱ级	极危	非药用
凌云重楼	*Paris cronquistii* (Takhtajan) H. Li	国家Ⅱ级	极危	
金线重楼	*Paris delavayi* Franch.	国家Ⅱ级	极危	
球药隔重楼	*Paris fargesii* Franch.	国家Ⅱ级	渐危	
具柄重楼	*Paris fargesii* var. *petiolata* (Baker ex C. H. Wright) Wang et Tang	国家Ⅱ级	渐危	
多叶重楼	*Paris polyphylla* Sm.	国家Ⅱ级	易危	
华重楼	*Paris polyphylla* var. *chinensis* (Franch.) Hara	国家Ⅱ级	渐危	国家药典
峨眉重楼	*Paris polyphylla* var. *emeiensis* H. X. Yin	国家Ⅱ级	易危	
长药隔重楼	*Paris polyphylla* var. *pseudothibetica* H. Li	国家Ⅱ级	易危	
狭叶重楼	*Paris polyphylla* var. *stenophylla* Franch.	国家Ⅱ级	渐危	
黑籽重楼	*Paris thibetica* Franch.	国家Ⅱ级	渐危	
卷瓣重楼	*Paris undulata* H. Li et V. G. Soukup	国家Ⅱ级	极危	
平伐重楼	*Paris vaniotii* L.	国家Ⅱ级	渐危	

重楼属植物在瓦屋山海拔 1 000～3 200 m 的阴湿环境处均有生长，近年来由于过度采挖，资源量有所减少，部分品种已在当地开展了野生变家种栽培，如沿湖一些农户，进行了野生变家种的驯化栽培，主要品种有华重楼、平伐重楼、黑籽重楼等。由于重楼属植物品种复杂，各品种的化学成分、药理作用、临床效用等有较大的差异，许多品种并未被《中华人民共和国药典》（2020 年版）或《四川省药材标准》所收载，因此盲目发展种植存在较大风险。应同时加强对这些种类的研究，开展资源在地保护，个别品种可适宜迁地保护并建立种质资源圃。

四、瓦屋山药用植物资源保护与可持续利用

1. 野生资源的分区保护与在地保护

瓦屋山的药用植物种类虽多，但许多处于濒危状态，有的仅以极小种群的形式存在。国家与地方已开展了对植物极小种群的拯救工作，就地保护、迁地保护是目前最有成效的两种主要方式。就地保护是在原产地建立自然保护区或自然保护小区，如已建立的攀枝花苏铁自然保护区、画稿溪桫椤自然保护区，就地保护可以有效地保存其遗传多样性。尽管瓦屋山已经是大熊猫国家级保护区，但是人为干扰、生态环境局部被破坏和对野生名贵药用植物的无序采集仍难以杜绝，有必要在瓦屋山三角叶黄连、峨眉黄连、古蔺黄连的集中分布区域建立野生资源的就地保护小区，明确对野生黄连的保护。同时，划定小面积保护范围，设立标识牌，建立人畜禁入标志，落实专人看护，长期监测黄连野生种群动态。

2. 建立药用植物种质资源圃和种苗繁育基地

迁地保护是将原产地的植株或人工繁殖的幼苗搬迁至另一个适宜的地点栽培保存，具有快速提升种群数量的效果。建立种质资源圃与种苗繁育基地是较为有效的措施。瓦屋山黄连野生种群小而分散，极易遭受毁灭性破坏而消失，一旦消失将会造成不可挽回的损失，建议全面收集黄连属药用植物野生种群的种质资源，通过就地建立种质资源圃、种苗繁育地的方式，收集和保存种质资源。

3. 重点品种的人工种植

瓦屋山的野生药用植物的种类虽然很多，在保护区建立之前，由于地方小矿业及小水电的无序开发，对生态环境及生物多样性造成了一定的破坏。多年来经济林木的种植，单一树种的人工林地也导致生物多样性受到了一定程度的破坏。加之过去对野生药用植物资源的过度和无序采集，使得野生药用植物蕴藏量已经大大减少，不少品种已处于濒危状态。在瓦屋山适宜农业的低、中海拔地区，人工种植已大力开展，其中雅连、味连、黄柏、黄精、银杏、石斛、重楼、白及、天麻、厚朴、杜仲、红豆杉、金银花、藤椒等已形成了较为规范的人工种植。驰名中外的雅连在瓦屋山已有 400 余年的人工种植历史，在资源保护的同时，采取多种措施，使这一珍贵药用品种更好地为医药事业与人民健康服务。

4. 普及珍稀濒危药用植物知识

　　根据多年来的实践，珍稀濒危野生植物资源的成功保护，除了就地保护与迁地保护外，还应加大对濒危植物保护重要意义的宣传，同时争取当地农户的积极参与，并在这一过程中增强保护意识，使之得到一定的经济实惠，方可促进资源的可持续发展。

　　此外，应结合瓦屋山景区旅游活动的开展，在旅游景点的设置以及旅游项目的拓展上，增加珍稀濒危药用植物与中医药科普内容的知识传播，做到景区开发融观赏性、知识性、趣味性为一体，突出瓦屋山的特色。

松萝科

Usneaceae

/// 松 萝 ///

学名： *Usnea diffracta* Vain.

形态特征： 大型地衣体。全体成线状，长可达 100 cm。基部着生于树皮上，下垂。不分歧，密生细小而短的侧枝。淡绿色至淡黄绿色，外皮部质粗松，中心质坚密。子器稀少，皿状，生于枝的先端。

生境分布： 生于阴暗潮湿的环境中，喜附生于深山的云杉、冷杉等老树枝干或高山岩石上，成悬垂条丝状。

功效及用途： 地衣体（叶状体）入药。清热解毒、止咳化痰。用于肺结核、慢性支气管炎；外用于创伤感染、术后刀口感染、化脓性中耳炎、疮疖、淋巴结结核、乳腺炎、烧伤、阴道滴虫。

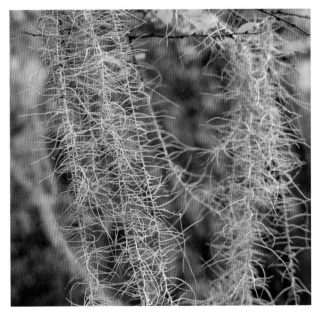

松萝（一）   松萝（二）

木耳科

Auriculariales

/// 木 耳 ///

学名： *Auricularia auricula* (L.) Underw.

形态特征： 子实体丛生，耳状。径约 10 cm，内面呈暗褐色，平滑；外面淡褐色，密生柔软的短毛；湿润时呈胶质，上表面子实层中的担子埋于胶质中；担子分隔，通常由 4 个细胞组成，每个细胞有 1 孢子梗伸出，孢子梗顶端各生 1 担孢子。

生境分布： 常寄生于阴湿、腐朽的树干上。各地多人工培植。

功效及用途： 子实体入药。补气血、润肺、止血。用于气虚血亏、四肢搐搦、肺虚咳嗽、咯血、吐血、衄血、崩漏、高血压病、便秘。

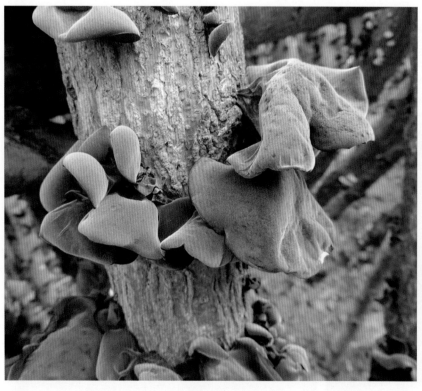

木耳（一）

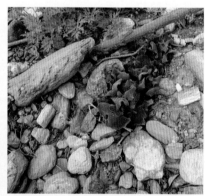

木耳（二）

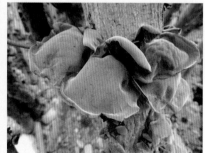

木耳（三）

石松科
Lycopodiaceae

/// 石 松 ///

学名： *Lycopodium japonicum* Thunb. ex Murray

形态特征： 多年生草本。匍匐茎细长横走，2～3回分叉，绿色；侧枝直立，多回二叉分枝，压扁状。叶螺旋状排列，披针形或线状披针形，全缘。孢子囊穗3～8个集生于总柄；孢子囊生于孢子叶腋，略外露，圆肾形，黄色。

生境分布： 生于海拔100～3 300 m的林下、灌丛下、草坡、路边或岩石上。

功效及用途： 全草入药。祛风除湿、舒筋活血。用于风湿痹痛、肢体麻木、月经不调、跌打损伤。

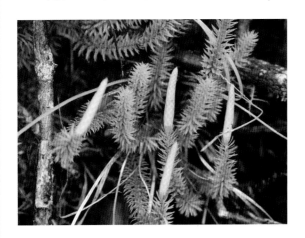

石松（一）

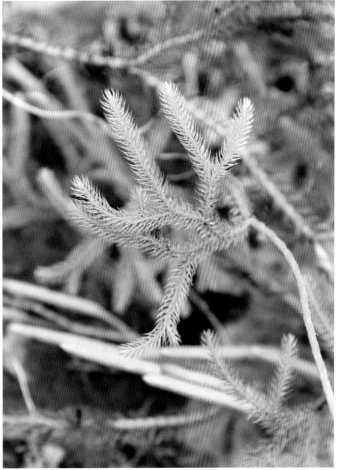

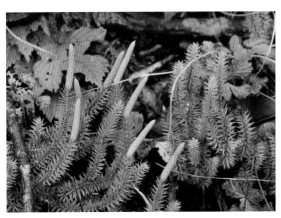

石松（二）

石松（三）

13

卷柏科
Selaginellaceae

/// 垫状卷柏 ///

学名：*Selaginella pulvinata* (Hook. et Grev.) Maxim.

形态特征：旱生复苏植物，呈垫状。根多分叉，密被毛，和茎及分枝密集形成树状主干。主茎自近基部羽状分枝；侧枝 4 ~ 7 对，2 ~ 3 回羽状分枝。叶全部交互排列，二形，叶表面光滑，不具白边。孢子叶穗紧密，四棱柱形，单生于小枝末端。大孢子黄白色或深褐色；小孢子浅黄色。

生境分布：生于海拔 100 ~ 4 250 m 的向阳山坡或岩石缝内，常见于石灰岩上。

功效及用途：全草入药。活血通经。用于经闭痛经、癥瘕痞块、跌扑损伤。卷柏炭（为本品经炒制成炭）化瘀止血。用于吐血、崩漏、便血、脱肛。

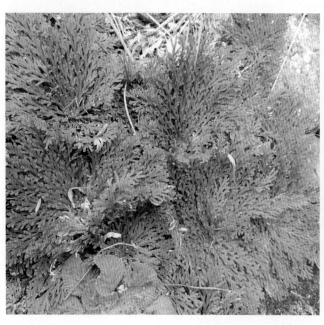

垫状卷柏（一）

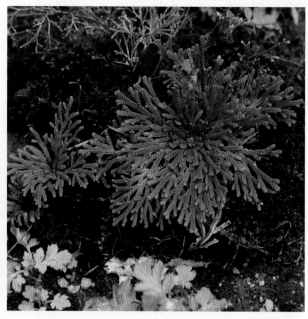

垫状卷柏（二）

学名：*Selaginella tamariscina* (Beauv.) Spring

形态特征：旱生复苏植物，呈垫状。根多分叉，密被毛，和茎及分枝密集形成树状主干。主茎自中部开始羽状分枝或不等二叉分枝；侧枝 2 ~ 5 对，2 ~ 3 回羽状分枝。叶交互排列，二形，边缘不为全缘，具白边。孢子叶穗紧密，四棱柱形，单生于小枝末端。大孢子浅黄色，小孢子橘黄色。

生境分布：生于海拔 60 ~ 2 100 m 的向阳山坡或岩石缝内。

功效及用途：全草入药。活血通经。用于经闭痛经、癥瘕痞块、跌扑损伤。卷柏炭（为本品经炒制成炭）化瘀止血。用于吐血、崩漏、便血、脱肛。

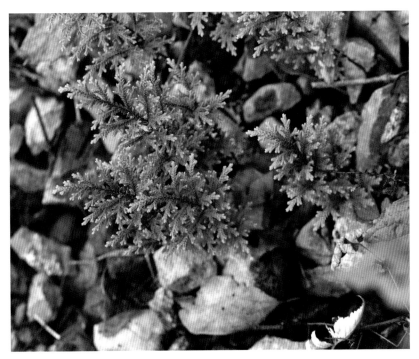
卷柏（一）

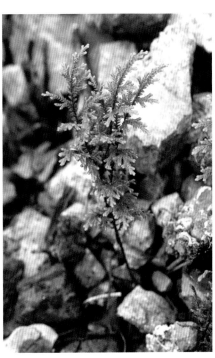
卷柏（二）

卷柏科

/// 翠云草 ///

学名：*Selaginella uncinate* (Desv.) Spring

形态特征：多年生草本。主茎自近基部羽状分枝；侧枝 5 ~ 8 对，2 回羽状分枝。叶交互排列，二形，表面具虹彩，全缘，具白边。孢子叶穗四棱柱形，单生于小枝末端。大孢子灰白色或暗褐色，小孢子淡黄色。

生境分布：生于海拔 50 ~ 1 200 m 的林下。

功效及用途：全草入药。清热利湿、止血、止咳。用于急性黄疸型肝炎、胆囊炎、肠炎、痢疾、肾炎水肿、泌尿系感染、风湿关节痛、肺结核咯血；外用于疖肿、烧烫伤、外伤出血、跌打损伤。

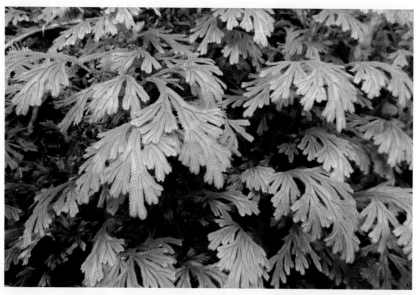
翠云草（一）

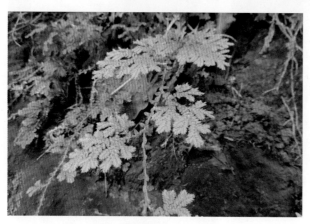
翠云草（二）

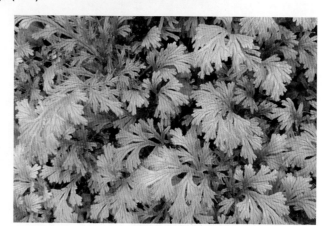
翠云草（三）

木贼科

Equisetaceae

/// 木 贼 ///

学名：*Equisetum hyemale* L.

形态特征：多年生草本。根茎黑棕色，节和根有黄棕色长毛。地上枝一型，高达 1 m 或更长，节间长 5 ~ 8cm，绿色；鞘筒黑棕色；鞘齿披针形，顶端淡棕色，膜质，芒状，早落，下部黑棕色，基部的背面有 3 ~ 4 条纵棱。孢子囊穗卵状，顶端有小尖突。

生境分布：生于海拔 100 ~ 3 000 m 的山坡林下、河岸湿地、草地、溪边阴湿处。

功效及用途：全草入药。散风热、退目翳。用于风热目赤、迎风流泪、目生云翳。

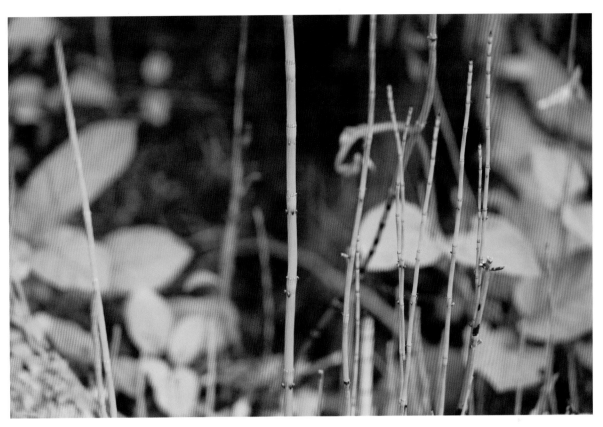

木贼

紫萁科

Osmundaceae

/// 紫 萁 ///

学名： *Osmunda japonica* Thunb.

形态特征：多年生草本，高 50 ~ 80 cm。根状茎粗壮。叶二型；不育叶三角状阔卵形，顶部以下 2 回羽状，小羽片长圆形或长圆披针形，先端钝或尖，基部圆形或宽楔形，边缘有匀密的微钝锯齿。孢子叶（能育叶）小羽片线形，沿中肋两侧背面密生孢子囊。

生境分布：生于林下或溪边酸性土壤。

功效及用途：根状茎和叶柄残基（紫萁贯众）入药。清热解毒、止血、杀虫。用于疫毒感冒、热毒泻痢、痈疮肿毒、吐血、衄血、便血、崩漏、虫积腹痛。

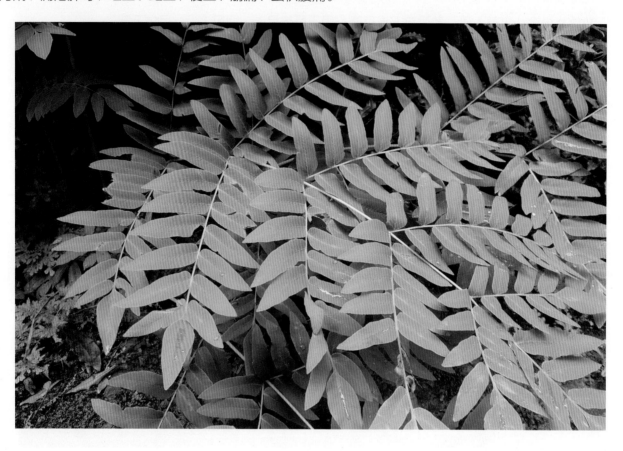

紫萁

金毛狗科

Cibotiaceae

/// 金毛狗 ///

学名：*Cibotium barometz* (L.) J. Sm.

形态特征：多年生草本。根状茎短而粗壮，密被棕黄色带有金色光泽的长柔毛。叶丛生，大形；叶柄粗壮，基部密被金黄色长柔毛和披针形鳞片；叶片卵圆形，3回羽状分裂；小羽片线状披针形，羽状深裂至全裂。孢子囊群着生于边缘的侧脉顶上；囊群盖侧裂呈双唇状，棕褐色。

生境分布： 生于山脚沟边或林下阴处酸性土壤。

功效及用途： 根状茎（金毛狗脊、狗脊）入药。补肝肾、强腰脊、祛风湿。用于腰膝酸软、下肢无力、风湿痹痛。

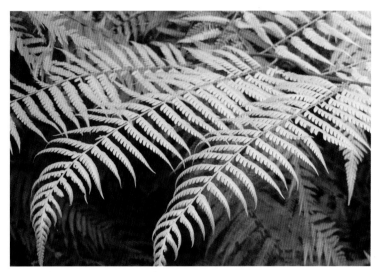 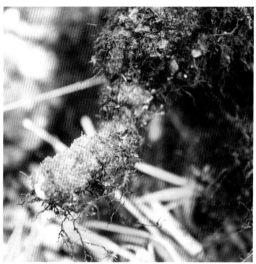

金毛狗

凤尾蕨科

Pteridaceae

/// 铁线蕨 ///

学名： *Adiantum capillus-veneris* L.

形态特征： 多年生草本，高 15 ~ 40 cm。根状茎细长横走，密被棕色披针形鳞片。叶柄纤细，栗黑色；叶片卵状三角形，基部楔形，中部以下多为二回羽状，中部以上为一回奇数羽状；顶生小羽片扇形。孢子囊群生于能育的末回小羽片的上缘；囊群盖长形、长肾形或圆肾形，淡黄绿色。

生境分布： 生于海拔 100 ~ 2 800 m 的流水溪旁石灰岩上或石灰岩洞底和滴水岩壁上。

功效及用途： 全草入药。清热解毒、利尿消肿。用于感冒发热、咳嗽咯血、肝炎、肠炎、痢疾、尿路感染、急性肾炎、乳腺炎；外用于疔疮、烧烫伤。

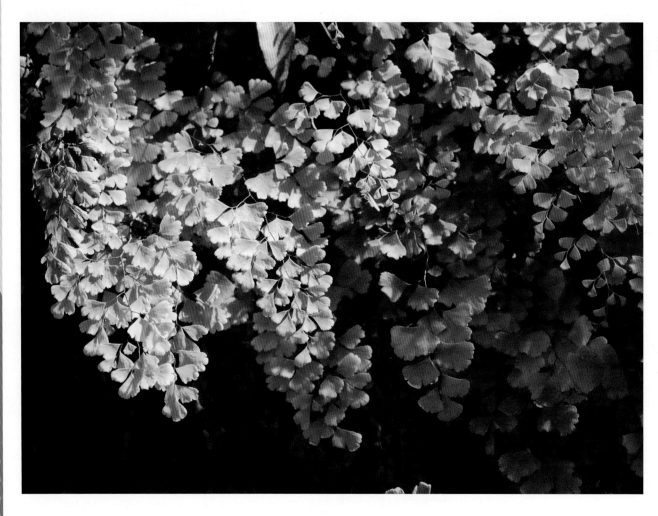

铁线蕨

/// 井栏边草 ///

学名： *Pteris multifida* Poir.

形态特征： 多年生草本，高 30 ～ 45 cm。根状茎短而直立，先端被黑褐色鳞片。叶簇生，二型；不育叶叶片卵状长圆形，一回羽状，羽片常 3 对，线状披针形；能育叶中轴具宽翅，羽片 4 ～ 6 对，狭线形。孢子囊群线形；孢子囊群盖膜质。

生境分布： 生于海拔 1 000 m 以下的墙壁、井边及石灰岩缝隙或灌丛下。

功效及用途： 全草（凤尾草）入药。清热利湿、解毒止痢、凉血止血。用于痢疾、胃肠炎、肝炎、泌尿系感染、感冒发烧、咽喉肿痛、白带、崩漏、农药中毒；外用于外伤出血、烧烫伤。

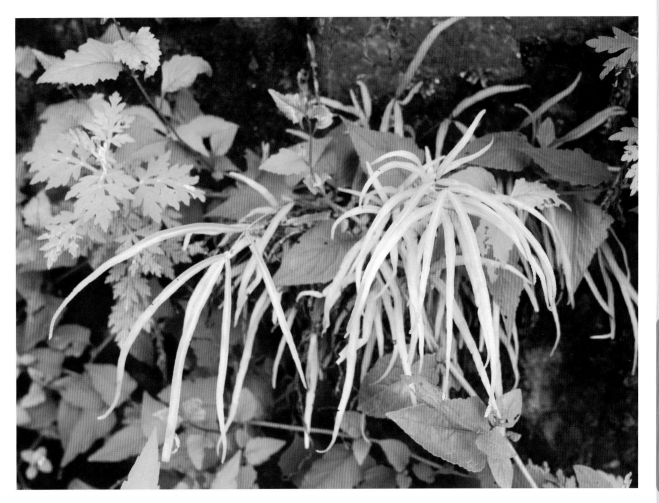

井栏边草

水龙骨科 / **Polypodiaceae**

/// 槲　蕨 ///

学名：*Drynaria roosii* Nakaike

形态特征：附生草本。根状茎密被鳞片；鳞片盾状着生，边缘有齿。叶二型；基生不育叶圆形，基部心形，浅裂至叶片宽度的 1/3，边缘全缘，黄绿色或枯棕色；能育叶具狭翅；叶片深羽裂，裂片披针形。孢子囊群圆形、椭圆形，沿裂片中肋两侧各排列成 2 ~ 4 行。

　　生境分布：附生于海拔 100 ~ 1 800 m 的树干或石上，偶生于墙缝。

　　功效及用途：根茎（骨碎补）入药。补肾强骨、续伤止痛。用于肾虚腰痛、耳鸣耳聋、牙齿松动、跌扑闪挫、筋骨折伤；外用于斑秃、白癜风。

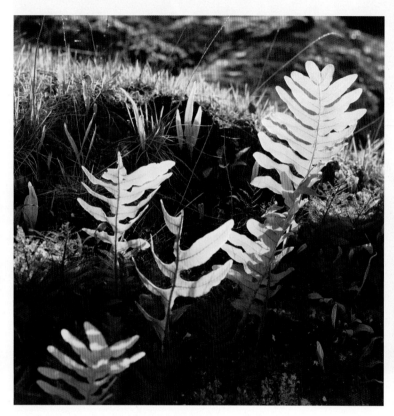

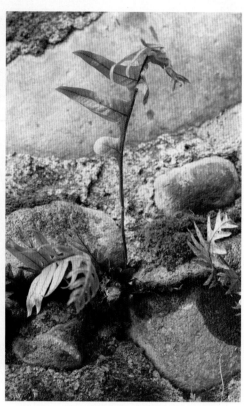

槲蕨（一）　　　　　　　　　　　　　　　　　　槲蕨（二）

/// 石 韦 ///

　　学名：*Pyrrosia lingua* (Thunb.) Farwell

　　形态特征：草本，高 10 ~ 30 cm。根状茎长而横走，密被鳞片；鳞片披针形，淡棕色。叶近二型；不育叶片近长圆形或长圆披针形，基部楔形，全缘，上面灰绿色，下面淡棕色或砖红色，被星状毛；能育叶较不育叶长约 1/3，较狭。孢子囊群近椭圆形，成熟后孢子囊开裂外露而呈砖红色。

　　生境分布：生于海拔 100 ~ 1 800 m 的林下树干上，或稍干的岩石上。

　　功效及用途：叶入药。利尿通淋、清肺止咳、凉血止血。用于热淋、血淋、石淋、小便不通、淋漓涩痛、肺热喘咳、吐血、衄血、尿血、崩漏。

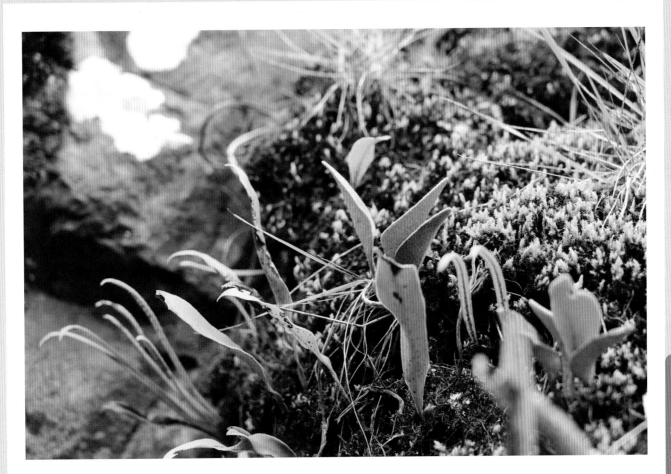

Pinaceae

学名：*Pinus massoniana* Lamb.

形态特征：乔木，高可达 45 m。树皮裂成不规则的鳞状块片。针叶 2 针一束，稀 3 针一束。穗状雄球花淡红褐色，圆柱形，聚生于新枝下部苞腋；雌球花淡紫红色，单生或 2 ~ 4 个聚生于新枝近顶端。球果卵圆形或圆锥状卵形。种子长卵圆形。花期 4—5 月，果熟期翌年 10—12 月。

生境分布：生于中低海拔干旱瘠薄的红壤、石砾土及沙质土，或生于岩石缝中。

功效及用途：瘤状节或分枝节（松节）、树干内皮（松树皮）、叶（松叶、松针）、花粉（松花）、树脂（松香）入药。松节祛风除湿、舒筋通络、活血止痛。用于风寒湿痹、转筋挛急、脚痹痿软、跌打伤痛。松树皮收敛、生肌。外用于烧烫伤、小儿湿疹。松叶祛风燥湿、杀虫、止痒。用于风湿痿痹、跌打损伤、失眠、浮肿、湿疮、疥癣。松花祛风、益气、收湿、止血。用于头痛眩晕、泄泻下痢、湿疹湿疮、创伤出血。松香祛风燥湿、排脓拔毒、生肌止痛。用于痈疽、疔毒、痔瘘、恶疮、疥癣、白秃、金疮、扭伤、风湿痹痛、疬风瘙痒。

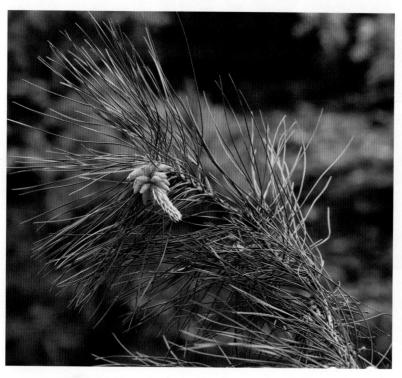

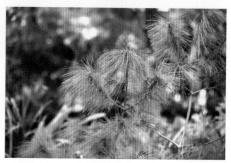

马尾松（一）

马尾松（二）

马尾松（三）

红豆杉科

Taxaceae

/// 红豆杉 ///

学名：*Taxus wallichiana* var. *chinensis* (Pilger) Florin

形态特征：乔木，高达 30 m。树皮灰褐色、红褐色或暗褐色，裂成条片脱落。叶排列成两列，条形，微弯或较直，先端常微急尖。雄球花淡黄色。种子生于杯状红色肉质的假种皮中，常呈卵圆形。花期4—7月，果期6—10月。

生境分布：生于海拔 1 000 m 以上的中高山区。

功效及用途：树皮、根、枝叶入药。利尿消肿、温肾通经。用于肾病、糖尿病、肾炎浮肿、小便不利、淋病、月经不调、产后瘀血、痛经。红豆杉中提取的紫杉醇为广谱、低毒、高效的抗癌新药，对乳腺癌、卵巢癌、胃癌、肺癌、食管癌、结肠癌等有较好的疗效。

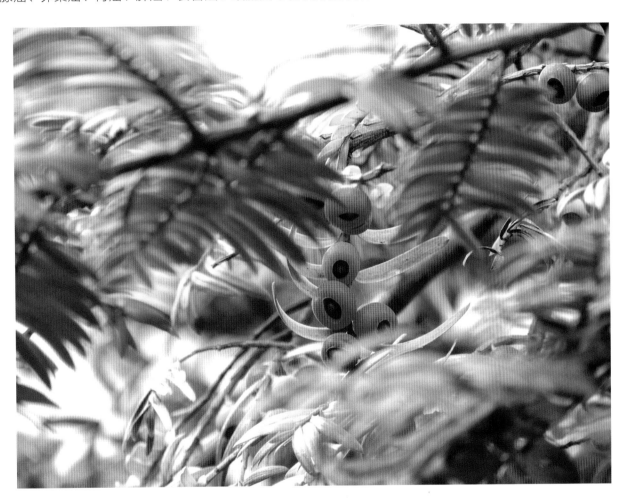

红豆杉

/// 南方红豆杉 ///

学名： *Taxus wallichiana* var. *mairei* (Lemee et Léveillé) L. K. Fu et Nan Li

形态特征：乔木，高达 30 m。树皮灰褐色、红褐色或暗褐色，裂成条片脱落。叶排列成两列，常较宽长，多呈弯镰状。种子生于杯状红色肉质的假种皮中，通常较大，微扁，多呈倒卵圆形。

生境分布： 多生于海拔 1 200 m 以下的中低山区，垂直分布一般较红豆杉低。

功效及用途： 树皮、根、枝叶入药。功效同红豆杉。

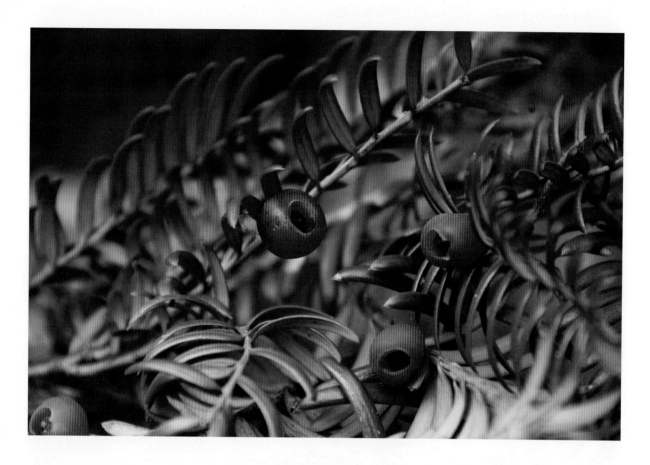

南方红豆杉

银杏科

Ginkgoaceae Engl.

/// 银 杏 ///

学名： *Ginkgo biloba* L.

形态特征： 乔木，高达 40 m。叶扇形，具长柄，淡绿色，在短枝上常具波状缺刻，在长枝上常 2 裂，基部宽楔形。球花雌雄异株；雄球花菜荑花序状。种子具长梗，椭圆形、长倒卵形、卵圆形或近圆球形；外种皮肉质，熟时黄色或橙黄色，外被白粉，有臭味；中种皮白色，骨质，具纵脊；内种皮膜质，淡红褐色。花期3—4月，果期9—10月。

生境分布：生于海拔 500 ~ 1 000 m 的酸性黄壤、排水良好地带的天然林中。各地多栽培。

功效及用途：根及根皮、叶、种子（白果）入药。根及根皮益气补虚。用于白带、遗精。叶活血化瘀、通络止痛、敛肺平喘、化浊降脂。用于瘀血阻络、胸痹心痛、中风偏瘫、肺虚咳喘、高脂血症。种子敛肺定喘、止带浊、缩小便。用于痰多喘咳、带下白浊、遗尿尿频。

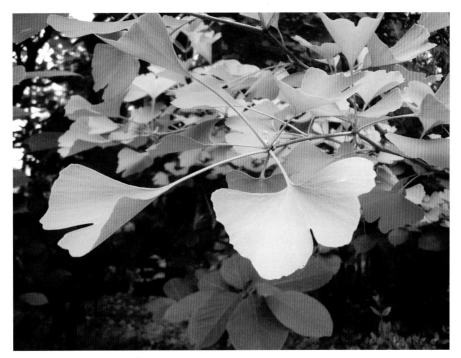

银杏（一）

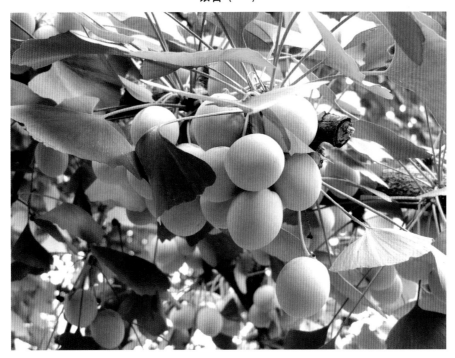

银杏（二）

三白草科
Saururaceae

/// 蕺 菜 ///

学名：*Houttuynia cordata* Thunb

形态特征：多年生草本，高 25～60 cm。茎下部伏地，上部直立，全株有异味。叶互生，心形或阔卵形，先端渐尖，全缘，背部常呈紫红色；叶柄基部与托叶下部合生成鞘状，略抱茎。穗状花序生于茎顶，基部有白色花瓣状苞片 4 枚；花小，无花被；雄蕊 3；心皮 3。蒴果卵圆形。花期 4—7 月，果期 6—10 月。

生境分布：生于中、低海拔的山坡、沟边、塘边、田埂或林下湿地。

功效及用途：全株入药。清热解毒、利尿消肿。用于肠炎、痢疾、水肿、淋病、白带、湿疹、乳腺炎及中耳炎等。本种民间称为鱼腥草、侧耳根。全株可供食用。

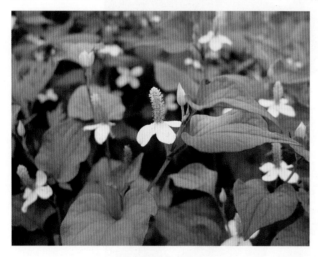

蕺菜（一）

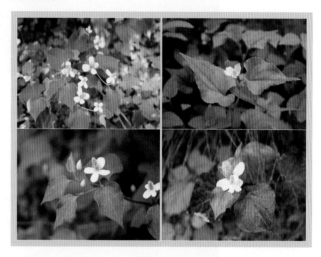

蕺菜（二）

/// 三白草 ///

学名：*Saururus chinensis* (Lour.) Baill.

形态特征：多年生草本，高约 1 m。茎粗壮，有纵长粗棱和沟槽。叶纸质，密生腺点，阔卵形至卵状披针形，顶端短尖或渐尖，基部心形或斜心形，茎顶端的 2～3 片于花期常为白色，呈花瓣状。花序白色；雄蕊 6。蒴果近球形。花期 4—6 月。

生境分布：生于中、低海拔的低湿沟边、塘边或溪旁。

功效及用途：全株入药。清热解毒、利湿消肿。用于尿路感染、尿路结石、脚气肿、水肿；外敷治痈疮疖肿、皮肤湿疹。

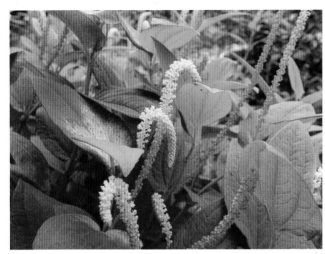

三白草（一）

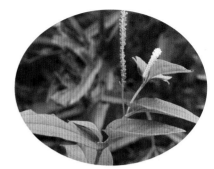

三白草（二）

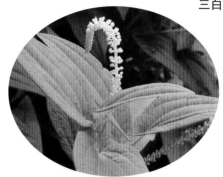

三白草（三）

胡椒科
Piperaceae

/// 石南藤 ///

学名：*Piper wallichii* (Miq.) Hand.-Mazz.

形态特征：攀援藤本。枝干时呈淡黄色，有纵棱。叶椭圆形，或向下渐次为狭卵形至卵形，顶端长渐尖，有小尖头，基部短狭或钝圆。花单性，雌雄异株，聚集成与叶对生的穗状花序；雄花序于花期几与叶片等长；雌花序比叶片短，密被白色长毛。浆果球形。花期5—6月。

生境分布：生于海拔310～2 600 m的林中阴处或湿润地，攀爬于石壁上或树上。

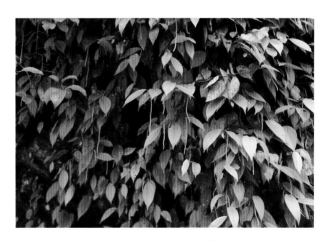

石南藤（一）

功效及用途： 全草入药。祛风湿、强腰膝、止痛、止咳。用于风湿痹痛、扭挫伤、腰膝无力、痛经、风寒感冒、咳嗽气喘。

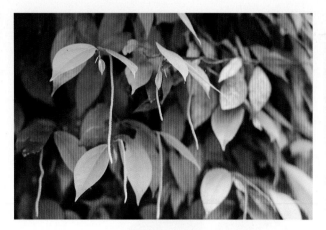

石南藤（二）

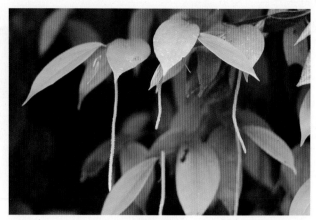

石南藤（三）

金粟兰科
Chloranthaceae

/// **金粟兰** ///

学名： *Chloranthus spicatus* (Thunb.) Makino

形态特征： 草本或半灌木，高30～60 cm。茎圆柱形。叶对生，叶片椭圆形或倒卵状椭圆形，顶端急尖或钝，基部楔形，边缘有钝锯齿，齿端有一腺体。穗状花序通常顶生，排列成圆锥花序状；花小，黄绿色，有香气；雄蕊3；子房倒卵形。花期4—7月，果期8—9月。

生境分布： 生于海拔150～990 m的山坡、林下阴湿处。各地多为栽培。

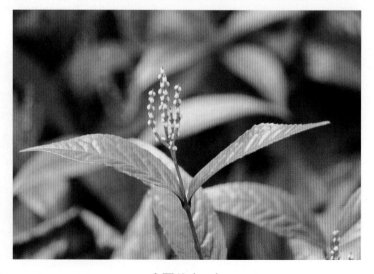

金粟兰（一）

中国瓦屋山常见药用植物图鉴

功效及用途： 全株入药。活血止痛、杀虫。用于风湿疼痛、跌打损伤、偏头痛；外用捣敷，治顽癣、疮疡。本品有毒，用时宜慎。

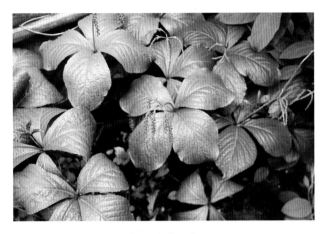

金粟兰（二）

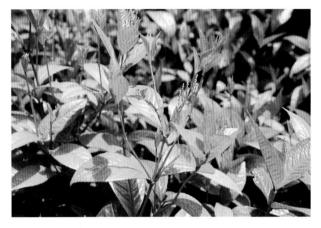

金粟兰（三）

/// 草珊瑚 ///

学名： *Sarcandra glabra* (Thunb.) Nakai

形态特征： 常绿半灌木，高 50 ～ 120 cm。茎与枝有膨大的节。叶椭圆形、卵形至卵状披针形，顶端渐尖，基部尖或楔形，边缘具锯齿。穗状花序顶生，多少成圆锥花序状；花黄绿色；雄蕊 1；子房球形或卵形。核果球形，熟时亮红色。花期 6 月，果期 8—10 月。

生境分布： 生于海拔 400 ～ 1 500 m 的山坡、沟谷、林下阴湿处。

功效及用途： 全株入药。清热解毒、祛风活血、消肿止痛、抗菌消炎。用于流行性感冒、乙型脑炎、肺炎、阑尾炎、盆腔炎、跌打损伤、风湿关节痛、闭经、创口感染、菌痢。近年来还用以治疗胰腺癌、胃癌、直肠癌、肝癌、食管癌等恶性肿瘤。

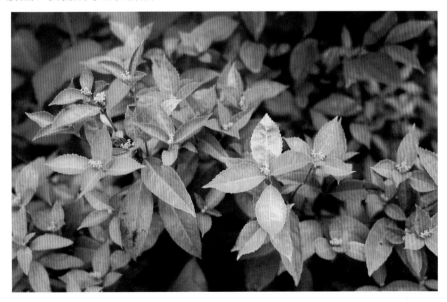

草珊瑚（一）

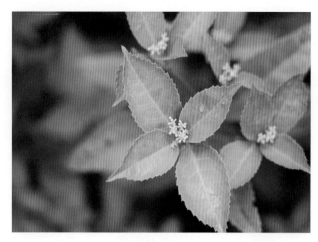

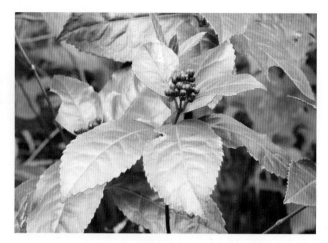

草珊瑚（二）　　　　　　　　　　　草珊瑚（三）

杨柳科
Salicaceae

/// 垂 柳 ///

学名： *Salix babylonica* L.

形态特征： 乔木，高可达 18 m。树冠开展而疏散；树皮灰黑色；枝纤细，常下垂。叶狭披针形或线状披针形，先端长渐尖，基部楔形。花序先叶开放，或与叶同时开放；雄花序长 1.5 ～ 2(3)cm；雄蕊 2；雌花序长 2 ～ 3(5)cm。蒴果带绿黄褐色。花期 3—4 月，果期 4—6 月。

生境分布： 各地均为栽培，为道旁、水边等绿化树种；耐水湿，也能生于

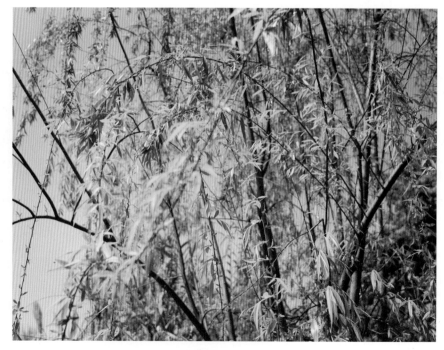

垂柳（一）

干旱处。

　　功效及用途：叶、枝、根皮、须根均可入药。清热解毒、祛风利湿。叶用于慢性气管炎、尿道炎、膀胱炎、高血压；外用于关节肿痛、痈疽肿毒、皮肤瘙痒。枝及根皮用于白带、风湿性关节炎；外用于烧烫伤。须根用于风湿拘挛、筋骨疼痛、湿热带下、牙龈肿痛。

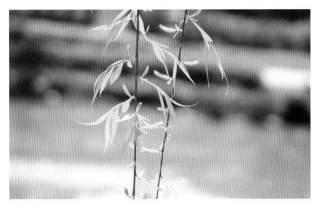
垂柳（二）

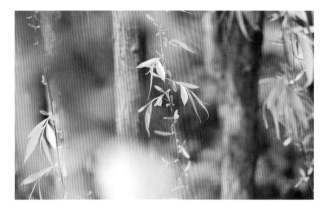
垂柳（三）

胡桃科
Juglandaceae

/// 胡桃楸 ///

　　学名： *Juglans mandshurica* Maxim.

　　形态特征：乔木，高可达25 m。幼枝灰绿色。奇数羽状复叶；小叶卵状矩圆形或长卵形，顶端渐尖，基部斜圆形或稍斜心形，边缘有细锯齿。雄性葇荑花序生于上年生枝顶端叶痕腋内；雌性穗状花序生于当年生枝顶端。果实卵形或卵圆状，顶端尖；内果皮坚硬，有纵向棱脊及深凹陷。花期4—5月，果期8—10月。

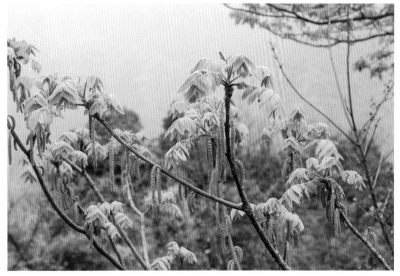
胡桃楸（一）

生境分布：生于海拔 800 ～ 2 800 m 的杂木林中。

功效及用途：种仁入药。补气益血、润燥化痰、温补肾肺、润肺定喘、乌须黑发。用于性功能减退、神经衰弱、记忆衰退。种仁含油量可达 30%，可生食。

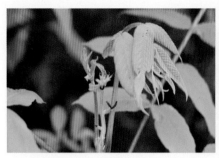 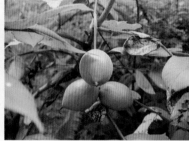 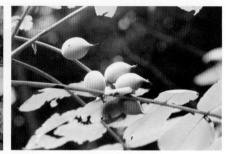

胡桃楸（二）　　　　　胡桃楸（三）　　　　　胡桃楸（四）

/// 胡　桃 ///

学名：*Juglans regia* L.

形态特征：乔木，高可达 25 m。树冠广阔。奇数羽状复叶；小叶椭圆状卵形至长椭圆形。雄性葇荑花序下垂；雄蕊 6 ～ 30 枚，花药黄色。雌花柱头浅绿色；果序短，俯垂。果实近球状；果核稍具皱曲；内果皮壁内具不规则的空隙或无空隙而仅具皱曲。花期 5 月，果期 10 月。

生境分布：生于海拔 400 ～ 1 800 m 的山坡及丘陵地带，常见栽培。

功效及用途：种仁入药。补肾、固精强腰、润肺定喘、润肠通便。用于神经衰弱、高血压、冠心病、肺气肿、胃痛。种仁含油量高，可生食，亦可榨油；它与扁桃、腰果、榛子一起，并列为世界四大干果。

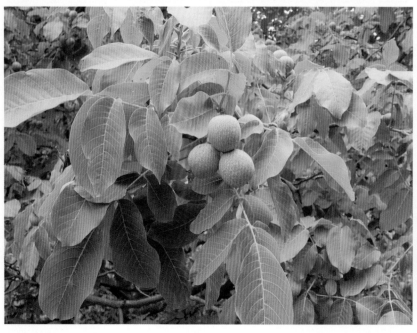

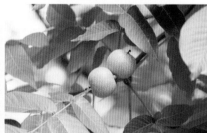

胡桃（二）

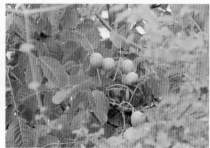

胡桃（一）　　　　　　　　　　　　　　　　胡桃（三）

学名：*Pterocrya stenoptera* C. C.

形态特征乔木，高达 30 m。幼树树皮平滑，老时则深纵裂。叶多为偶数羽状复叶；小叶 10 ~ 16 枚（稀 6 ~ 25 枚），长椭圆形至长椭圆状披针形，边缘有细锯齿。雄性葇荑花序单生于去年生枝条上叶痕腋内；雌性葇荑花序顶生；果序较长。果实长椭圆形；果翅狭。花期 4—5 月，果期 8—9 月。

生境分布：生于海拔 1 500 m 以下的沿溪涧河滩、阴湿山坡地的林中。

功效及用途：叶、树皮入药。清热解毒、利尿消肿、杀虫。用于慢性气管炎、关节痛、疮疖疔肿、疥癣风痒、皮炎湿疹、烧烫伤。鲜枝叶捣烂可杀蛆虫、孑孓。

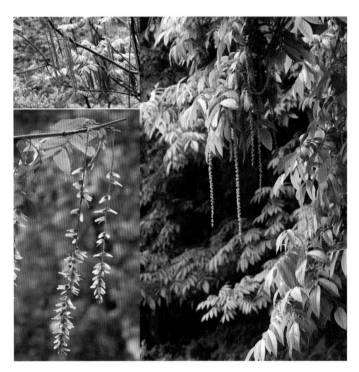

枫 杨

桦木科 / **Betulaceae**

学名：*Alnus cremastogyne* Burk.

形态特征：乔木，高可达 40 m。树皮灰色，平滑；枝条灰色或灰褐色。叶片倒卵形、倒卵状矩圆形、倒披针形或矩圆形，顶端骤尖或锐尖，基部楔形或微圆，边缘具稀疏的钝齿。雄花序单生；果序单生于叶腋，序梗细瘦，柔软，下垂。小坚果卵形，具膜质宽翅。

生境分布：生于海拔 500 ~ 3 000 m 的山坡或山谷林中。

功效及用途：树皮、嫩枝叶入药。清热凉血。用于鼻衄、肠炎、痢疾。

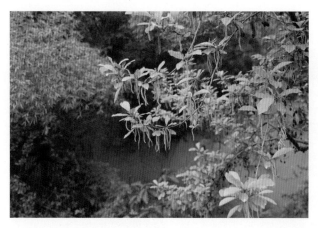

桤木(一)

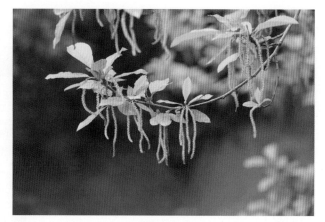

桤木（二）

壳斗科

Fagaceae

/// 锥 栗 ///

学名： *Castanea henryi* (Skan) Rehd. et Wils.

形态特征： 乔木，高达 30 m。叶互生，卵状披针形，顶端长渐尖，基部圆形，叶缘锯齿具线状芒尖。雄花序生小枝下部叶腋；雌花序生小枝上部叶腋。成熟壳斗近球形，连刺直径 2 ~ 4.5 cm；坚果单生于壳斗，卵圆形。花期 5—7 月，果期 9—10 月。

生境分布： 生于海拔 100 ~ 1 800 m 的丘陵与山地中落叶或常绿的混交林中。

功效及用途： 叶、壳斗、种子入药。补肾益气、活血化瘀。叶、壳斗用于湿热、泄泻。种子用于肾虚、消瘦。果实为重要的木本粮食，可食用。

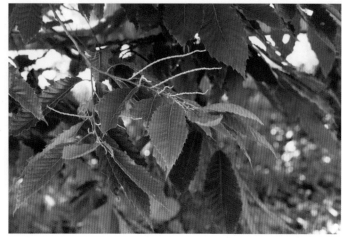

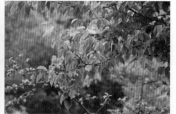

锥栗（二）

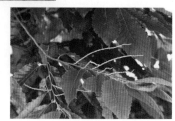

锥栗（一）

锥栗（三）

桑　科
Moraceae

/// 构　树 ///

学名： *Broussonetia papyrifera* (L.) L´Hert. ex Vent.

形态特征： 乔木，高 10 ~ 20 m。全株含乳汁；树皮暗灰色；小枝密生柔毛。叶广卵形至长椭圆状卵形，先端渐尖，基部心形，边缘具粗锯齿，不分裂或 3 ~ 5 裂，背面密被绒毛。花雌雄异株；雄花序为葇荑花序；雌花序球形头状。聚花果成熟时橙红色，肉质。花期 4—5 月，果期 6—7 月。

生境分布： 生于各地，野生或栽培。

功效及用途： 果实、叶、树皮均入药。果实（楮实子）补肾、利尿、强筋骨。用于腰膝酸软、肾虚目昏、阳痿、水肿。叶清热凉血、利湿、杀虫。用于鼻衄、肠炎、痢疾。树皮利尿消肿、祛风湿。用于水肿、筋骨酸痛。外用于神经性皮炎。

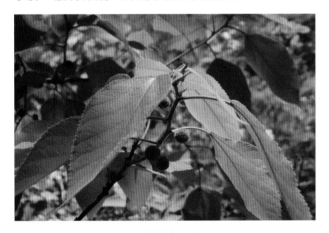

构树（一）

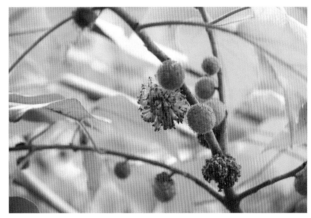

构树（二）

/// 大　麻 ///

学名： *Cannabis sativa* L.

形态特征： 一年生草本，高 1 ~ 3 m。茎表面有纵沟，密被短柔毛。叶互生或下部对生，掌状全裂，裂片披针形至条状披针形，边缘具粗锯齿。雌雄异株；雄花序为疏散的圆锥花序；雌花簇生于叶腋。瘦果卵圆形，灰褐色，有细网状纹。花期 5—6 月，果期 7—8 月。

生境分布：生于荒山、坡地、林缘，为各地通常栽培的火麻。

功效及用途：果实（火麻仁）入药。润燥、滑肠、通便。用于肠燥便秘。可生产植物纤维和植物油。

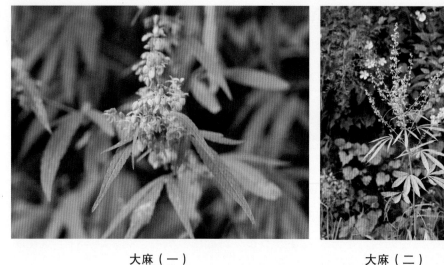
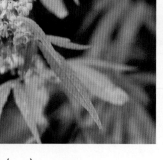
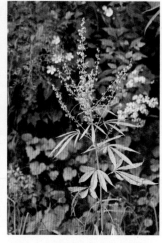
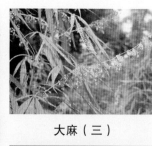
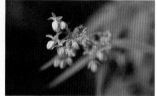

大麻（三）

大麻（一）　　　　　大麻（二）　　　　　大麻（四）

/// 无花果 ///

学名：*Ficus carica* L.

形态特征：灌木，高 3 ～ 10 m。树皮灰褐色；小枝粗壮。叶互生，广卵圆形，通常 3 ～ 5 裂。雌雄异株；雄花和瘿花同生于一榕果的内壁；雌花子房卵圆形，柱头 2 裂。榕果单生叶腋，梨形，顶部下陷，成熟时紫红色或黄色。花果期 5—7 月。

生境分布：喜生于向阳、土层肥沃、排水良好的砂质或黏质壤土，各地均有栽培。

功效及用途：果实入药。清热生津、健脾开胃、解毒消肿。用于咽喉肿痛、乳汁稀少、肠热便秘、消化不良、痢疾、腹泻、痈肿等。果实味甜，可生食或做蜜饯。

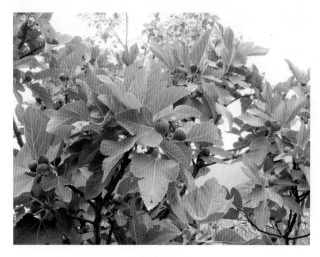
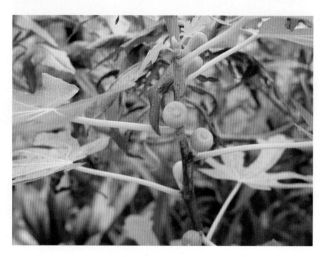

无花果（一）　　　　　　　　　　　无花果（二）

/// 地 果 ///

学名： *Ficus tikoua* Bur.

形态特征： 匍匐木质藤本，茎上生细长不定根，节膨大。叶坚纸质，先端急尖，基部圆形至浅心形，边缘具波状疏浅圆锯齿。榕果成对或簇生于匍匐茎上，常埋于土中，球形至卵球形；雄花生榕果内壁孔口部；雌花生另一植株榕果内壁。瘦果卵球形，表面有瘤体。花期 5—6 月，果期 7 月。

生境分布： 生于中、低山区的山坡、田埂边、沟边、灌丛、疏林下、路边。

功效及用途： 全草、根、果实入药。全草清热利湿、活血解毒。用于风热咳嗽、痢疾泄泻、水肿、经闭、带下。根清热利湿。用于泄泻、黄疸、瘰疬、痔疮、遗精。果实清热解毒、祛风除湿。用于咽喉肿痛。

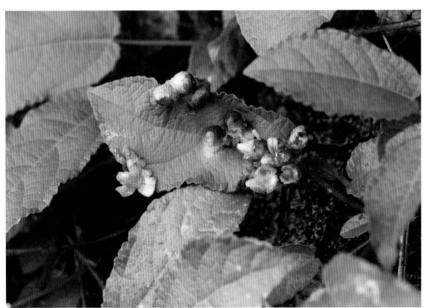

地果（一）

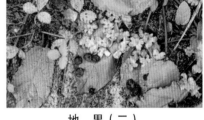

地 果（二）

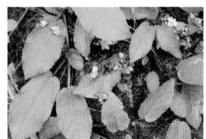

地 果（二）

/// 桑 ///

学名： *Morus alba* L.

形态特征： 乔木或灌木，高可达 15 m。树皮具不规则浅纵裂。叶卵形至广卵形，先端急尖、渐尖或圆钝，基部圆形至浅心形，边缘具粗锯齿。花单性；雄花序下垂；雌花花被片倒卵形，柱头 2 裂。聚花果卵状椭圆形，成熟时红色或暗紫色。花期 4—5 月，果期 5—8 月。

生境分布： 原产中国，各地均有栽培。

功效及用途： 叶、枝、果、根皮均入药。叶（桑叶）疏风清热、凉血止血、清肝明目，润肺止咳。

用于风热感冒、肺热咳嗽、头痛眩晕。枝（桑枝）祛风湿、通经络、利关节、行水气。用于风湿痹痛、四肢拘挛、水肿、身痒等。果（桑葚）补血滋阴、生津止渴、润肠。用于头晕目眩、耳鸣心悸、烦躁失眠、腰膝酸软、须发早白。根皮（桑白皮）泻肺平喘、行水消肿。用于肺热咳喘、痰多、水肿、脚气、小便不利。

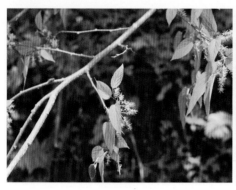
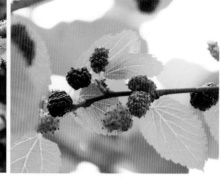
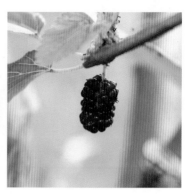

桑（一）　　　　　　桑（二）　　　　　　桑（三）

荨麻科

Urticaceae

/// 序叶苎麻 ///

学名： *Boehmeria clidemioides* var. *diffusa* (Wedd.) Hand.-Mazz.

形态特征： 多年生草本。茎常多分枝。叶互生，或有时茎下部少数叶对生；叶片卵形、狭卵形或长圆形，顶端长渐尖或骤尖，基部圆形，稍偏斜，边缘具齿。穗状花序单生叶腋，通常雌雄异株。花期6—8月。

生境分布： 生于海拔1 300 ~ 2 500 m 的山谷林

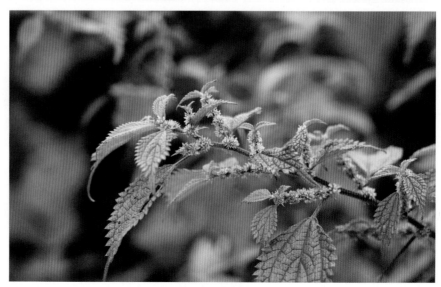

序叶苎麻

中或林边。

功效及用途： 叶入药。凉血、止血、散瘀。用于咯血吐血、血淋尿血、肛门肿痛、赤白带下、跌扑瘀血、创伤出血、乳痈丹毒。

/// 水 麻 ///

学名： *Debregeasia orientalis* C. J. Chen

形态特征： 灌木，高 1 ~ 4 m。小枝纤细，暗红色。叶长圆状狭披针形或条状披针形，先端渐尖或短渐尖，基部圆形或宽楔形，边缘有不等的细齿。花序雌雄异株，稀同株，生上年生枝和老枝的叶腋，每分枝的顶端各生一球状团伞花簇。瘦果小浆果状，鲜时橙黄色。花期 3—4 月，果期 5—7 月。

生境分布： 生于海拔 300 ~ 2 800 m 的溪谷河流两岸潮湿地区。

功效及用途： 茎皮、叶入药。清热利湿、止血解毒。用于小儿疳积、头疮、中耳炎、小儿急惊风、风湿关节痛、咳血、痈疖肿毒。

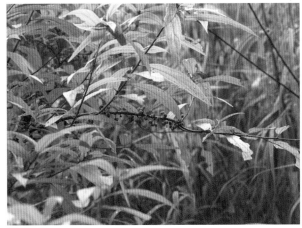
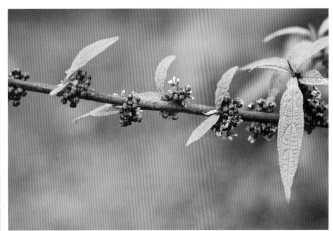

水麻（一）　　　　　　　　　　　　　水麻（二）

/// 红火麻 ///

学名： *Girardinia diversifolia* subsp. *triloba* (C. J. Chen) C. J. Chen et Friis

形态特征： 一年生草本，高 30 ~ 100 cm。茎、叶柄和下面的叶脉常带紫红色，疏生刺毛和细糙伏毛。叶宽卵形或近圆形，先端短尾状或短渐尖，基部近圆形、截形或浅心形，边缘有粗齿。花雌雄同株，雌花序单个或雌雄花序成对生于叶腋。瘦果宽卵形，熟时灰褐色。花期 7—9 月，果期 9—11 月。

生境分布： 生于海拔 300 ~ 1 300 m 的山坡林下和溪边阴湿处，以及住宅旁。

功效及用途： 全草入药。祛痰、利湿、解毒。用于咳嗽痰多、水肿；外用治疮毒；鲜用捣烂外敷，治骨折。

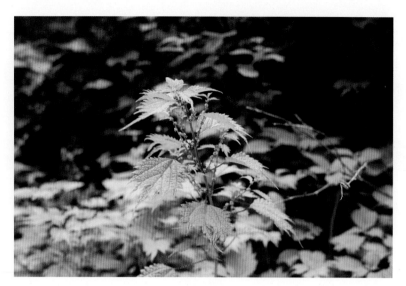

红火麻

/// 糯米团 ///

学名： *Gonostegia hirta* (Bl.) Miq.

形态特征： 多年生草本，高 50～100(～160)cm。不分枝或分枝。叶对生；叶片宽披针形至狭披针形、狭卵形，顶端长渐尖至短渐尖，基部浅心形或圆形，全缘。团伞花序腋生，雌雄异株。瘦果卵球形。花期 5—9 月。

生境分布： 生于海拔 100～1 000 m 的丘陵或低山林中、灌丛中、沟边草地。

功效及用途： 全草入药。健脾消食、清热利湿、解毒消肿。用于消化不良、食积胃痛、白带；外用于血管神经性水肿、疔疮疖肿、乳腺炎、跌打肿痛、外伤出血。

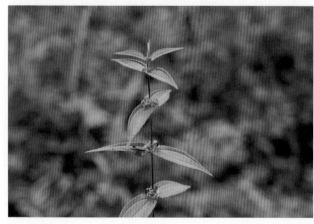

糯米团（一）

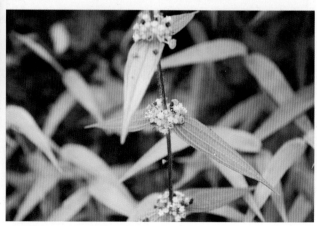

糯米团（二）

/// 冷水花 ///

学名：*Pilea notata* C. H. Wright

形态特征：多年生草本。茎匍匐，肉质，中部稍膨大。叶狭卵形、卵状披针形或卵形，先端尾状渐尖或渐尖，基部圆形，边缘有锯齿。花雌雄异株；雄花序聚伞总状；雌聚伞花序较短而密集；雄花花被片绿黄色；退化雌蕊小。瘦果卵圆形，熟时绿褐色。花期6—9月，果期9—11月。

生境分布：生于海拔300～1500 m的山谷、溪旁或林下阴湿处。

功效及用途：全草入药。清热利湿、破瘀消肿、退黄护肝。用于湿热黄疸、肺痨、跌打损伤、外伤感染。

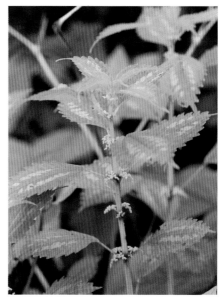

冷水花

/// 荨 麻 ///

学名：*Urtica fissa* E. Pritz.

形态特征：多年生草本。茎四棱形，密生刺毛和被微柔毛。叶宽卵形、椭圆形、五角形或近圆形，边缘有浅裂片或掌状深裂，上面疏生刺毛和糙伏毛。雌雄同株，花序圆锥状；雄花花被片4；雌花小。瘦果近圆形。花期8—10月，果期9—11月。

生境分布：生于海拔100～2000 m的山坡、路旁或住宅旁半阴湿处。

功效及用途：全草入药。祛风除湿、止咳。用于风湿疼痛、产后抽风、小儿惊风、荨麻疹。

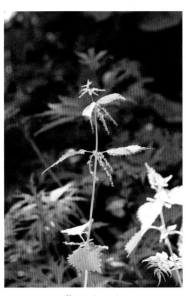

荨麻（一）

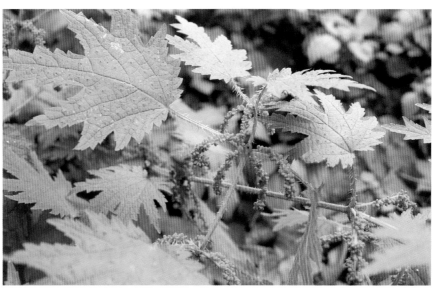

荨麻（二）

桑寄生科
Loranthaceae

/// 桑寄生 ///

学名： *Taxillus sutchuenensis* (Lecomte) Danser

形态特征： 灌木，高 0.5 ~ 1 m。叶近对生或互生，卵形、长卵形或椭圆形，顶端圆钝，基部近圆形。总状花序生于小枝已落叶腋部或叶腋，具花 2 ~ 5 朵，密集呈伞形；花红色；花冠花蕾时管状，顶部椭圆状，裂片 4 枚，披针形。果椭圆状，黄绿色。花期 6—8 月。

生境分布： 生于海拔 500 ~ 1 900 m 的平原或低山常绿阔叶林中，寄生于桑树、桃树等多种植物上。

功效及用途： 全株入药。祛风湿、补肝肾、强筋骨、安胎。用于风湿痹证、崩漏经多、妊娠漏血、胎动不安、高血压。

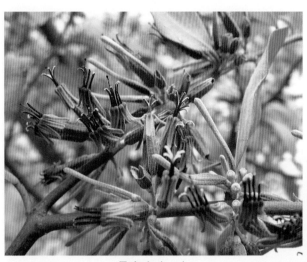

桑寄生（一）

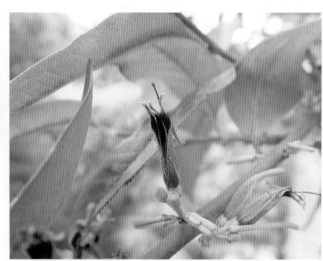

桑寄生（二）

马兜铃科

/Aristolochiaceae

/// 马兜铃 ///

学名： *Aristolochia debilis* Sieb. et Zucc.

形态特征： 草质藤本。茎柔弱，暗紫色或绿色。叶卵状三角形、长圆状卵形或戟形，顶端钝圆或短渐尖，基部心形。花单生或2朵聚生于叶腋；花冠基部膨大呈球形，与子房连接处具关节，向上收狭成一长管，管口扩大呈漏斗状，黄绿色，口部有紫斑；檐部一侧渐延伸成舌片。蒴果近球形，具6棱；种子扁平三角形。花期7—8月，果期9—10月。

生境分布： 生于海拔200～1500 m的山谷、沟边、路旁阴湿处及山坡灌丛中。

功效及用途： 茎叶、果实、根入药，茎叶（天仙藤）行气活血、止痛、利尿。用于肠炎、痢疾。果（马兜铃）清热降气、止咳平喘。用于肺热咳喘、痔疮肿痛。根（青木香）有小毒，健胃、理气止痛、降血压。用于咳嗽痰喘、胸胁疼痛、痈肿疔疮、皮肤瘙痒。

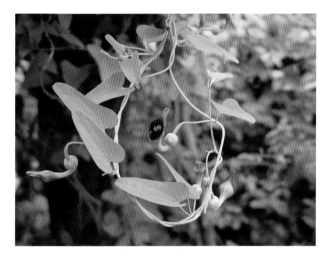
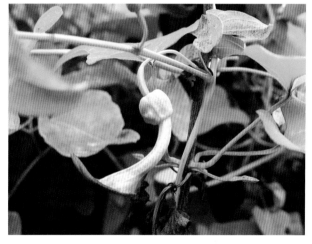

马兜铃（一）　　　　　　　　　　　　　　　马兜铃（二）

/// 小叶马蹄香 ///

学名： *Asarum ichangense* C. Y. Cheng et C. S. Yang

形态特征： 多年生草本。叶心形、卵心形，先端急尖或钝，基部心形，叶面通常深绿色，有时在中脉两旁有白色云斑。花紫色；花被管球状，喉部强度缢缩，花被裂片三角状卵形，先端常具长尖尾，被长柔毛；子房近上位，花柱6。果近球状、肉质。花期4—5月。

生境分布：生于海拔330～1 400 m的林下草丛或水边阴湿处。

功效及用途：全草、根入药。解表散寒、祛风止痛。用于风寒感冒、头痛、牙痛、鼻塞流涕、风湿痹痛、痰饮喘咳。

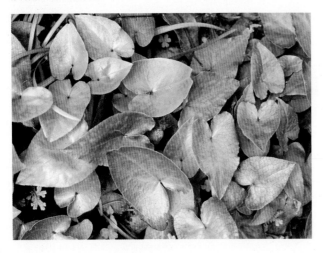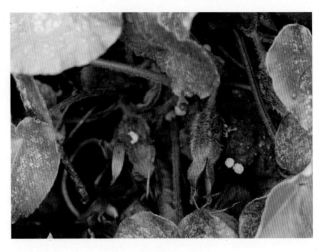

小叶马蹄香（一）　　　　　　　　　　　　小叶马蹄香（二）

/// 长毛细辛 ///

学名：*Asarum pulchellum* Hemsl.

形态特征：多年生草本。全株密生白色长柔毛；根状茎长达50 cm，地上茎多分枝。叶对生；叶片卵状心形或阔卵形，先端急尖或渐尖，基部心形，两面密生长柔毛。花紫绿色；花被裂片卵形，紫色，先端黄白色，上部反折。果近球状。花期4—5月。

生境分布：生于海拔700～1 700 m的林下腐殖土中。

功效及用途：全草、根入药。解表散寒、祛风止痛、温肺化饮。用于风寒感冒、头痛、牙痛、鼻塞流涕、风湿痹痛、痰饮喘咳。

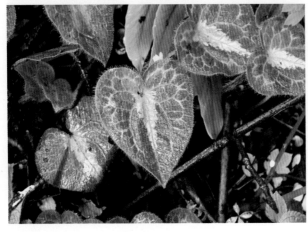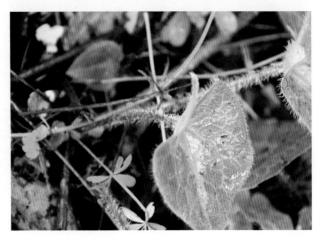

长毛细辛（一）　　　　　　　　　　　　长毛细辛（二）

蓼 科
Polygonaceae

/// 金线草 ///

学名： *Antenoron filiforme* (Thunb.) Rob. et Vaut.

形态特征： 多年生草本，高 50 ~ 80 cm。茎有纵沟，节部膨大，具糙伏毛。叶椭圆形或长椭圆形，顶端短渐尖或急尖，基部楔形，全缘，两面均具糙伏毛；托叶鞘状，膜质。总状花序呈穗状；花被 4 深裂，红色。瘦果卵形，双凸镜状，褐色。花期 7—8 月，果期 9—10 月。

生境分布： 生于海拔 100 ~ 2 500 m 的山坡林缘、山谷路旁。

功效及用途： 块根入药。凉血止血、清热利湿、散瘀止痛。用于咳血吐血、便血血崩、痢疾泄泻、血瘀腹痛、跌打损伤、风湿痹痛。

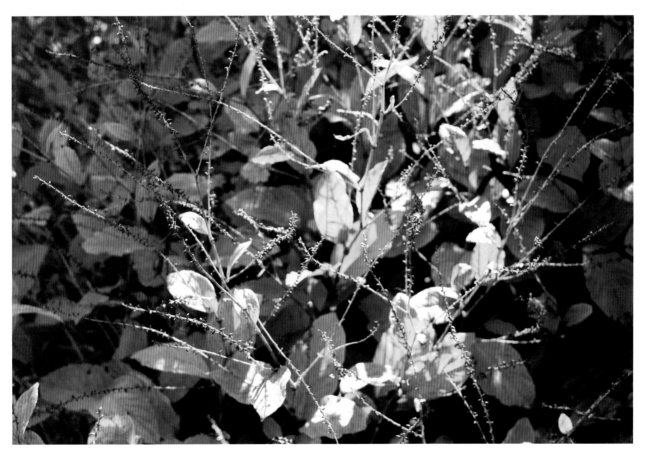

金线草

/// 金荞麦 ///

学名： *Fagopyrum dibotrys* (D. Don) Hara

形态特征： 多年生草本，高 50 ～ 100 cm。根状茎黑褐色。茎直立，分枝。叶片三角形，顶端渐尖，基部近戟形，全缘，两面具乳头状突起或被柔毛；托叶鞘状，膜质。伞房状花序顶生或腋生；花被 5 深裂，白色。瘦果宽卵形，具 3 锐棱，黑褐色。花期 7—9 月，果期 8—10 月。

生境分布： 生于海拔 250 ～ 3 200 m 的山谷湿地、山坡灌丛。

功效及用途： 块根入药。清热解毒、活血消肿、祛风除湿。用于肺热咳喘、咽喉肿痛、痢疾、风湿痹证、跌打损伤、痈肿疮毒、蛇虫咬伤。

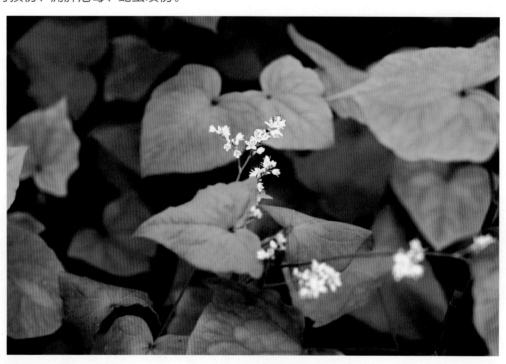

金荞麦

/// 苦荞麦 ///

学名： *Fagopyrum tataricum* (L.) Gaertn.

形态特征： 一年生草本，高 30 ～ 70 cm。茎多分枝。叶宽三角形；托叶鞘偏斜，膜质，黄褐色。总状花序顶生或腋生；苞片卵形，每苞内具 2 ～ 4 花；花被 5 深裂，白色或淡红色，花被片椭圆形；雄蕊 8；花柱 3。瘦果长卵形，具 3 棱，黑褐色。花期 6—9 月，果期 8—10 月。

生境分布： 生于海拔 500 ～ 3 900 m 的田边、路旁、山坡、河谷。

功效及用途： 块根入药。理气止痛、健脾利湿。用于胃痛、消化不良、腰腿疼痛、跌打损伤。种子富含淀粉，可供食用。

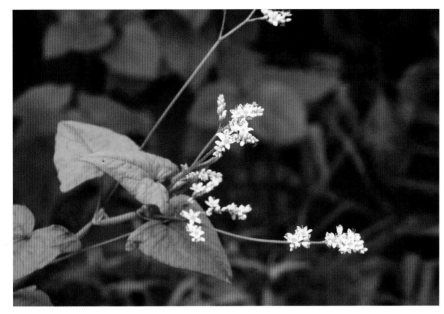

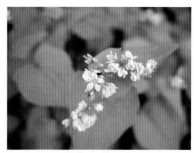

苦荞麦（二）

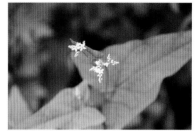

苦荞麦（一）

苦荞麦（三）

/// 何首乌 ///

学名： *Fallopia multiflora* (Thunb.) Harald.

形态特征： 多年生植物。块根肥厚，黑褐色。茎缠绕，多分枝。叶卵形或长卵形，顶端渐尖，基部心形或近心形，全缘；托叶鞘膜质。花序圆锥状，顶生或腋生，分枝开展；花被5深裂，白色或淡绿色。瘦果卵形，具3棱，黑褐色。花期8—9月，果期9—10月。

生境分布： 生于海拔200～3 000 m的山谷灌丛、山坡林下、沟边石隙。

功效及用途： 块根、藤茎入药。块根（何首乌）解毒消痈、润肠通便。用于疮痈、风疹瘙痒、久疟体虚、肠燥便秘。藤茎（夜交藤）养心安神、祛风通络。用于失眠多梦、血虚身痛、肌肤麻木、风湿痹痛、风疹瘙痒。

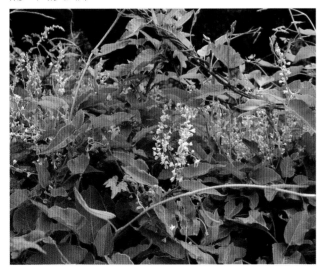

何首乌（一）

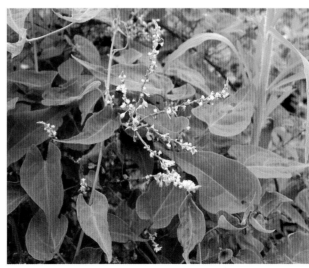

何首乌（二）

学名：*Polygonum bistorta* L.

形态特征：多年生草本，高 50 ～ 90 cm。根茎肥厚，外皮紫红色。茎直立，不分枝。根生叶有长柄；叶片椭圆形至卵状披针形，先端短尖或钝，基部心形或圆形，下延成翅状；茎生叶片披针形至线形；托叶鞘膜质。总状花序呈穗状，顶生；花被白色或淡红色。瘦果椭圆形，褐色。花期 6—7 月，果期 8—9 月。

生境分布：生于海拔 800 ～ 3 000 m 的山坡草地、山顶草甸。

功效及用途：根茎入药。清热解毒、凉血止血、镇惊息风。用于肺热咳嗽、热病惊痫、赤痢热泻、吐血衄血、痈肿疮毒。

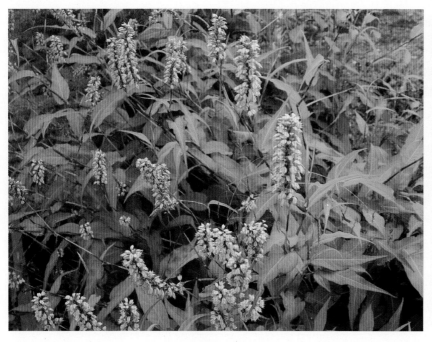

拳参（一）

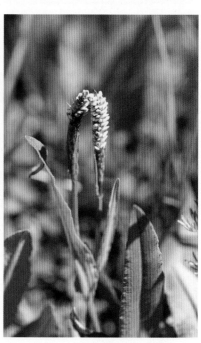

拳参（二）

学名：*Polygonum capitatum* Buch.– Ham. ex D. Don

形态特征：多年生草本。茎匍匐，丛生，多分枝。叶卵形或椭圆形，顶端尖，基部楔形，全缘，边缘具腺毛，两面疏生腺毛；叶柄基部有时具叶耳；托叶鞘状，膜质。花序头状顶生，单生或成对；花淡红色，花被片椭圆形。瘦果长卵形，具 3 棱，黑褐色。花期 6—9 月，果期 8—10 月。

生境分布：生于海拔 600 ～ 3 500 m 的山坡、山谷湿地。

功效及用途：全草入药。清热凉血、利尿。用于尿道感染、肾盂肾炎、痢疾腹泻。

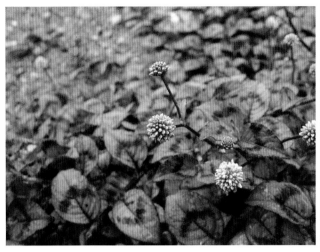

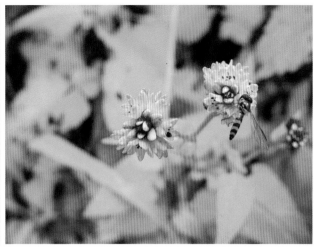

头花蓼（一）　　　　　　　　头花蓼（二）

/// 火炭母 ///

学名：*Polygonum chinense* L.

形态特征：多年生草本，高 70 ~ 100 cm。茎直立，具纵棱，多分枝。叶卵形或长卵形，顶端短渐尖，基部截形或宽心形，全缘；托叶鞘膜质。花序头状，通常数个排成圆锥状，顶生或腋生；花被白色或淡红色。瘦果宽卵形，具 3 棱，黑色。花期 7—9 月，果期 8—10 月。

生境分布：生于海拔 30 ~ 2 400 m 的山谷湿地、山坡草地。

功效及用途：根状茎入药。清热利湿、凉血解毒、平肝明目、活血舒筋。用于痢疾泄泻、咽喉肿痛、肺热咳嗽、肝炎、带下、癌肿、中耳炎、湿疹、跌打损伤。

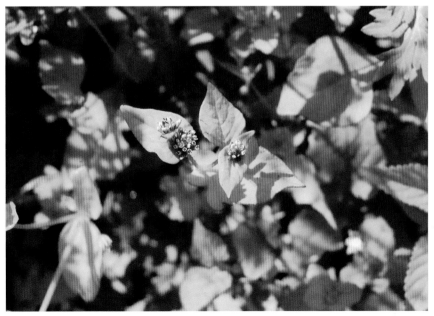

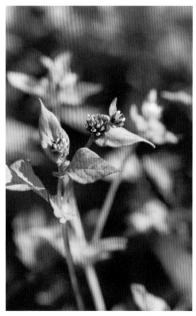

火炭母（一）　　　　　　　　火炭母（二）

蓼科

学名: *Polygonum paleaceum* Wall. ex Hook. f.

形态特征: 多年生草本,高 15 ~ 50 cm。根状茎肥厚,棕黑色。茎直立,不分枝,有棱。基生叶狭长披针形,先端渐尖或钝,基部渐狭,呈楔形;茎生叶互生;托叶鞘膜质。总状花序穗状,单生于茎顶;小花粉红色,花被 5 裂;雄蕊 5;子房长卵形。瘦果扁卵形,红褐色或棕黑色。花期 5—10 月,果期 9—12 月。

生境分布: 生于海拔 1 500 ~ 3 500 m 的山坡草地、林缘。

功效及用途: 块根入药。理气止痛、健脾利湿。用于胃痛、消化不良、腰腿疼痛、跌打损伤。

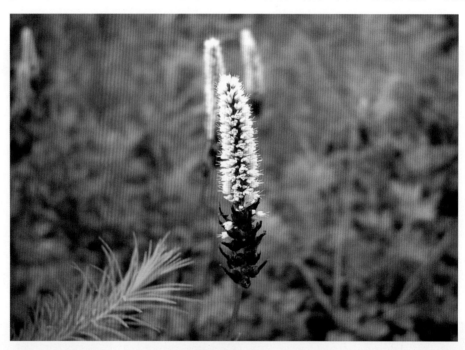

草血竭(一)

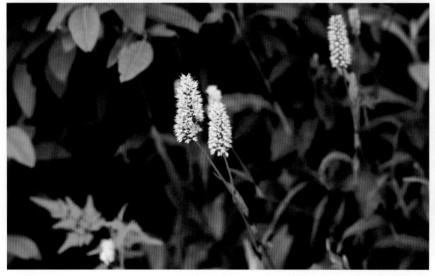

草血竭(二)

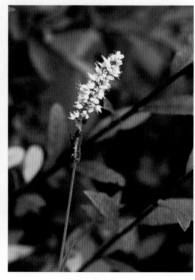

草血竭(三)

学名： *Polygonum perfoliatum* L.

形态特征： 攀援草本。茎多分枝，具纵棱，沿棱具倒生皮刺。叶三角形，顶端钝或微尖，基部截形或微心形，下面沿叶脉疏生皮刺；托叶鞘状。总状花序呈短穗状；花被 5 深裂，白色或淡红色。瘦果球形，黑色。花期 6—8 月，果期 7—10 月。

生境分布： 生于海拔 80 ～ 2 300 m 的田边、路旁、山谷湿地。

功效及用途： 全草入药。清热解毒、利湿消肿、散瘀止血。用于疔疮痈肿、乳腺炎、发热咳嗽、泻痢、水肿、淋浊、带下、跌打肿痛、吐血便血。

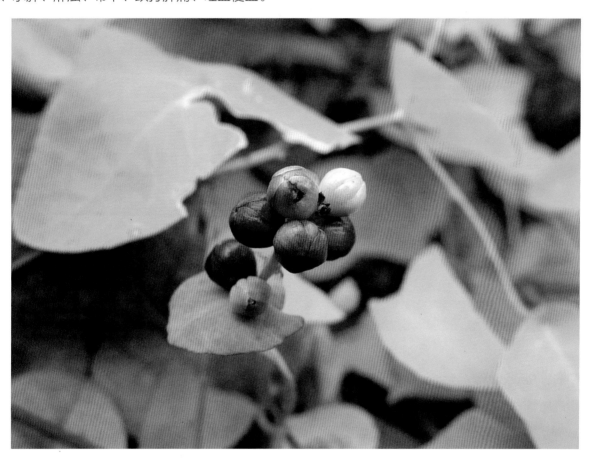

杠板归

蓼科

/// 赤胫散 ///

学名： *Polygonum runcinatum* var. *sinense* Hemsl.

形态特征： 草本，高 25 ～ 70 cm。叶片三角状卵形，腰部内陷，先端渐尖，基部截形，稍下延至叶柄，叶耳长圆形或半圆形。多个头状花序排列成聚伞状花序；花被白色或粉红色，5片。瘦果球状三棱形，褐色。花期6—7月，果期7—9月。

　　生境分布：生于海拔800～3 900 m的山坡草地、山谷灌丛。

　　功效及用途：根状茎及全草入药。清热解毒、活血止血。用于急性胃肠炎、吐血咯血、痔疮出血、月经不调、跌打损伤；外用治乳腺炎、痈疖肿毒。

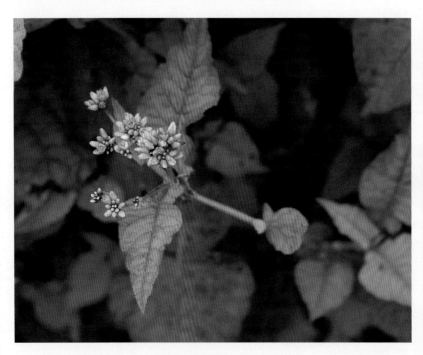

赤胫散（一）　　　　　　　　　　　　　　　赤胫散（二）

/// 虎　杖 ///

　　学名：*Reynoutria japonica* Houtt.

　　形态特征：多年生灌木状草本，高1～2 m。茎直立，中空，具纵棱，散生红色或紫红斑点。叶宽卵形或卵状椭圆形，顶端渐尖，基部宽楔形、截形或近圆形，全缘；托叶鞘状，膜质。花单性，雌雄异株，花序圆锥状，腋生；花被5深裂，淡绿色。瘦果卵形，具3棱，黑褐色。花期8—9月，果期9—10月。

　　生境分布：生于海拔140～2 000 m的山坡灌丛、山谷、路旁、田边湿地。

　　功效及用途：根状茎和根入药。利湿退黄、清热解毒、散瘀止痛、止咳化痰。用于湿热黄疸、淋浊带下、风湿痹痛、痈肿疮毒、水火烫伤、跌打损伤、肺热咳嗽。

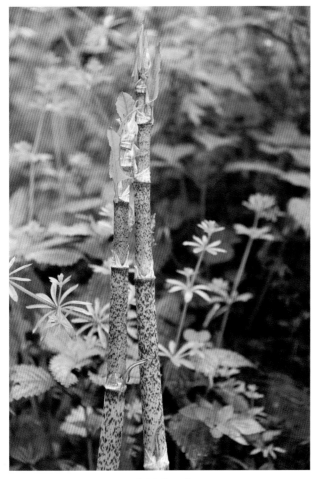

虎杖（一）

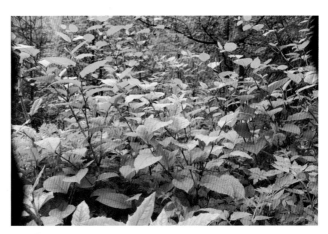

虎杖（二）

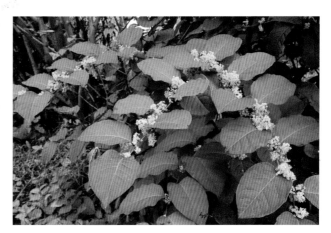

虎杖（三）

/// **药用大黄** ///

学名： *Rheum officinale* Baill.

形态特征： 多年生草本，高 1.5 ～ 2 m。根及根状茎粗壮，内部黄色。基生叶大型；叶片近圆形，稀极宽卵圆形，顶端近急尖，基部近心形，掌状浅裂，裂片大齿状三角形；叶柄粗，圆柱状；托叶鞘宽大。大型圆锥花序；花绿色至黄白色。果实长圆状椭圆形，具翅。花期 5—6 月，果期 8—9 月。

生境分布： 生于海拔 1 200 ～ 4 000 m 的山沟或林下。各地多有栽培。

功效及用途： 根状茎及根入药。泻热通便、凉血解毒、逐瘀通经。用于实热便秘、积滞腹痛、血热吐衄、咽喉痛、闭经、跌打损伤。

蓼科

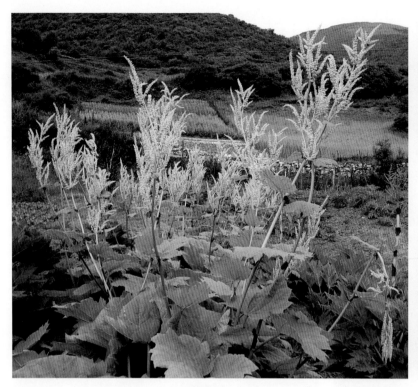

药用大黄（一）

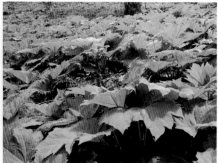

药用大黄（二）

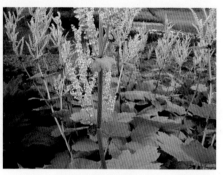

药用大黄（三）

/// 掌叶大黄 ///

学名： *Rheum palmatum* L.

形态特征： 多年生草本，高 1.5～2 m。根及根状茎粗壮。茎直立，中空。叶片长宽近相等，顶端窄渐尖或窄急尖，基部近心形，掌状半 5 裂，大裂片又分为窄三角形小裂片；叶柄粗壮，圆柱状；托叶鞘大。大型圆锥花序；花紫红色，有时黄白色。果实矩圆状椭圆形至矩圆形，翅宽。花期 6 月，果期 8 月。

生境分布： 生于海拔 1 500～4 400 m 的山坡或山谷湿地。

功效及用途： 根状茎及根入药。泻热通便、凉血解毒、逐瘀通经。用于实热便秘、积滞腹痛、血热吐衄、咽喉痛、闭经、跌打损伤。

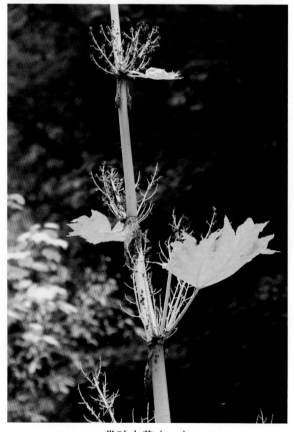

掌叶大黄（一）

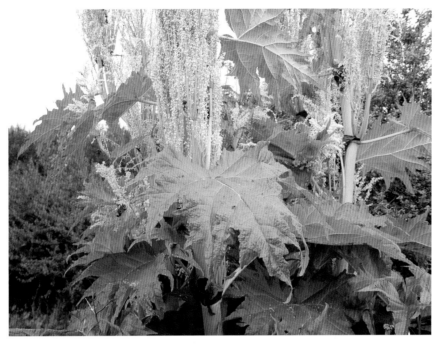

掌叶大黄（二）

/// 尼泊尔酸模 ///

学名：*Rumex nepalensis* Spreng.

形态特征：多年生草本，高 50 ~ 100 cm。茎直立，上部分枝。基生叶长圆状卵形，顶端急尖，基部心形，全缘；茎生叶卵状披针形；托叶鞘膜质。花序圆锥状；花两性；花被片 6。瘦果卵形，具 3 棱，褐色。花期 4—5 月，果期 6—7 月。

生境分布：生于海拔 1 000 ~ 4 300 m 的山坡路旁、山谷草地。

功效及用途：根入药。清热解毒、凉血止血、祛瘀消肿、通便、杀虫。用于咳血吐血、瘀滞腹痛、跌打损伤、大便秘结、痈疮肿毒、烫伤、湿疹。

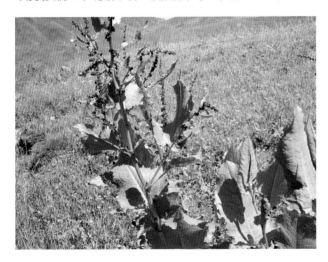

尼泊尔酸模（一）

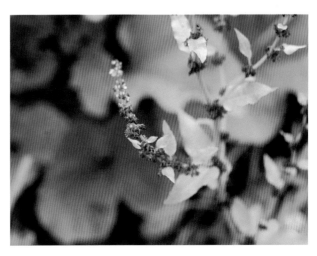

尼泊尔酸模（二）

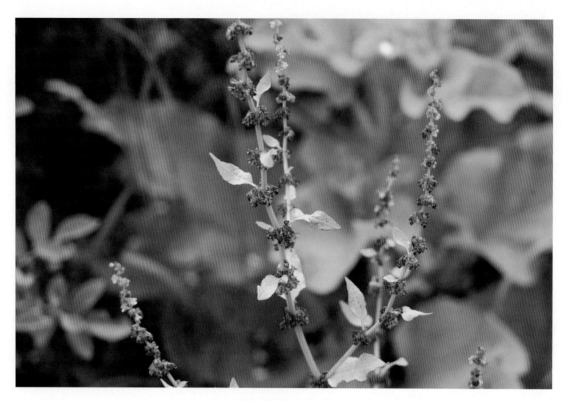

尼泊尔酸模（三）

藜 科 /
Chenopodiaceae

/// 藜 ///

学名：*Chenopodium album* L.

形态特征：一年生草本，高 30 ~ 150 cm。茎直立，多分枝。叶片菱状卵形至宽披针形，先端急尖或微钝，基部楔形至宽楔形，下面有粉，边缘具锯齿。花簇于枝上部排列成穗状圆锥状或圆锥状花序。果皮与种子贴生。种子双凸镜状，黑色。花果期 5—10 月。

生境分布：生于路旁、荒地及田间。

功效及用途：全草入药。清热祛湿、解毒消肿、杀虫止痒。用于发热、咳嗽、痢疾、腹泻、腹痛、疝气、龋齿痛、湿疹、疥癣、疮疡肿痛。果实在有些地区代中药"地肤子"药用。幼苗可作蔬菜食用。

中国瓦屋山常见药用植物图鉴

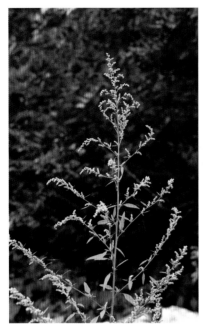

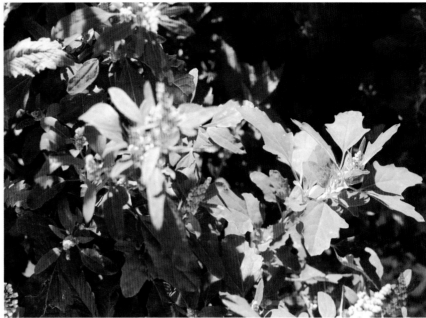

藜（一）　　　　　　　　　　　　　　藜（二）

苋　科/

Amaranthaceae

/// 鸡冠花 ///

学名：*Celosia cristata* L.

形态特征：一年生草本，高 30 ~ 80 cm。茎粗壮，绿色或带红色，有棱纹凸起。单叶互生；叶片先端渐尖或长尖，基部渐窄成柄，全缘。花极密生，成扁平肉质鸡冠状或羽毛状的穗状花序；花被片红色、紫色、黄色、橙色或红色黄色相间。花果期 7—9 月。

生境分布：各地均有栽培。

功效及用途：花、种子入药。收敛止带、止血止痢。用于崩漏下血、便血痔血、湿热或寒湿带下、赤白痢下。

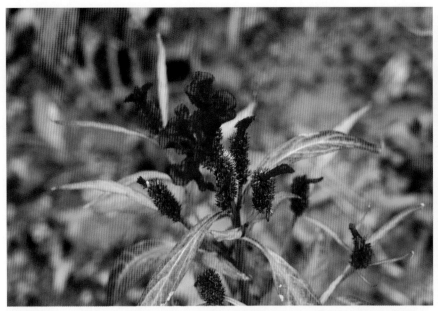

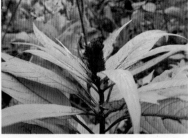

鸡冠花（二）

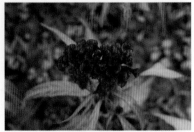

鸡冠花（一）

鸡冠花（三）

/// 川牛膝 ///

学名：*Cyathula officinalis* Kuan

形态特征：多年生草本，高 50 ～ 100 cm。主根圆柱状。茎略四棱，多分枝，疏生长糙毛。叶对生；叶片椭圆形或狭椭圆形，先端渐尖或尾尖，基部楔形或宽楔形，全缘，贴生长糙毛。复聚伞花序密集成花球团。胞果椭圆形或倒卵形，淡黄色。花期 6—7 月，果期 8—9 月。

生境分布：生于海拔 1 500 m 以上的坡地，多为栽培。

功效及用途：根入药。逐瘀通经、通利关节、利尿通淋。用于经闭癥瘕、跌扑损伤、风湿痹痛、尿血血淋。

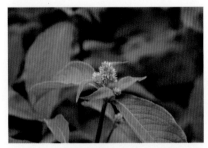

川牛膝（一）

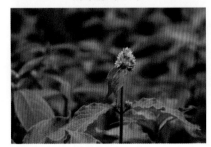

川牛膝（二）

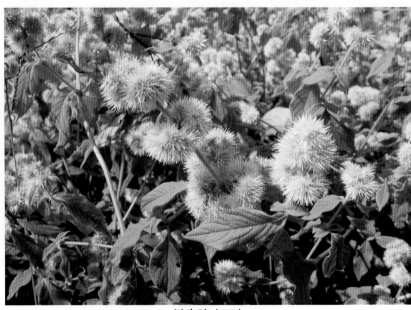

川牛膝（三）

中国瓦屋山常见药用植物图鉴

商陆科
Phytolaccaceae

/// 商 陆 ///

学名： *Phytolacca acinosa* Roxb.

形态特征： 多年生草本，高 0.5 ~ 1.5 m。根肥大，肉质。茎直立，圆柱形，肉质，多分枝。叶片椭圆形、长椭圆形或披针状椭圆形，顶端急尖或渐尖，基部楔形。总状花序顶生或与叶对生；花被片5，白色、黄绿色。果序直立，浆果扁球形，熟时黑色。花期5—8月，果期6—10月。

生境分布： 生于海拔 500 ~ 3 400 m 的沟谷、山坡林下、林缘路旁。

功效及用途： 根入药，以白色肥大者为佳；红根有剧毒，仅供外用。逐水消肿、通利二便。用于水肿胀满、二便不通；外用解毒散结，用于痈肿疮毒。

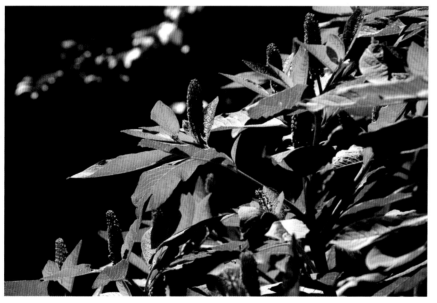

商陆（一）

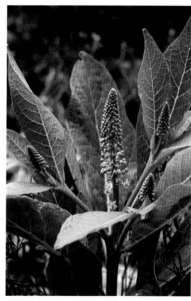

商陆（二）

/// 垂序商陆 ///

学名： *Phytolacca americana* L.

形态特征： 多年生草本，高 1 ~ 2 m。根粗壮，肥大。茎直立，圆柱形，有时带紫红色。叶片椭圆状卵形或卵状披针形，顶端急尖，基部楔形。总状花序顶生或侧生；花白色，微带红晕。浆果扁球形，熟时紫黑色。花期6—8月，果期8—10月。

    生境分布：各地多栽培，或逸为野生。

    功效及用途：根、种子、叶入药。全株有毒，根及果实毒性最强。根功效同商陆。种子利尿。叶解热，并治脚气。

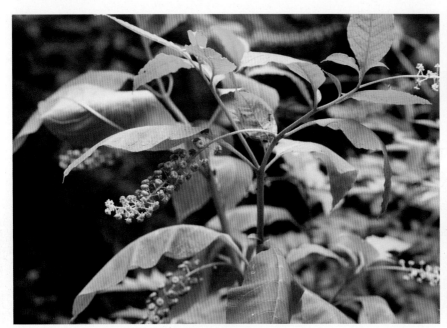

垂序商陆（一）

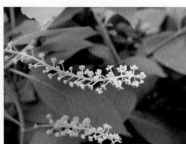

垂序商陆（二）

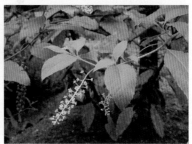

垂序商陆（三）

马齿苋科 / Portulacaceae

/// 马齿苋 ///

    学名： *Portulaca oleracea* L.

    形态特征：一年生草本。茎伏地铺散，多分枝。叶片扁平，肥厚，倒卵形，顶端圆钝或平截，有时微凹，基部楔形，全缘，上面暗绿色，下面淡绿色或带暗红色。花常3～5朵簇生枝端；花瓣黄色。蒴果卵球形。花期5—8月，果期6—9月。

    生境分布：生于菜园、农田、路旁。

    功效及用途：全草入药。清热利湿、解毒消肿、消炎止渴、利尿。用于热毒血痢、热毒疮疡、崩漏便血。本品嫩茎叶可作蔬菜。

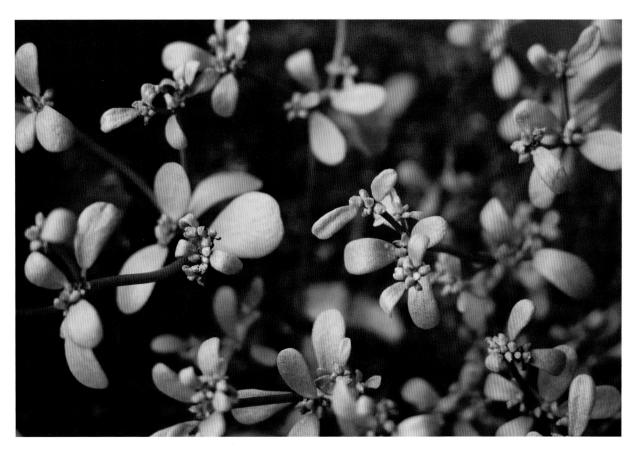

马齿苋

石竹科/

Caryophyllaceae

/// 卷 耳 ///

学名: *Cerastium arvense* L.

形态特征: 多年生草本,高 10 ～ 35 cm。茎基部匍匐,上部直立。叶片线状披针形或长圆状披针形,顶端急尖,基部楔形,被疏长柔毛。聚伞花序顶生;花瓣 5,白色,倒卵形,顶端 2 裂。蒴果长圆形。花期 5—8 月,果期 7—9 月。

生境分布: 生于海拔 1 200 ～ 2 600 m 的高山草地、林缘或丘陵区。

功效及用途: 全草入药。清热解表、降压、解毒。用于感冒发热、高血压;外用治乳腺炎、疔疮。

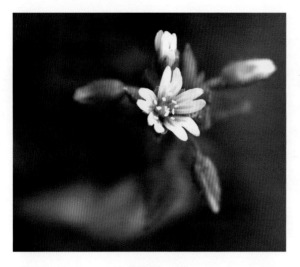
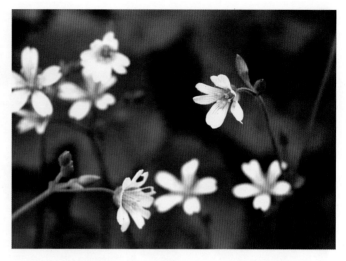

卷耳（一）   卷耳（二）

/// 石 竹 ///

学名： *Dianthus chinensis* L.

形态特征： 多年生草本，高 30～50 cm。茎由根颈生出，直立，上部分枝。叶片线状披针形，顶端渐尖，基部稍狭，全缘或有细小齿。花单生枝端或数花集成聚伞花序，紫红色、粉红色、鲜红色或白色，顶缘不整齐齿裂，喉部有斑纹，疏生髯毛。种子扁圆形。花期 5—6 月，果期 7—9 月。

生境分布： 生于草原和山坡草地，各地多栽培。

功效及用途： 根和全草入药。清热利尿、破血通经、散瘀消肿。用于水肿胀满、胸胁满闷、小便不利。

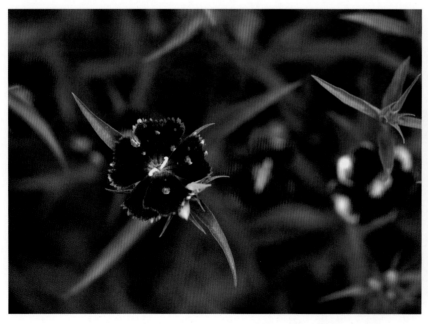
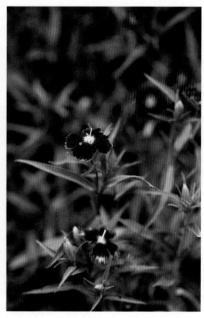

石竹（一）   石竹（二）

/// 瞿 麦 ///

学名：*Dianthus superbus* L.

形态特征：多年生草本，高 50 ～ 60 cm。茎丛生，直立，上部分枝。叶对生；叶片线状披针形，顶端锐尖，基部合生成鞘状。花生枝端，有时腋生；花瓣棕紫色或棕黄色，瓣片宽倒卵形，先端深裂成丝状。蒴果圆筒形。花期 6—9 月，果期 8—10 月。

生境分布：生于海拔 400 ～ 3 700 m 的丘陵山地疏林下、林缘、草甸、沟谷溪边。

功效及用途：全草入药。清热、利尿、破血通经。用于淋证、闭经、月经不调、痛肿、小便不通。

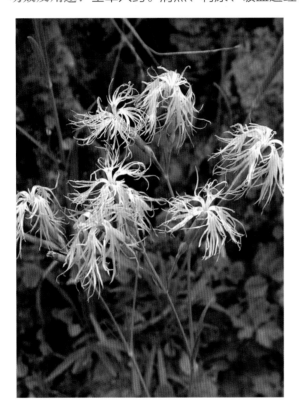
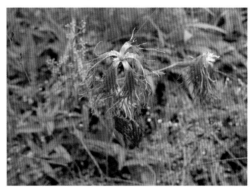

瞿麦（二）

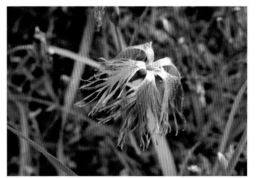

瞿麦（一）　　　　　　　　　　　　瞿麦（三）

/// 剪春罗 ///

学名：*Lychnis coronata* Thunb.

形态特征：多年生草本，高 50 ～ 90 cm。根簇生，细圆柱形。叶片卵状长圆形或卵状倒披针形，基部楔形，顶端渐尖。二歧聚伞花序具数花；花瓣橙红色，瓣片轮廓倒卵形，顶端具不整齐缺刻状齿；副花冠片椭圆状。蒴果长椭圆状卵形。花期 6—7 月，果期 8—9 月。

生境分布：生于疏林下、灌丛草甸阴湿地。

功效及用途：全草入药。清热除湿、泻火解毒。用于感冒发热、风湿痹痛、泄泻。

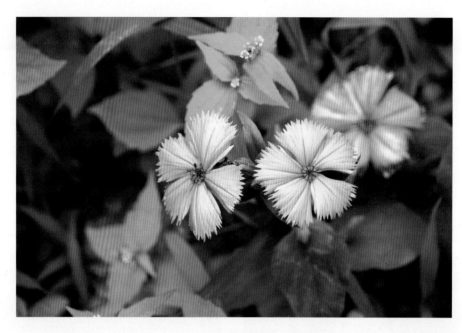

剪春罗

/// 金铁锁 ///

学名： *Psammosilene tunicoides* W. C. Wu et C. Y. Wu

形态特征：多年生草本。根长倒圆锥形，棕黄色，肉质。茎铺散，二叉状分枝。叶片卵形，顶端急尖，基部宽楔形或圆形，被疏柔毛。三歧聚伞花序密被腺毛；花瓣紫红色，狭匙形。蒴果棒状。花期6—9月，果期7—10月。

生境分布：生于海拔 2 000 ～ 3 800 m 的砾石山坡或石灰质岩石缝中。

功效及用途：根入药。祛风除湿、散瘀止痛、解毒消肿。用于风湿痹痛、胃脘冷痛、跌打损伤、外伤出血；外用于疮疖、蛇虫咬伤。本品有毒，内服慎用。

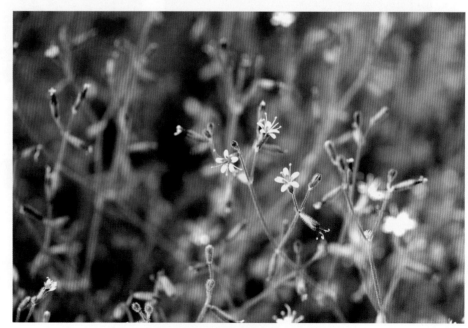

金铁锁

中国瓦屋山常见药用植物图鉴

/// 孩儿参 ///

学名： *Pseudostellaria heterophylla* (Miq.) Pax

形态特征： 多年生草本，高 15 ~ 20 cm。块根长纺锤形，白色。茎下部叶片倒披针形，顶端钝尖，基部渐狭呈长柄状；上部叶片宽卵形或菱状卵形，顶端渐尖，基部渐狭。花 1 ~ 3 朵，腋生或呈聚伞花序；花瓣 5，白色，顶端 2 浅裂。蒴果宽卵形。花期 4—7 月，果期 7—8 月。

生境分布： 生于海拔 800 ~ 2 700 m 的山谷林下阴湿处。

功效及用途： 块根（太子参）入药。健脾补气、益血生津。用于脾气虚弱、胃阴不足、气阴两伤、阴虚肺燥、干咳少痰。

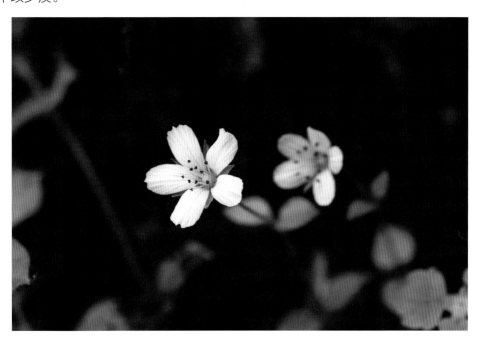

孩儿参

/// 漆姑草 ///

学名： *Sagina japonica* (Sw.) Ohwi

形态特征： 草本，高 5 ~ 20 cm。茎丛生，稍铺散。叶片线形，顶端急尖。花小形，单生枝端；花梗细，被稀疏短柔毛；花瓣 5，狭卵形，白色，顶端圆钝，全缘。蒴果卵圆形，5 瓣裂。花期 3—5 月，果期 5—6 月。

生境分布： 生于海拔 600 ~ 4 000 m 的河岸沙质地、荒地或路旁草地。

功效及用途： 全草入药。凉血解毒、杀虫止痒。用于疮疡、湿疹、丹毒、瘰疬、无名肿毒、毒蛇咬伤、鼻渊、龋齿痛、跌打损伤。

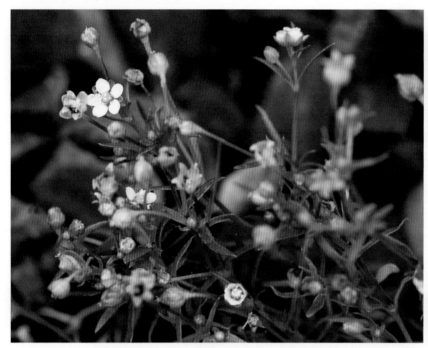

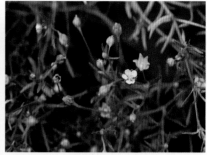

漆姑草（二）

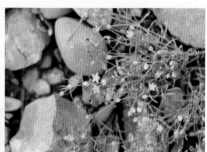

漆姑草（一）

漆姑草（三）

/// 狗筋蔓 ///

学名：*Silene baccifera* (L.) Roth

形态特征：多年生草本。根簇生，长纺锤形。茎铺散，多分枝。叶片卵形、卵状披针形或长椭圆形，顶端急尖，基部渐狭成柄状，边缘具短缘毛。圆锥花序；花萼宽钟形，后期膨大呈半圆球形；萼齿卵状三角形；花瓣白色。蒴果圆球形，呈浆果状。花期6—8月，果期7—10月。

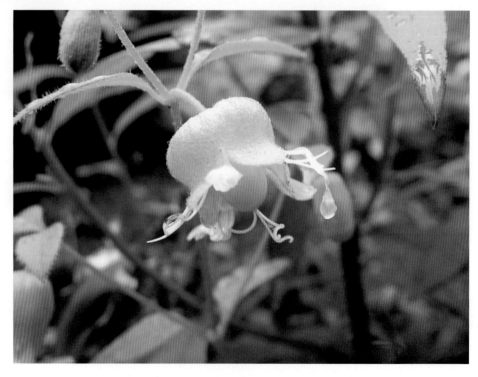

狗筋蔓

生境分布：生于林缘、灌丛或草地。

功效及用途：全草入药。活血定痛、接骨生肌。用于跌打损伤、风湿骨痛、月经不调。

/// 繁 缕 ///

学名：*Stellaria media* (L.) Villars

形态特征： 草本，高 10 ～ 30 cm。茎俯仰或上升，基部多少分枝，被毛。叶片宽卵形或卵形，顶端渐尖或急尖，基部渐狭或近心形，全缘。疏聚伞花序顶生；花瓣 5，白色。蒴果卵形，先端 6 裂。花期 4—7 月，果期 5—9 月。

生境分布：生于田间、路边或溪旁草地。

功效及用途：全草入药。清热解毒、凉血消痈、活血止痛、下乳。用于痢疾、肠痈、肺痈、乳痈、疔疮肿毒、痔疮肿痛、出血、跌打伤痛、产后瘀滞腹痛、乳汁不下。

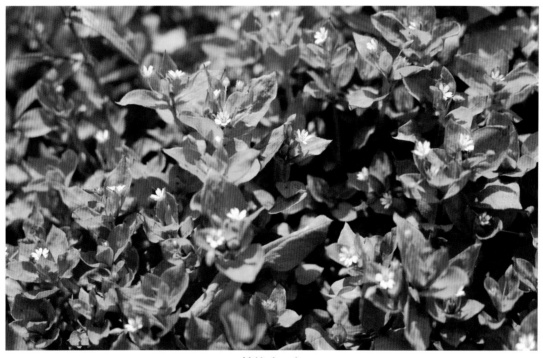

繁缕（一）

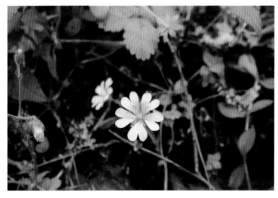

繁缕（二）

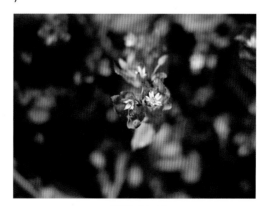

繁缕（三）

石竹科

69

学名： *Stellaria vestita* Kurz

形态特征： 多年生草本，高 30 ~ 90 cm，全株被星状毛。茎疏丛生，铺散或俯仰，上部密被星状毛。叶片卵形或椭圆形，顶端急尖，基部圆形，稀急狭成短柄状，全缘，两面均被星状毛。聚伞花序疏散；花瓣 5，2 深裂近基部。蒴果卵圆形。花期 4—6 月，果期 6—8 月。

生境分布： 生于海拔 600 ~ 3 600 m 的石滩或石隙中、草坡或林下。

功效及用途： 全草入药。舒筋活血。用于中风不语、口眼歪斜、小儿惊风、风湿骨痛。

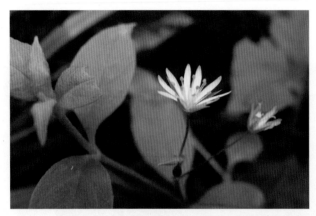

箐姑草（一）

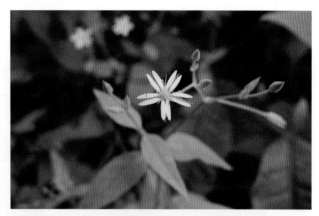

箐姑草（二）

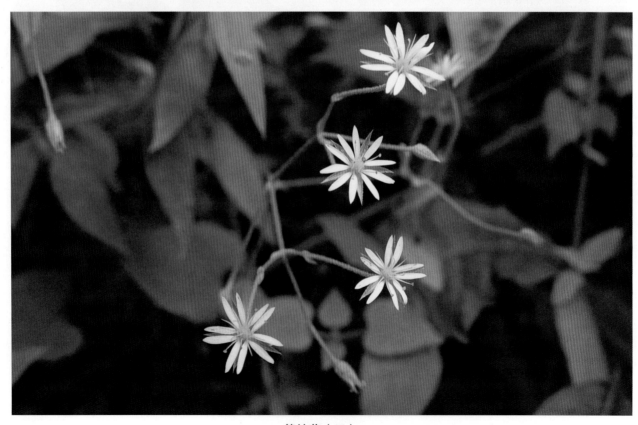

箐姑草（三）

学名：*Vaccaria sagitalis* (Neck.) Garcke

形态特征：草本，高 30 ~ 70 cm。茎直立，上部分枝。叶片卵状披针形或披针形，顶端急尖，基部圆形或近心形。伞房花序；花瓣淡红色，爪狭楔形，淡绿色，瓣片狭倒卵形，微凹缺。蒴果宽卵形或近圆球形。种子近圆球形，红褐色至黑色。花期 5—7 月，果期 6—8 月。

生境分布：生于草坡、荒地或麦田中，为麦田常见杂草。

功效及用途：种子（王不留行）入药。活血通经、下乳消痈、利尿通淋。用于血瘀经闭、乳汁不通、乳腺炎、痈疖肿痛。

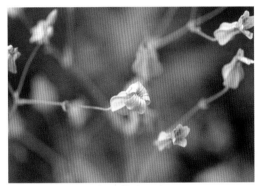

麦蓝菜（一）

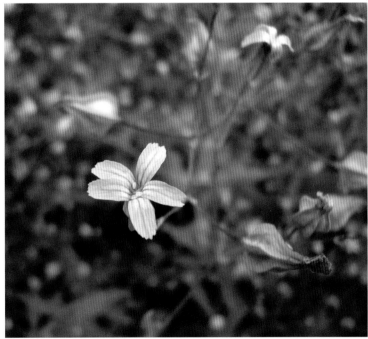

麦蓝菜（三）

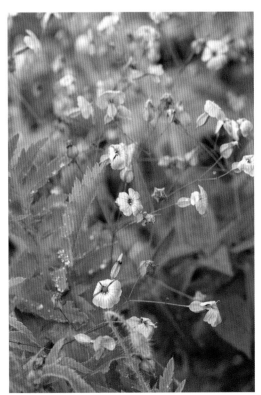

麦蓝菜（二）

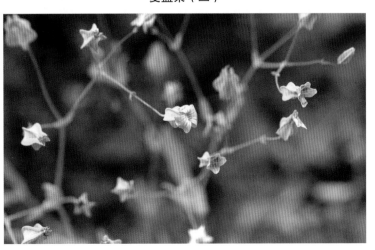

麦蓝菜（四）

石竹科

71

仙人掌科
Cactaceae

/// 仙人掌 ///

学名： *Opuntia dillenii* (Ker Gawl.) Haw.

形态特征： 丛生肉质灌木，高 1.5 ~ 3 m。上部分枝宽倒卵形、倒卵状椭圆形或近圆形，先端圆形，边缘通常不规则波状；小巢疏生，具刺。叶钻形，早落。花辐状，瓣状花被片倒卵形或匙状倒卵形。浆果倒卵球形，顶端凹陷。花果期 6—12 月。

生境分布： 各地有栽培，多逸为野生。

功效及用途： 全株入药。行气活血、清热解毒、消肿止痛。用于疔疮肿毒、痞满腹痛、痢疾便血、水肿。

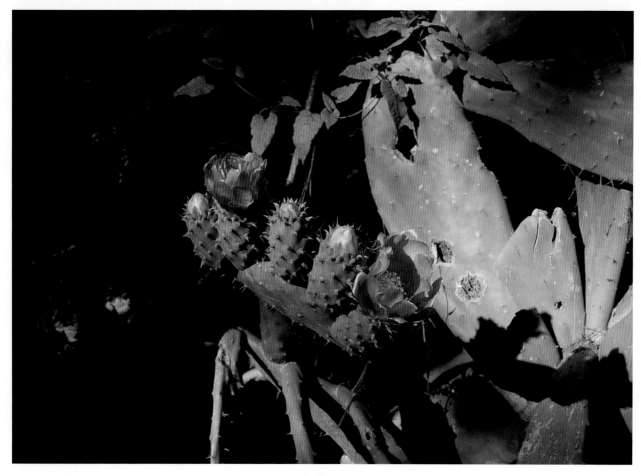

仙人掌

睡莲科
Nymphaeaceae

/// 莲 ///

学名： *Nelumbo nucifera* Gaertn.

形态特征： 多年生水生草本。根状茎横生，肥厚，节间膨大，内有多数纵行通气孔道，节部缢缩。叶圆形，盾状，全缘稍呈波状；叶柄粗壮，圆柱形，中空。花瓣红色、粉红色或白色；花托鸡冠状凸起。坚果椭圆形或卵形。种子卵形或椭圆形。花期6—8月，果期8—10月。

生境分布： 生于池塘或水田内，各地多栽培。

功效及用途： 根状茎、根茎节、叶、花蕾、花托、种子、幼胚均入药。根状茎（藕）清热生津、凉血散瘀，用于热病烦渴、吐血衄血。根茎节（藕节）收敛止血。用于咯血、衄血。叶（荷叶）清热解暑、散瘀止血。用于暑热烦渴、脾虚泄泻、便血崩漏。花蕾（荷花）祛湿、止血。用于跌打损伤、呕血。花托（莲房）散瘀止血。用于崩漏、便血尿血。种子（莲子）固精止带、补脾止泻、益肾养心。用于脾虚久泻、食欲不振、遗精滑精、小便白浊、脾胃虚弱、带下、虚烦失眠。幼胚（莲子心）清心平肝、止血固精。用于神昏谵语、烦躁不眠、眩晕目赤、吐血、遗精。根状茎作蔬菜或提制淀粉（藕粉）；种子供食用。

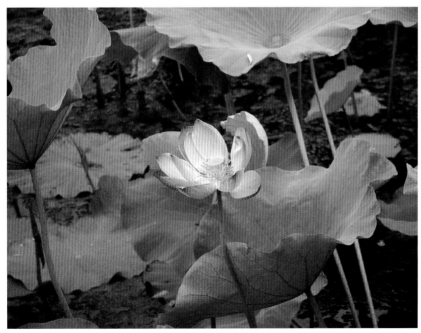

莲（一）

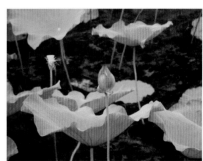

莲（二）

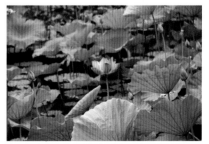

莲（三）

毛茛科

Ranunculaceae

/// 黄 连 ///

学名： *Coptis chinensis* Franch.

形态特征： 多年生草本。根状茎黄色，常分枝，密生多数须根。叶片卵状三角形，三全裂，中央全裂片卵状菱形，顶端急尖，羽状深裂，边缘具锐锯齿。二歧或多歧聚伞花序；萼片黄绿色；花瓣线形或线状披针形；心皮 8～12。蓇葖果成熟时黄褐色。花期 2—3 月，果期 4—6 月。

生境分布： 生于海拔 500～2 000 m 的山地林中或山谷阴处，多为栽培。

功效及用途： 根状茎入药。清热燥湿、泻火解毒。用于湿热痞满、呕吐吞酸、泻痢、黄疸、高热神昏、心烦不寐、血热吐衄、痈肿疔疮；外用于湿疹。

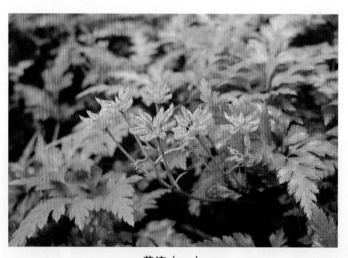

黄连（一）

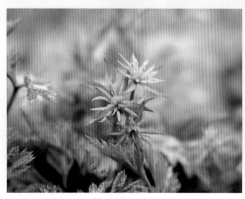

黄连（二）

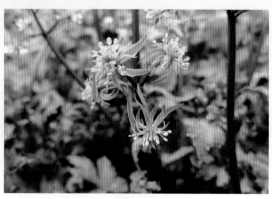

黄连（三）

/// 三角叶黄连 ///

学名：*Coptis deltoidea* C. Y. Cheng et Hsiao

形态特征：多年生草本。根状茎黄色，不分枝或少分枝，节间明显，常有带芽的匍匐茎。叶片轮廓卵形，中央全裂片三角状卵形，顶端急尖或渐尖，羽状深裂，边缘具尖锯齿。多歧聚伞花序；萼片黄绿色，狭卵形；花瓣约 10 枚，近披针形；心皮 9 ~ 12。蓇葖果长圆状卵形。花期 3—4 月，果期 4—6 月。

生境分布：生于海拔 1 600 ~ 2 200 m 的山地林下，多为栽培。

功效及用途：根状茎入药。清热燥湿、泻火解毒。用于湿热痞满、呕吐吞酸、泻痢、黄疸、高热神昏、心烦不寐、血热吐衄、痈肿疔疮；外用于湿疹。

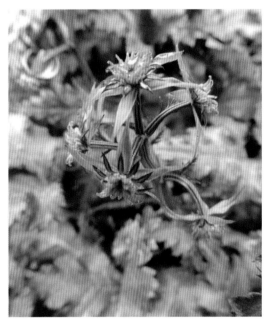

三角叶黄连（一）

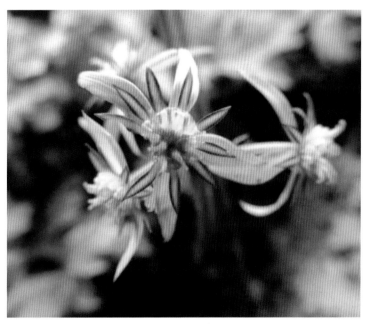

三角叶黄连（二）

/// 峨眉黄连 ///

学名：*Coptis omeiensis* (Chen) C. Y. Cheng

形态特征：多年生草本。根状茎黄色，极少分枝。叶片披针形或窄卵形，三全裂，中央全裂片菱状披针形，顶端渐尖至长渐尖，羽状深裂。多歧聚伞花序；萼片黄绿色，狭披针形；花瓣 9 ~ 12，线状披针形；心皮 9 ~ 14。蓇葖果黄褐色。花期 2—3 月，果期 4—7 月。

生境分布：生于海拔 1 000 ~ 1 700 m 的潮湿山地悬崖或石岩上。

功效及用途：根状茎入药。清热燥湿、泻火解毒。用于湿热痞满、呕吐吞酸、泻痢、黄疸、高热神昏、心烦不寐、血热吐衄、痈肿疔疮；外用于湿疹。

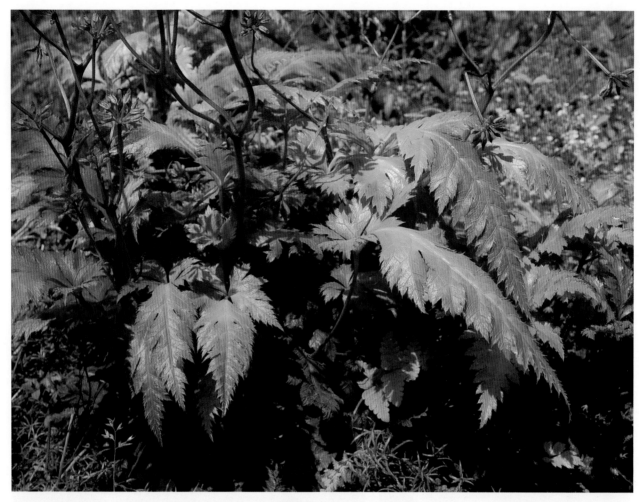

峨眉黄连（一）

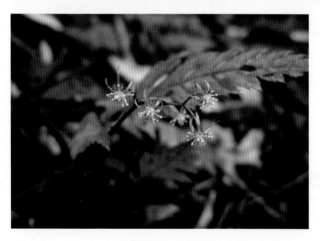

峨眉黄连（二）

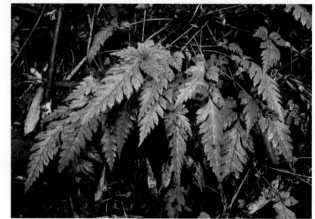

峨眉黄连（三）

/// 古蔺黄连 ///

学名：*Coptis gulinensis* T.Z.Wang

形态特征：多年生草本。根状茎黄色，少分枝，常有细长带芽匍匐茎。叶片卵形，三全裂，中央裂片卵状菱形，顶端渐尖，基部宽楔形，羽状深裂。聚伞花序；萼片 5，淡紫色或黄绿色，线形；花瓣通常 10，淡紫色或黄绿色，线状披针形；心皮 5 ~ 10。蓇葖果黄褐色。花期 2—3 月，果期 4—6 月。

　　生境分布：生于海拔 1 100 ~ 1 800 m 的潮湿山地悬崖或石岩上。

　　功效及用途：根状茎入药。清热燥湿、泻火解毒。用于湿热痞满、呕吐吞酸、泻痢、黄疸、高热神昏、心烦不寐、血热吐衄、痈肿疔疮；外用于湿疹。

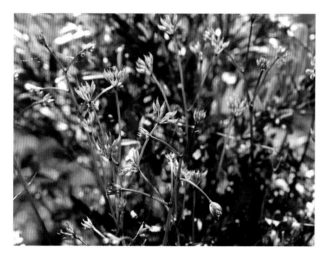

古蔺黄连（一）

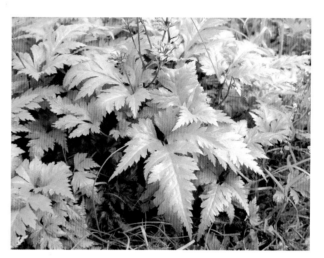

古蔺黄连（二）

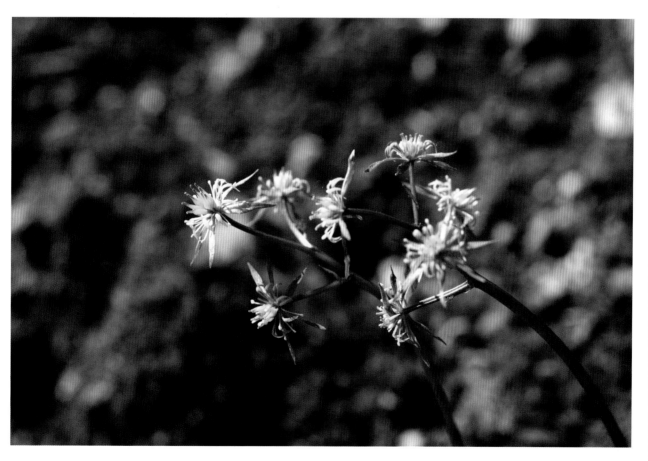

古蔺黄连（三）

毛茛科

77

学名：*Paeonia lactiflora* Pall.

形态特征：多年生草本，高 40 ~ 70 cm。根粗壮。二回三出复叶；小叶狭卵形、椭圆形或披针形，顶端渐尖，基部楔形或偏斜，边缘具细齿。花数朵生茎顶和叶腋，有时仅顶端一朵开放；萼片 4，宽卵形或近圆形；花瓣 9 ~ 13，倒卵形，多色，有时基部具紫斑；心皮 4 ~ 5。蓇葖果顶端具喙。花期 5—6 月；果期 8 月。

生境分布：生于海拔 1 000 ~ 2 300 m 的山坡草地，各地多人工栽培，栽培品花色各异。

功效及用途：根入药。镇痉镇痛、通经、平抑肝阳。用于月经不调、肝脾不和、胸腹疼痛、四肢挛急疼痛、头痛眩晕。

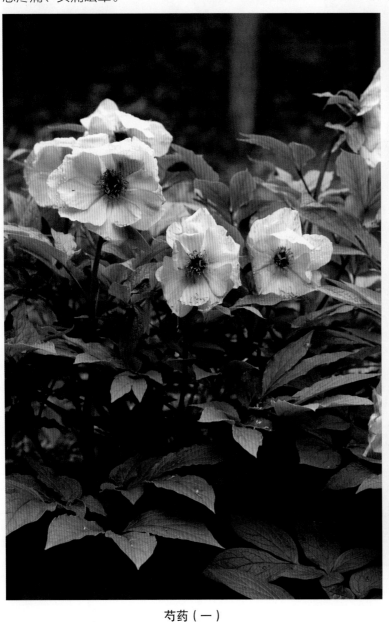

芍药（一）

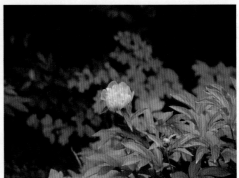

芍药（二）

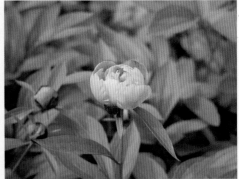

芍药（三）

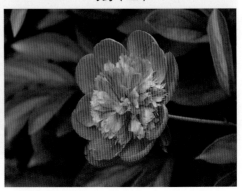

芍药（四）

学名： *Paeonia veitchii* Lynch

形态特征： 多年生草本，高 30 ~ 80 cm。根圆柱形。二回三出复叶，叶片宽卵形；小叶羽状分裂，裂片窄披针形至披针形，全缘。花 2 ~ 4 朵，生茎顶端及叶腋，有时仅顶端一朵开放；萼片 4，宽卵形；花瓣 6 ~ 9，倒卵形，紫红色或粉红色；心皮 2 ~ 5。蓇葖果。花期 5—6 月，果期 7 月。

生境分布： 生于海拔 1 800 ~ 3 700 m 的山坡林下草丛、路旁及山坡疏林中。

功效及用途： 根入药。活血通经、凉血散瘀、清热解毒。用于血热吐衄、目赤肿痛、痈肿疮疡、肝郁胁痛、经闭痛经、跌打损伤。

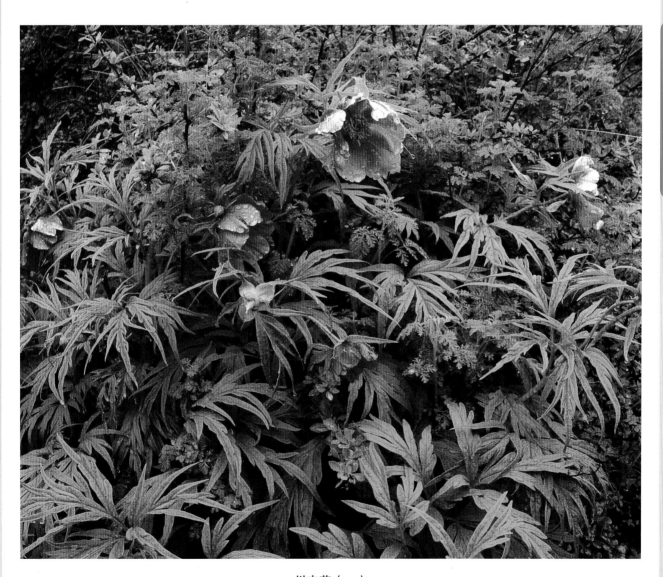

川赤芍（一）

毛茛科

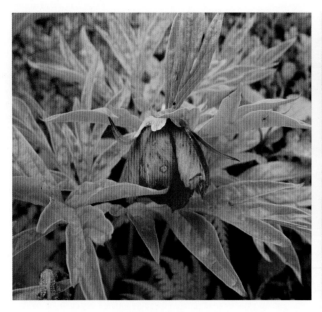

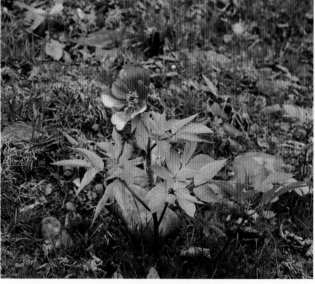

川赤芍（二）   川赤芍（三）

/// 牡 丹 ///

学名：*Paeonia suffruticosa* Andr.

形态特征：落叶灌木，高达 2 m。分枝短而粗。叶通常为二回三出复叶，偶尔近枝顶的叶为 3 小叶；顶生小叶宽卵形，3 裂至中部，裂片不裂或 2 ~ 3 浅裂；侧生小叶狭卵形或长圆状卵形。花单生枝顶；花瓣 5，或为重瓣，玫瑰色、红紫色、粉红色至白色，倒卵形；心皮 5。蓇葖果长圆形。花期 5 月，果期 6 月。

生境分布：各地多有栽培。

功效及用途：根皮入药。清热凉血、活血化瘀。用于吐血衄血、经闭痛经、痈肿疮毒、跌扑伤痛。

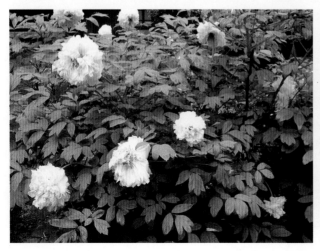

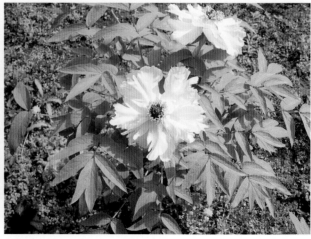

牡丹（一）   牡丹（二）

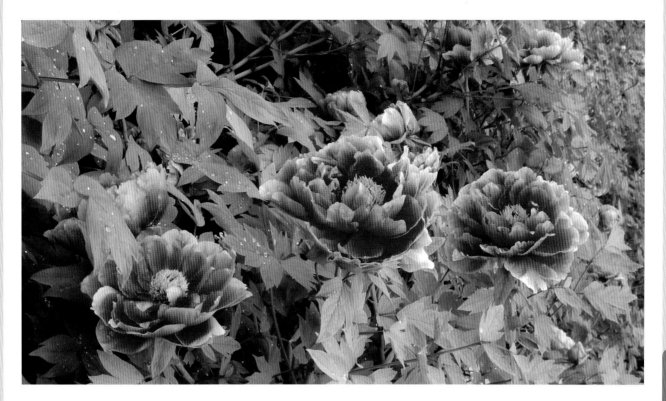

牡丹（三）

/// 乌 头 ///

学名： *Aconitum carmichaeli* Debx.

形态特征： 多年生草本，高 60 ~ 150(~ 200)cm。块根不规则倒圆锥形，稍弯曲。叶互生；叶片卵圆形，掌状 3 深裂，两侧裂片再 2 裂，边缘具粗齿或缺刻。总状花序顶生；花蓝紫色，萼片 5，上萼片高盔状；花瓣 2，有长爪；心皮 3 ~ 5。蓇葖果 3 ~ 5 个。花期 6—7 月，果期 7—8 月。

生境分布： 生于海拔 400 ~ 2 150 m 的山地草坡或灌丛中，多栽培。

功效及用途： 母根及子根入药。母根（乌头）祛风除湿、温经止痛。用于风寒湿痹、关节疼痛、心腹冷痛。子根（附子）回阳救逆、散寒止痛。用于亡阳虚脱、肢冷脉微、阴寒水肿、阳虚外感。

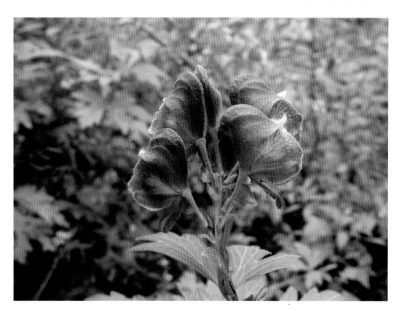

乌头（一）

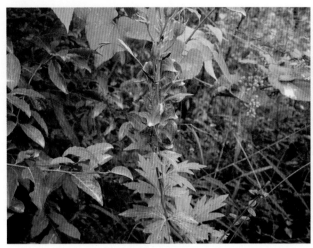

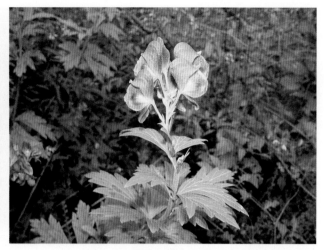

乌头（二）

乌头（三）

/// 高乌头 ///

学名： *Aconitum sinomontanum* Nakai

形态特征： 草本，高 95 ~ 150 cm。根圆柱形，粗达 2 cm。叶片肾形或圆肾形，基部宽心形，三深裂，边缘有不整齐的三角形锐齿。总状花序具密集的花；萼片蓝紫色或淡紫色，外面密被短曲柔毛；花瓣唇舌形，距向后拳卷；心皮 3。蓇葖果。花期 6—9 月。

生境分布： 生于海拔 1 150 ~ 3 550 m 的山坡草地或林中。

功效及用途： 根入药。祛痰止痛。用于中风不语、寒湿痹病、心悸、跌打损伤。

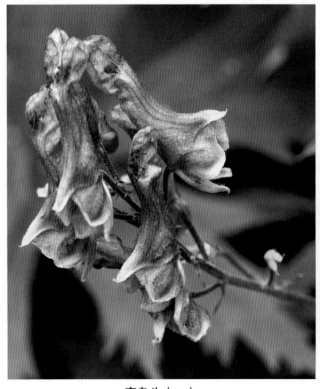

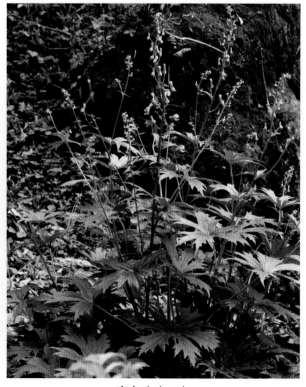

高乌头（一）

高乌头（二）

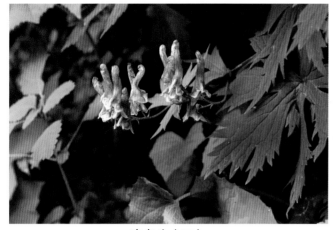

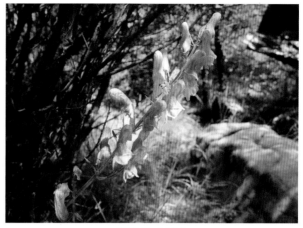

高乌头（三）　　　　　　　　　　高乌头（四）

/// 野棉花 ///

学名： *Anemone vitifolia* Buch.-Ham.

形态特征： 多年生草本，高达 100 cm。根状茎木质。基生叶 2 ～ 5 枚；叶片心状卵形或心状宽卵形，顶端急尖，边缘有小齿，背面密被白色短绒毛。聚伞花序二至四回分枝；萼片 5，白色或带粉红色，倒卵形，外面有白色绒毛。聚合果球形，瘦果密被绵毛。花期 7—10 月。

生境分布： 生于海拔 1 200 ～ 2 700 m 的山地草坡、沟边或疏林中。

功效及用途： 根状茎入药。清热、利湿、杀虫、散瘀。用于泄泻、痢疾、黄疸、小儿疳积、脚气肿痛、风湿骨痛、跌打损伤、痈疽肿毒。

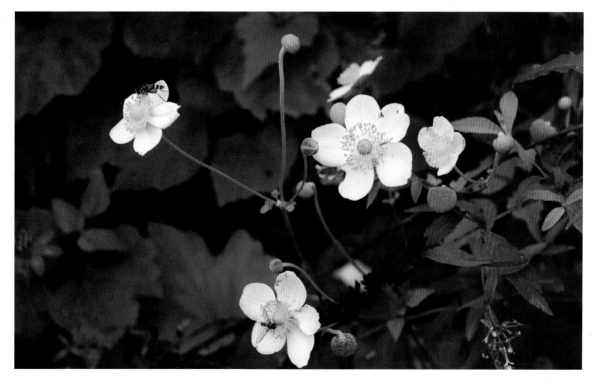

野棉花（一）

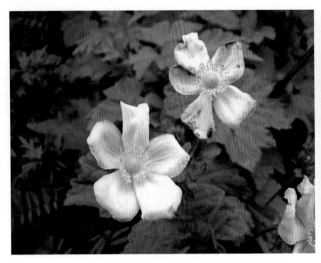

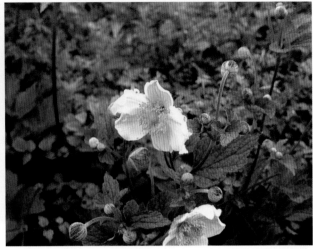

野棉花（二）

野棉花（三）

/// 升 麻 ///

学名：*Cimicifuga foetida* L.

形态特征：多年生草本，高 1 ～ 2 m。根状茎呈结节状，有洞状茎痕，黑褐色。二至三回三出羽状复叶；茎下部叶的叶片三角形；顶生小叶菱形，边缘有锯齿，侧生小叶斜卵形。花序具分枝；萼片倒卵状圆形，白色或绿白色；心皮 2 ～ 5。蓇葖长圆形，顶端有短喙。花期 7—9 月，果期 8—10 月。

生境分布：生于海拔 1 700 ～ 2 300 m 的山地林缘、林中或路旁草丛中。

功效及用途：根茎入药。解表透疹、清热解毒、升举阳气。用于外感表证、麻疹不透、齿痛口疮、咽喉肿痛、温毒发斑、崩漏下血。

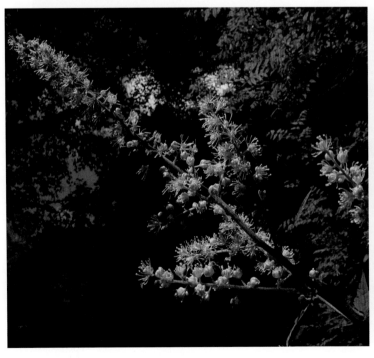

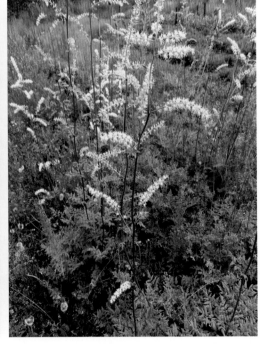

升麻（一）

升麻（二）

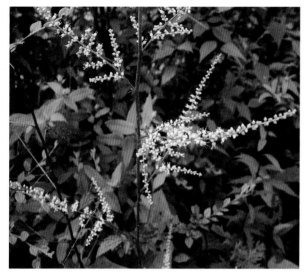

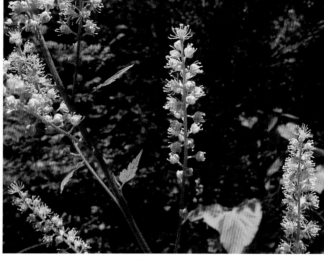

升麻（三）　　　　　　　　　　　　　　升麻（四）

/// 单穗升麻 ///

学名： *Cimicifuga simplex* Wormsk.

形态特征： 多年生草本，高 1 ~ 1.5 m。根状茎粗壮，外皮黑色。下部茎生叶为二至三回三出近羽状复叶；叶片卵状三角形，常三深裂或浅裂，边缘有锯齿；茎上部叶一至二回羽状三出。总状花序不分枝或有少数短分枝；萼片宽椭圆形；心皮 2 ~ 7。蓇葖果被贴伏的短柔毛。花期 8—9 月，果期 9—10 月。

生境分布： 生于海拔 300 ~ 2 300 m 的山地草坪、潮湿灌丛、草丛或草甸中。

功效及用途： 根状茎入药。发表驱寒、清热解毒。用于外感风寒、发热咳嗽。

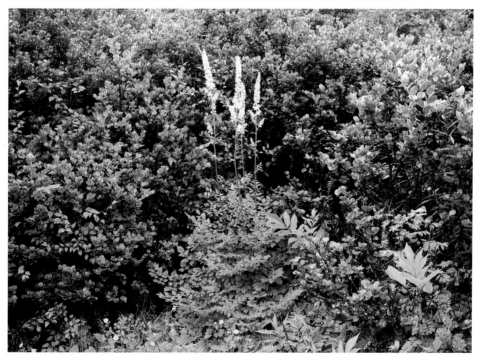

单穗升麻

学名：*Clematis montana* Buch.-Ham. ex DC.

形态特征：木质藤本。茎圆柱形，有纵条纹，老时外皮剥落。三出复叶，与花簇生或对生；小叶片卵形、宽卵形至椭圆形，边缘有锯齿。花 1 ~ 6；萼片 4，白色或外面带淡红色，长圆状倒卵形至倒卵形。瘦果扁，卵形或卵圆形。花期 4—6 月，果期 7—9 月。

生境分布：生于 1 200 ~ 4 000 m 的山坡、山谷灌丛中、林边或沟旁。

功效及用途：藤茎（川木通）入药。清热解毒、祛瘀活络、利尿。用于疖痈、尿闭、乳腺炎、跌打损伤。

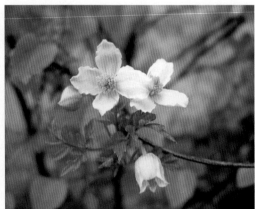

绣球藤（二）

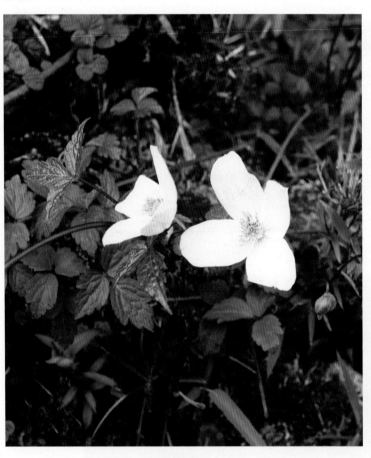

绣球藤（一）

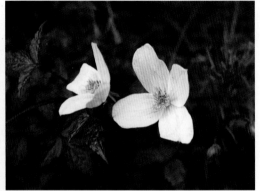

绣球藤（三）

/// 粗齿铁线莲 ///

学名：*Clematis grandidentata* (Rehder et E. H. Wilson) W. T. Wang

形态特征：落叶藤本。小枝密生白色短柔毛，老时外皮剥落。一回羽状复叶，小叶 5；小叶片卵形或椭圆状卵形，顶端渐尖，基部圆形、宽楔形或微心形，不明显 3 裂，边缘有粗锯齿。圆锥状聚伞花序；萼片 4，白色，近长圆形。瘦果扁，卵圆形。花期 5—7 月，果期 7—10 月。

生境分布：生于海拔 450 ~ 3 200 m 的山坡、山谷灌丛中或沟边、路旁。

功效及用途：根及藤茎入药。根行气活血、祛风止痛。用于风湿骨痛、跌打损伤、肢体麻木。藤茎杀虫解毒。用于失音声嘶、疮毒。

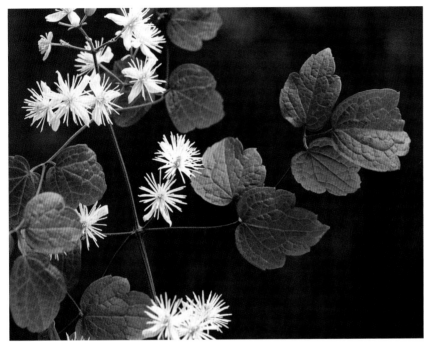

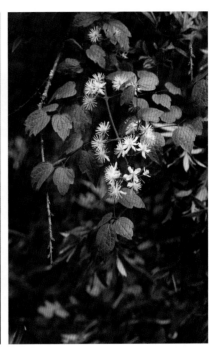

粗齿铁线莲（一）　　　　　　　　　　　　粗齿铁线莲（二）

/// 小木通 ///

学名：_Clematis armandii_ Franch.

形态特征：木质藤本，高达 6 m。茎圆柱形，有纵条纹。三出复叶；小叶片卵状披针形、长椭圆状卵形至卵形，顶端渐尖，基部圆形、心形或宽楔形，全缘。聚伞花序或圆锥状聚伞花序；萼片 4 ~ 5，白色，偶带淡红色，长圆形或长椭圆形。瘦果扁，卵形至椭圆形。花期 3—4 月，果期 4—7 月。

生境分布：生于海拔 100 ~ 2 400 m 的山坡、山谷、路边灌丛中、林边或水沟旁。

功效及用途：藤茎（川木通）入药。舒筋活络、清热利尿。用于风湿疼痛、跌打损伤、水肿、热淋、小便不利、痈疡肿毒。

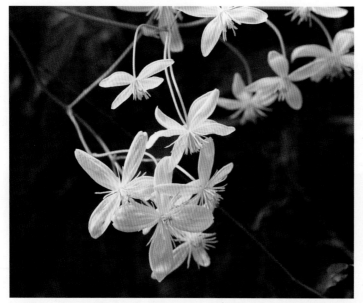

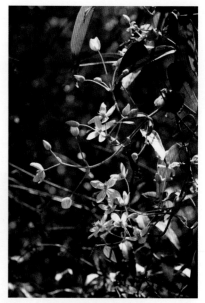

小木通（一）　　　　　　　　　　小木通（二）

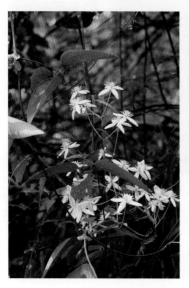

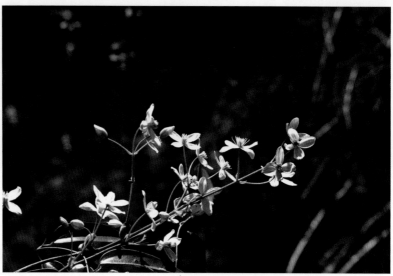

小木通（三）　　　　　　　　小木通（四）

/// 山木通 ///

学名：*Clematis finetiana* Levl. et Vant.

形态特征：木质藤本。茎圆柱形，有纵条纹。三出复叶；小叶片卵状披针形、狭卵形至卵形，顶端锐尖至渐尖，基部圆形、浅心形或斜肾形，全缘。花常单生，或为聚伞花序、总状聚伞花序，腋生或顶生；萼片 4(~ 6)，白色。瘦果镰状狭卵形。花期 4—6 月，果期 7—11 月。

生境分布：生于海拔 100 ~ 1 200 m 的山坡疏林、溪边、路旁灌丛及山谷石缝中。

功效及用途：茎、叶入药。祛风活血、利尿通淋。用于关节肿痛、跌打损伤、小便不利、乳汁不通。

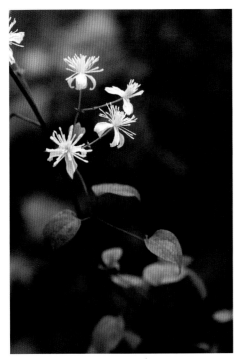

山木通（一）

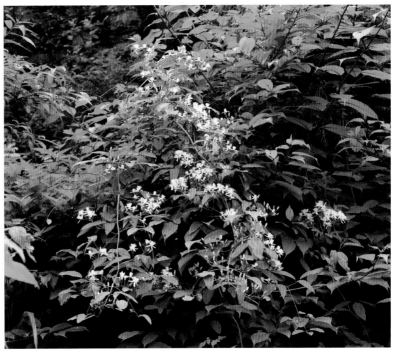

山木通（二）

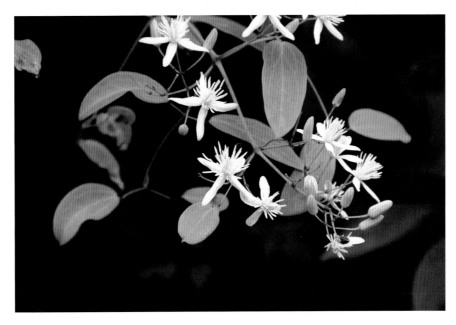

山木通（三）

/// 威灵仙 ///

学名： *Clematis chinensis* Osbeck

形态特征： 木质藤本。茎、小枝近无毛或疏生短柔毛。一回羽状复叶，小叶 5；小叶片卵圆形、卵状披针形、线状披针形，顶端锐尖至渐尖，基部圆形、宽楔形至浅心形，全缘。圆锥状聚伞花序腋生或顶生；萼片 4(～5)，白色，长圆形或长圆状倒卵形。瘦果扁，卵形至宽椭圆形。花期 6—9 月，果期 8—11 月。

生境分布：生于海拔 80～1 500 m 的山坡、山谷灌丛中或沟边、路旁草丛中。

功效及用途：根及茎入药。祛风湿、利尿、通经、镇痛。用于风寒湿热、偏头痛、黄疸浮肿、腰膝酸痛。

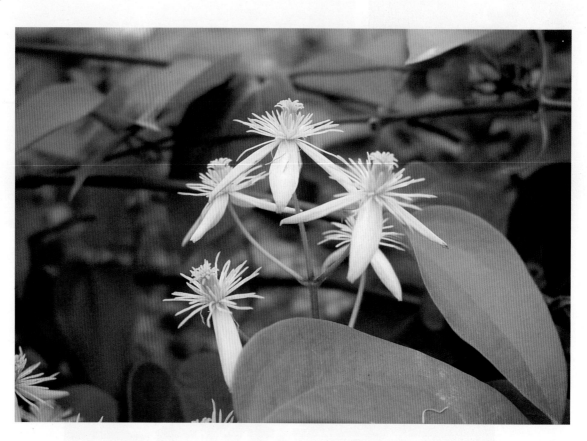

威灵仙

/// 还亮草 ///

学名： *Delphinium anthriscifolium* Hance

形态特征：草本，高可达 78 cm。茎多分枝。羽状复叶；叶片菱状卵形或三角状卵形，羽片 2～4 对，下部羽片狭卵形，长渐尖，末回裂片狭卵形或披针形。总状花序；萼片堇色或紫色，椭圆形至长圆形；花瓣紫色。蓇葖果。花期 3—5 月。

生境分布：生于海拔 200～1 200 m 的丘陵、低山山坡草丛或溪边草地。

功效及用途：全草入药。止痛活络、祛风除湿。用于半身不遂、风湿痛、食积胀满、咳嗽；外用于痈疮癣癞。

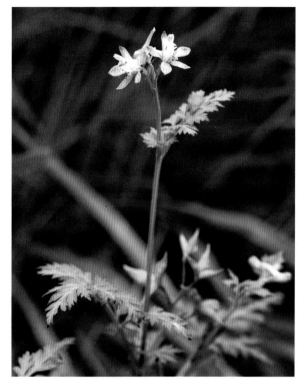

还亮草（一）

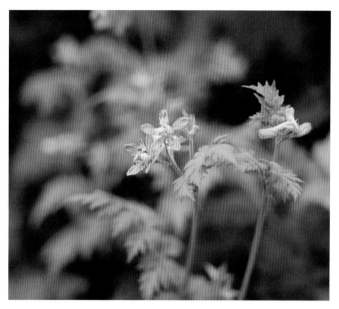

还亮草（三）

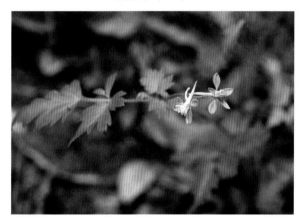

还亮草（二）

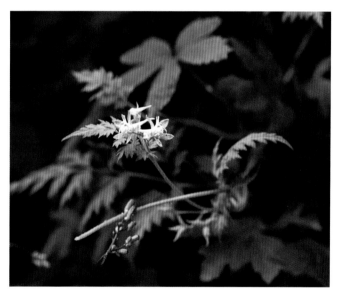

还亮草（四）

/// 翠 雀 ///

学名： *Delphinium grandiflorum* L.

形态特征： 多年生草本，高 35～65 cm。叶片圆五角形，三全裂，中央全裂片近菱形，小裂片线状披针形至线形，侧全裂片扇形。总状花序；萼片紫蓝色，椭圆形或宽椭圆形，距钻形；花瓣蓝色，顶端圆形；心皮 3。蓇葖果。花期 8—9 月。果期 9—10 月。

生境分布： 生于海拔 500～4 200 m 的山地草坡、丘陵砂地、高山草甸。

功效及用途： 全草入药。祛风除湿、止痛、杀虫止痒。用于风热牙痛、风湿痹痛、疮痈癣癫。

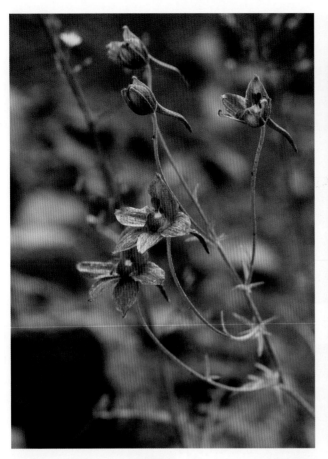
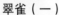

翠雀（一）

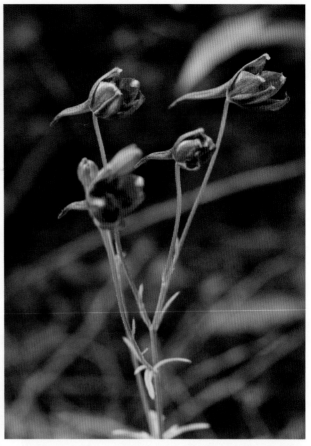

翠雀（二）

/// 草玉梅 ///

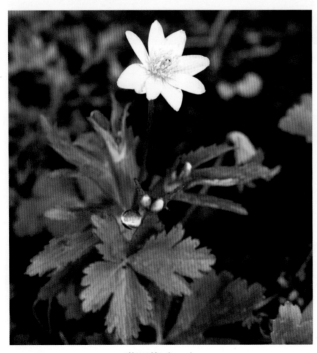

草玉梅（一）

学名： *Anemone rivularis* Buch.-Ham.

形态特征： 多年生草本，高10～65 cm。叶片肾状五角形，三全裂，中裂片宽菱形或菱状卵形，侧裂片不等二深裂，两面都有糙伏毛。聚伞花序；萼片白色，倒卵形或椭圆状倒卵形；心皮30～60。瘦果狭卵球形。花期5—8月。

生境分布： 生于海拔850～4 600 m的山地草坡或疏林中。

功效及用途： 根状茎入药。解毒止痢、舒筋活血。用于痢疾、疮疖痈毒、跌打损伤。

中国瓦屋山常见药用植物图鉴

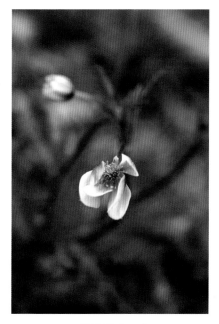
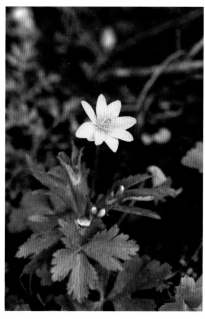
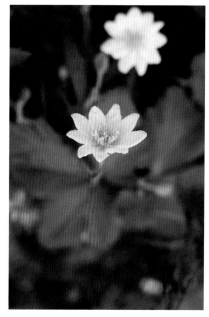

草玉梅（二）　　　　　　草玉梅（三）　　　　　　草玉梅（四）

/// 毛 茛 ///

学名： *Ranunculus japonicus* Thunb.

形态特征： 多年生草本，高 30 ~ 70 cm。叶片圆心形或五角形，基部心形或截形，通常 3 深裂；最上部叶线形，全缘。聚伞花序；花瓣 5，黄色，倒卵状圆形。聚合果近球形；瘦果扁平，喙短直或外弯。花果期 4—9 月。

生境分布： 生于海拔 200 ~ 2 500 m 的田沟旁和林缘路边的湿草地上。

功效及用途： 全草入药。退黄、定喘、截疟、镇痛、消翳。用于黄疸、哮喘、疟疾、偏头痛、牙痛、风湿关节痛、目生翳膜、痈疮肿毒。

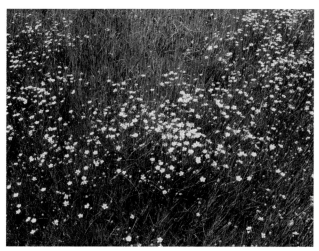
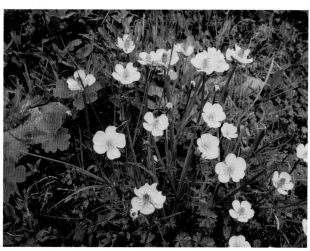

毛茛（一）　　　　　　　　　　　毛茛（二）

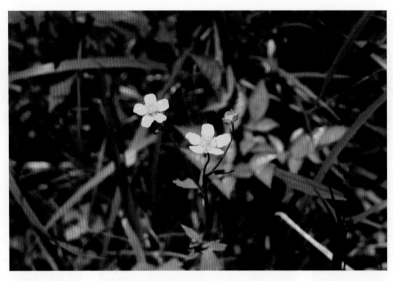

毛茛（三）

/// 峨眉唐松草 ///

学名： *Thalictrum omeiense* W. T. Wang et S. H. Wang

形态特征： 草本，高 50 ~ 80 cm。根状茎短，具多数细长须根。三回三出复叶；顶生小叶倒卵形、菱状倒卵形或宽卵形，顶端圆形，基部宽楔形，三浅裂，有粗齿；茎上部叶变小。圆锥花序；萼片 4，白色，倒卵形；雄蕊花丝上部棒形，下部丝形。瘦果狭卵球形。花期 7 月，果期 8 月。

生境分布： 生于海拔 720 ~ 2 000 m 的山地溪边或石崖边潮湿处。

功效及用途： 全草入药。清热泻火、燥湿解毒。用于疟疾寒热、湿热发黄、腹痛泻痢。

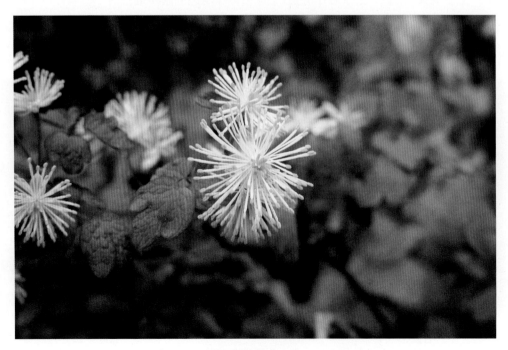

峨眉唐松草（一）

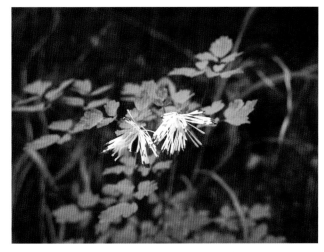

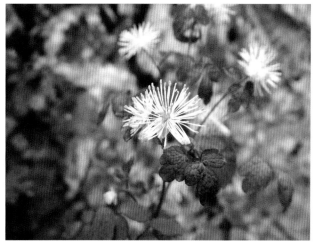

峨眉唐松草（二）　　　　　　　　　　峨眉唐松草（三）

/// 多枝唐松草 ///

学名： *Thalictrum ramosum* Boivin

形态特征： 草本，高 12 ~ 45 cm。茎多分枝。二至三回三出复叶；叶片宽卵形、近圆形或宽倒卵形，顶端钝，基部圆形或浅心形，不明显三浅裂，边缘有疏钝齿。复单歧聚花序圆锥状；萼片 4，淡堇色或白色，卵形；花药淡黄色，花丝长为花药的 4 ~ 6 倍。瘦果狭卵形或披针形。花期 4 月，果期 5—6 月。

生境分布： 生于海拔 540 ~ 950 m 的丘陵或低山灌丛中。

功效及用途： 根及根茎入药。清热泻火、燥湿解毒。用于热病心烦、湿热泻痢、肺热咳嗽、目赤肿痛、痈肿疮疖。

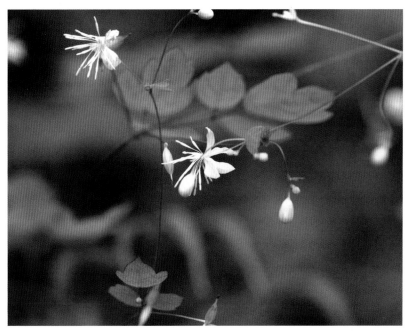

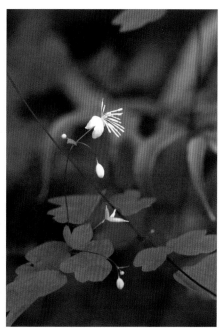

多枝唐松草（一）　　　　　　　　　　多枝唐松草（二）

毛茛科

木通科

Lardizabalaceae

/// 三叶木通 ///

学名： *Akebia trifoliata* (Thunb.) Koidz.

形态特征： 木质缠绕藤本。三出复叶互生或簇生；叶片卵形至阔卵形，先端通常钝或略凹入，基部截平或圆形，边缘具波状齿或浅裂。总状花序；雄花萼片 3，淡紫色，阔椭圆形或椭圆形；雌花萼片 3，紫褐色，近圆形。果长圆形，成熟时灰白略带淡紫色。花期 4—5 月，果期 7—8 月。

生境分布： 生于海拔 250～2 000 m 的山地沟谷边疏林或丘陵灌丛中。

功效及用途： 藤茎入药。利尿通淋、清心火、通经下乳。用于热淋涩痛、水肿、口舌生疮、心烦尿赤、经闭乳少、喉痹咽痛、湿热痹痛。果实可食用。

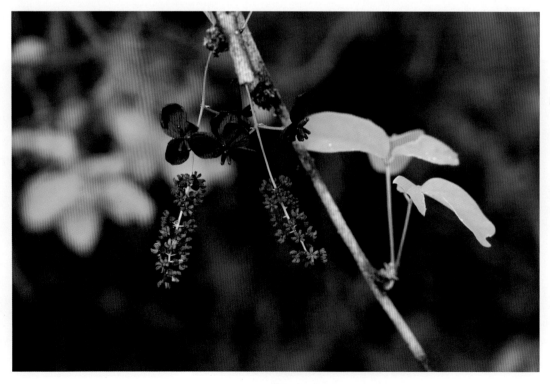

三叶木通（一）

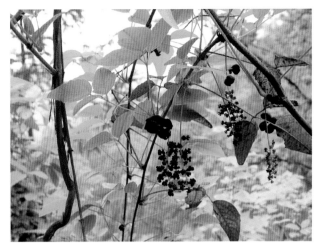

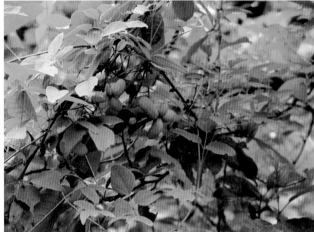

三叶木通（二）　　　　　　　　　　　三叶木通（三）

/// 白木通 ///

学名：*Akebia trifoliata* subsp. *australis* (Diels) T. Shimizu

形态特征：木质缠绕藤本。掌状复叶；叶卵状长圆形或卵形，先端狭圆，基部圆、阔楔形、截平或心形，全缘。总状花序腋生或生于短枝上；雄花萼片紫色；雌花萼片暗紫色。果长圆形，熟时黄褐色。花期 4—5 月，果期 6—9 月。

生境分布：生于海拔 300 ~ 2 100 m 的山坡灌丛或沟谷疏林中。

功效及用途：藤茎入药。利尿通淋、清心火、通经下乳。用于热淋涩痛、水肿、口舌生疮、心烦尿赤、经闭乳少、喉痹咽痛、湿热痹痛。果实可食用。

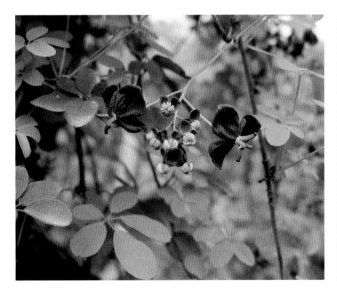

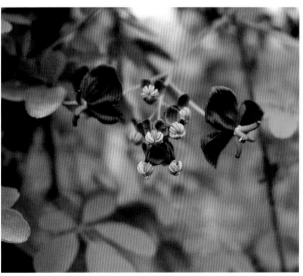

白木通（一）　　　　　　　　　　　白木通（二）

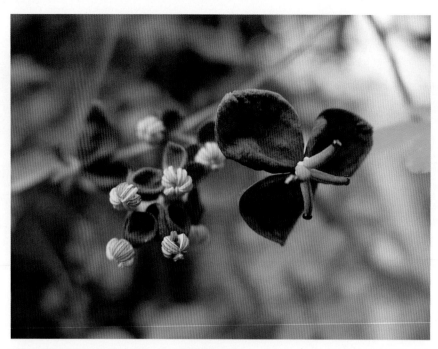

白木通（三）

学　名：*Decaisnea insignis* (Griff.) Hook. f. et Thoms.

形态特征：灌木，高约 5 m。茎有圆形或椭圆形的皮孔，有粗大的髓部。羽状复叶；小叶片卵形至卵状长圆形，先端渐尖或尾状渐尖，基部圆或阔楔形。总状花序腋生或数个再复合为疏松下垂顶生的圆锥花序；小苞片狭线形；萼片卵状披针形至狭披针形，先端长渐尖。果圆柱形，蓝色。花期 4—6 月；果期 7—8 月。

生境分布：生于海拔 900 ～ 3 600 m 的山坡灌丛或沟谷杂木林下阴湿处。

功效及用途：根及果实入药。祛风除湿、清肺止咳。用于风湿痹痛、肛门湿烂、肺痨咳嗽。果实可食用。

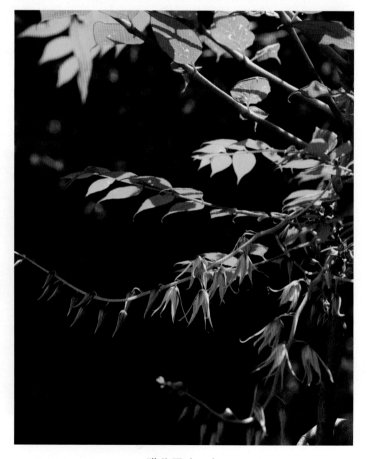

猫儿屎（一）

中国瓦屋山常见药用植物图鉴

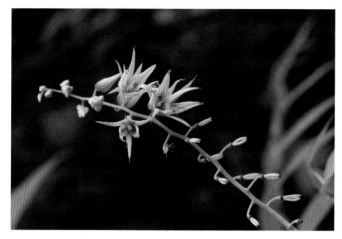

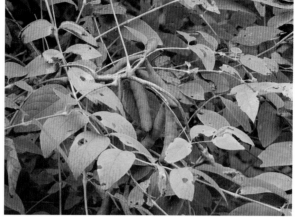

猫儿屎（二）　　　　　　　　　　　　猫儿屎（三）

/// 牛姆瓜 ///

学名： *Holboellia grandiflora* Reaub.

形态特征： 木质藤本。枝圆柱形，具线纹和皮孔。掌状复叶有小叶 3 ～ 7 片；叶片倒卵状长圆形或长圆形，先端渐尖或急尖，基部通常长楔形，边缘略背卷。花淡绿白色或淡紫色；雌雄同株；数朵组成伞房式的总状花序。果长圆形，常孪生。花期 4—5 月；果期 7—9 月。

生境分布： 生于海拔 1 100 ～ 3 000 m 的山地杂木林或沟边灌丛内。

功效及用途： 藤茎及果实入药。利湿、通乳、解毒、止痛。用于小便不利、脚气浮肿、乳汁不通、胃痛、风湿骨痛、跌打损伤。果实可食用。

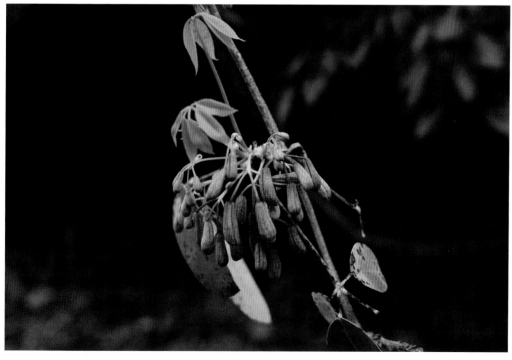

牛姆瓜（一）

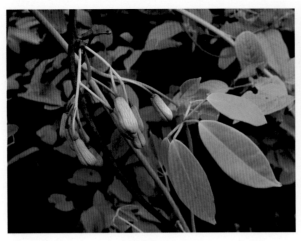

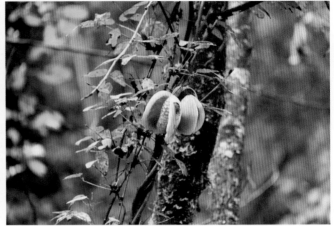

牛姆瓜（二）　　　　　　　　　　　　牛姆瓜（三）

/// 八月瓜 ///

学名： *Holboellia latifolia* Wall.

形态特征： 木质藤本。掌状复叶具小叶 3 ～ 9 片；小叶卵形、卵状长圆形、狭披针形或线状披针形，先端渐尖或尾状渐尖，基部圆或阔楔形，有时近截平。伞房花序式的总状花序簇生于叶腋；雄花绿白色；雌花紫色。果长圆形或椭圆形，熟时红紫色。花期 4—5 月，果期 7—10 月。

生境分布： 生于海拔 600 ～ 2 600 m 的山坡、山谷密林林缘。

功效及用途： 果实（预知子）入药。清热利湿、行气活血。用于小便短赤、淋浊水肿、风湿痹痛、跌打损伤、乳汁不通、疝气痛。果实可食用。

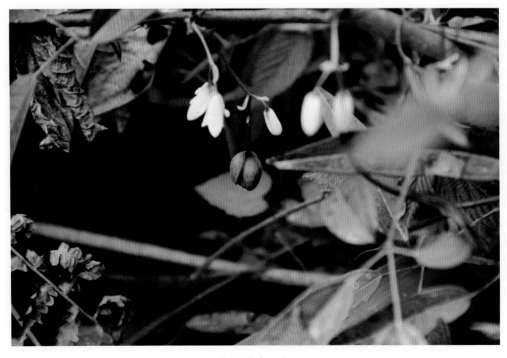

八月瓜（一）

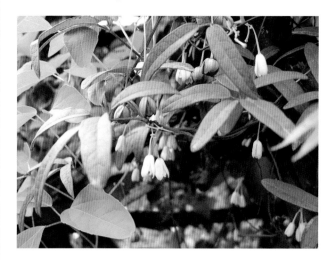

八月瓜（三）

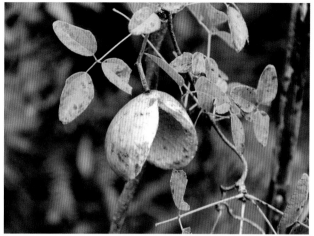

八月瓜（四）

小檗科

Berberidaceae

/// 鲜黄小檗 ///

学名：*Berberis diaphana* Maxim.

形态特征：灌木，高1～3 m。茎刺三分叉。叶长圆形或倒卵状长圆形，先端微钝，基部楔形，边缘具刺齿。花2～5朵簇生，黄色；萼片2轮；花瓣卵状椭圆形，先端急尖，锐裂，基部缢缩呈爪。浆果红色，卵状长圆形。花期5—6月，果期7—9月。

生境分布：生于海拔1620～3600 m的草甸、林缘、坡地、灌丛中。

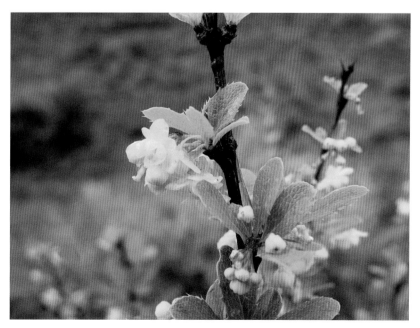

鲜黄小檗（一）

功效及用途：根及茎枝入药。清热燥湿、泻火解毒。用于湿热泄泻、痢疾、口舌生疮、咽痛喉痹、目赤肿痛、痈肿疮疖。

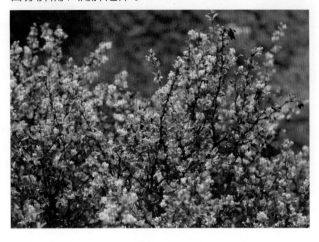

鲜黄小檗（二）

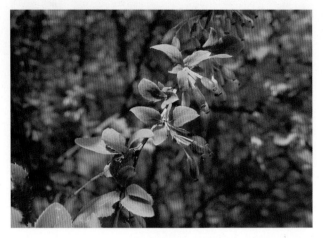

鲜黄小檗（三）

/// 豪猪刺 ///

学名： *Berberis julianae* Schneid.

形态特征：灌木，高 1 ~ 3 m。枝具条棱和稀疏黑色疣点；茎刺粗壮，三分叉。叶椭圆形、披针形或倒披针形，先端渐尖，基部楔形，边缘具 10 ~ 20 刺齿。花 10 ~ 25 朵簇生，黄色；花瓣长圆状椭圆形，先端缺裂，基部缢缩呈爪。浆果长圆形，蓝黑色。花期 3 月，果期 5—11 月。

生境分布：生于海拔 1 100 ~ 2 100 m 的山坡、沟边、林中、林缘、灌丛中或竹林中。

功效及用途：根及根茎入药。清热解毒、消炎抗菌。用于细菌性痢疾、胃肠炎、消化不良、泌尿系感染、急性肾炎、扁桃体炎、口腔炎、支气管炎；外用于中耳炎、目赤肿痛、外伤感染。

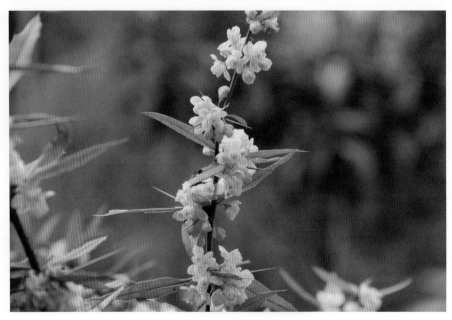

豪猪刺 （一）

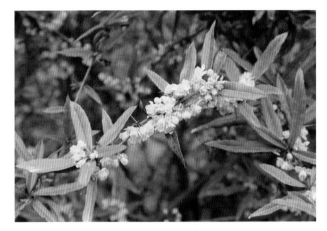
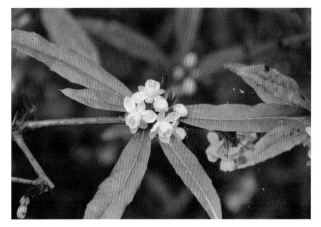

豪猪刺（二）　　　　　　　　　　　　　　豪猪刺（三）

/// 金花小檗 ///

学名： *Berberis wilsoniae* Hemsley

形态特征： 灌木，高约 1 m。枝常弓弯，具棱；茎刺细弱，三分叉。叶片倒卵形、倒卵状匙形或披针形，先端圆钝或近急尖，有时短尖，基部楔形。花簇生，金黄色；花瓣倒卵形。浆果近球形，粉红色。花期 6—9 月，果期翌年 1—2 月。

生境分布： 生于海拔 1 000 ~ 4 000 m 的山坡、灌丛中、石山、河滩、路边、松林、栎林缘或沟边。

功效及用途： 根、茎枝入药。清热燥湿、泻火解毒。用于胃肠炎、消化不良、尿路感染、急性肾炎、扁桃体炎、口腔炎、支气管炎；外用于中耳炎、目赤肿痛、外伤感染。

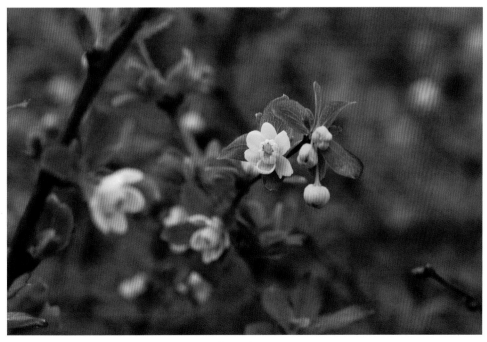

金花小檗（一）

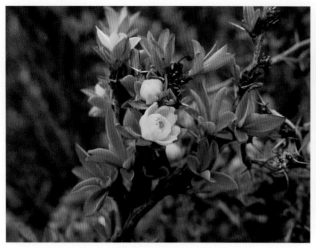

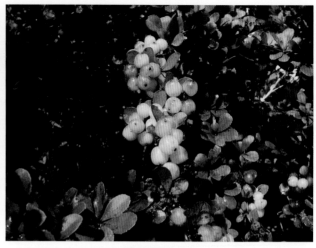

金花小檗（二）　　　　　　　　　　　　金花小檗（三）

/// 红毛七 ///

学名： *Caulophyllum robustum* Maxim.

形态特征： 草本，植株高达 80 cm。根状茎粗短。叶互生，二至三回三出复叶；小叶卵形、长圆形或阔披针形，先端渐尖，基部宽楔形，全缘，有时 2 ～ 3 裂。圆锥花序顶生；花淡黄色；萼片 6，倒卵形，花瓣状；花瓣 6，远较萼片小。种子浆果状，熟后蓝黑色。花期 5—6 月，果期 7—9 月。

生境分布： 生于海拔 1 260 ～ 3 000 m 的山坡、林下、沟边阴湿处。

功效及用途： 根及根茎入药。活血散瘀、祛风止痛、清热解毒、降压止血。用于月经不调、产后瘀血、胃痛腹痛、跌打损伤、关节炎、扁桃体炎、高血压、外痔。

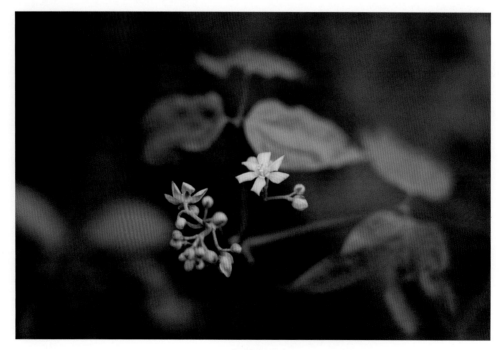

红毛七

/// 川八角莲 ///

学名：*Dysosma delavayi* (Franch.) Hu

形态特征：多年生草本，高 20 ~ 65 cm。叶 2 枚，对生，盾状，轮廓近圆形，深裂几达中部，裂片楔状矩圆形，先端 3 浅裂，小裂片三角形，叶缘具稀疏小腺齿。伞形花序；花大型；花瓣 6，紫红色，长圆形。浆果椭圆形，熟时鲜红色。花期 4—5 月，果期 6—9 月。

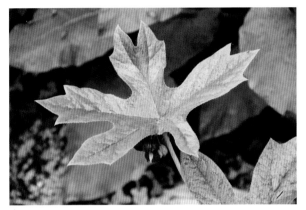

川八角莲

生境分布：生于海拔 1 200 ~ 2 500 m 的山谷林下、沟边或阴湿处。

功效及用途：根状茎入药。清热解毒、活血散瘀。用于跌打损伤、疮疖痈肿、淋巴结炎、腮腺炎、乳腺癌。

/// 八角莲 ///

学名：*Dysosma versipellis* (Hance) M. Cheng ex Ying

形态特征：多年生草本，高 40 ~ 150 cm。茎直立，不分枝。茎生叶 2 枚，盾状，近圆形，掌状浅裂，裂片阔三角形、卵形或卵状长圆形，先端锐尖，不分裂，边缘具细齿。花梗下弯；花深红色，5 ~ 8 朵簇生；花瓣 6，勺状倒卵形。浆果椭圆形。花期 3—6 月，果期 5—9 月。

生境分布：生于海拔 300 ~ 2 400 m 的山坡林下、灌丛中、溪旁阴湿处、竹林下或石灰岩常绿林下。

功效及用途：根状茎入药。散风祛痰、解毒消肿。用于跌打损伤、虫蛇咬伤、疮疖痈肿、淋巴结炎、腮腺炎、乳腺癌。

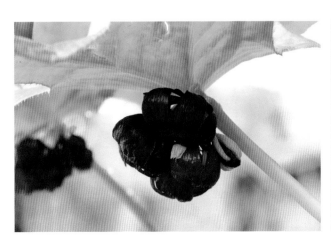

八角莲（一）

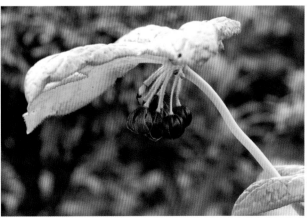

八角莲（二）

小檗科

/// 淫羊藿 ///

学名：*Epimedium brevicornu* Maxim.

形态特征： 多年生草本，高 20～60 cm。根状茎粗短，木质化，暗棕褐色。二回三出复叶，具 9 枚小叶；基生叶 1～3 枚丛生，具长柄，茎生叶 2 枚，对生；小叶卵形或阔卵形，先端急尖或短渐尖，基部深心形，顶生小叶基部裂片圆形，侧生小叶基部裂片稍偏斜，急尖或圆形，叶缘具刺齿；圆锥花序具花 20～50 朵，花白色或淡黄色；萼片 2 轮，外萼片卵状三角形，内萼片披针形，白色或淡黄色；花瓣远较内萼片短，距呈圆锥状，瓣片很小；雄蕊伸出，花药瓣裂。蒴果。花期 5—6 月，果期 6—8 月。

生境分布： 生于海拔 650～3 500 m 的林下、沟边灌丛中、山坡阴湿处。

功效及用途： 全草入药。补肾壮阳、强筋健骨、祛风除湿。用于肾阳不足、阳痿遗精、遗尿尿频、风湿痹痛、骨痿瘫痪。

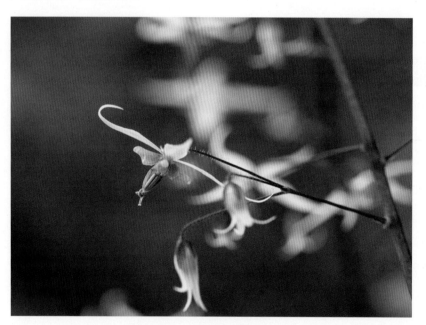

淫羊藿（一）

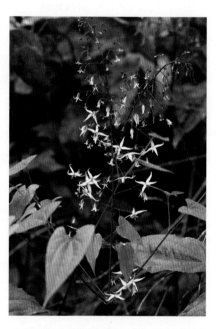

淫羊藿（二）

/// 柔毛淫羊藿 ///

学名：*Epimedium pubescens* Maxim.

形态特征： 多年生草本，高 20～70 cm。根状茎粗短。一回三出复叶基生或茎生；茎生叶小叶 3 枚；小叶片卵形、狭卵形或披针形，先端渐尖或短渐尖，基部心形，背面密被绒毛，边缘具细齿。圆锥花序；外萼片带紫色，内萼片披针形或狭披针形，白色；花瓣囊状，淡黄色。蒴果长圆形。花期 4—5

月，果期5—7月。

生境分布：生于海拔300～2 000 m的林下、灌丛中、山坡地边或山沟阴湿处。

功效及用途：茎叶入药。补肾壮阳、祛风除湿。用于阳痿不举、小便淋漓、筋骨挛急、腰膝无力、风湿痹痛。

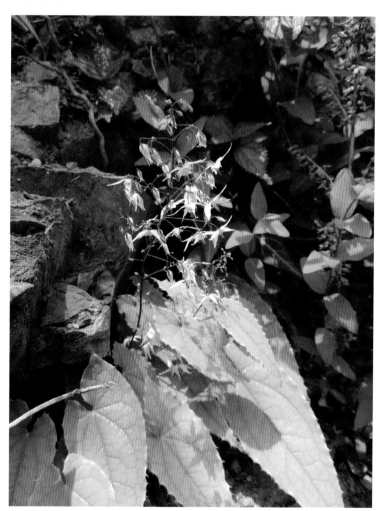

柔毛淫羊藿（一）

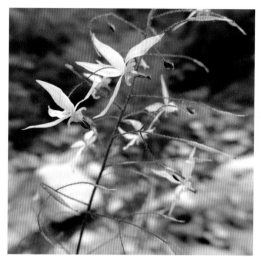

柔毛淫羊藿（二）

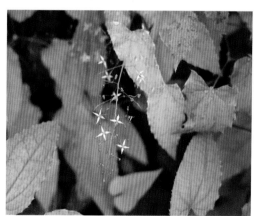

柔毛淫羊藿（三）

/// 三枝九叶草 ///

学名：*Epimedium sagittatum* (Sieb.et Zucc.) Maxim.

形态特征：多年生草本，高30～50 cm。一回三出复叶基生和茎生，小叶3枚；叶片卵形至卵状披针形，先端急尖或渐尖，基部心形，顶生小叶基部圆形，侧生小叶基部偏斜，叶缘具刺齿；圆锥花序具花约200朵；花较小，白色；花瓣囊状，淡棕黄色。蒴果。花期4—5月，果期5—7月。

生境分布：生于海拔200～1 750 m的山坡草丛、林下、灌丛、水沟边或岩边石缝中。

功效及用途：全草入药。补肾壮阳、强筋健骨、祛风除湿。用于肾阳不足、阳痿遗精、遗尿尿频、风湿痹痛。

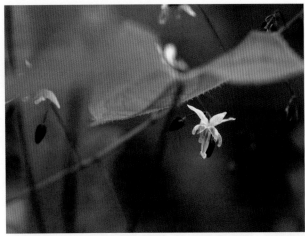

三枝九叶草（一）

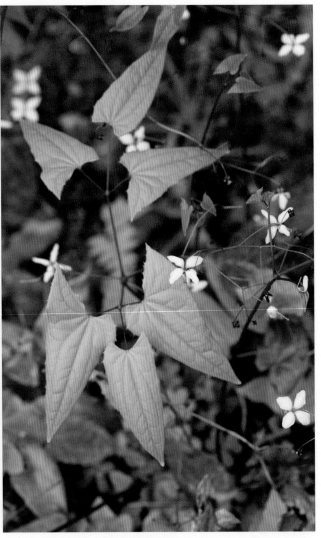

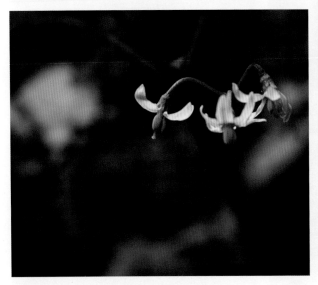

三枝九叶草（二）

三枝九叶草（三）

/// 阔叶十大功劳 ///

学名： *Mahonia bealei* (Fort.) Carr.

形态特征： 灌木或小乔木，高可达 4 m。叶狭倒卵形至长圆形；小叶 4 ~ 10 对，近圆形至卵形或长圆形，先端具硬尖，基部阔楔形或圆形，偏斜，边缘具粗锯齿。总状花序簇生；花黄色；花瓣倒卵状椭圆形。浆果卵形，深蓝色，被白粉。花期 9 月至翌年 1 月，果期 3—5 月。

生境分布： 生于海拔 500 ~ 2 000 m 的阔叶林、竹林、杉木林及混交林下、林缘、草坡、溪边、路旁或灌丛中。

功效及用途： 根、茎、叶入药。根、茎清热解毒。用于细菌性痢疾、急性肠胃炎、传染性肝炎、肺炎、肺结核、支气管炎、咽喉肿痛；外用于眼结膜炎、痈疖肿毒、烧烫伤。叶滋阴清热。用于肺结核、感冒。

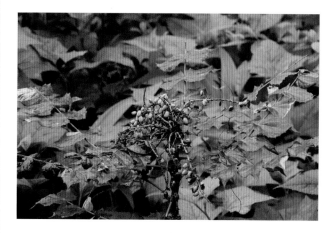

阔叶十大功劳（一）

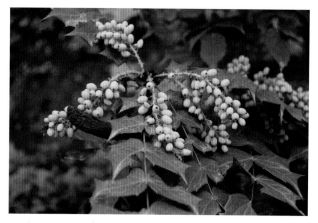

阔叶十大功劳（二）

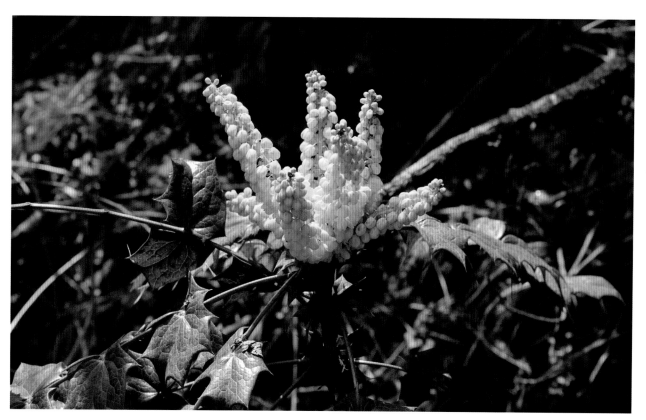

阔叶十大功劳（三）

/// 十大功劳 ///

学名： *Mahonia fortunei* (Lindl.) Fedde

形态特征： 灌木，高 0.5 ~ 4 m。叶倒卵形至倒卵状披针形；小叶 2 ~ 5 对，狭披针形至狭椭圆形，先端急尖或渐尖，基部楔形，边缘具刺齿。总状花序簇生；花黄色；花瓣长圆形。浆果球形，紫黑色，被白粉。花期 7—9 月，果期 9—11 月。

生境分布： 生于海拔 350 ~ 2 000 m 的山坡沟谷林、灌丛、路边或河边。

功效及用途：根、茎、叶入药。根、茎清热解毒。用于细菌性痢疾、急性肠胃炎、传染性肝炎、肺炎、肺结核、支气管炎、咽喉肿痛。外用于眼结膜炎、痈疖肿毒、烧烫伤。叶滋阴清热。用于肺结核、感冒。

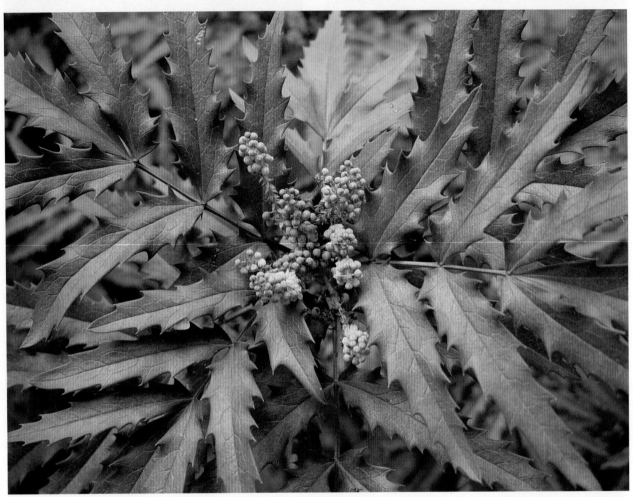

十大功劳

/// 桃儿七 ///

　　学名：*Sinopodophyllum hexandrum* (Royle) Ying

　　形态特征：多年生草本，高20～50 cm。根状茎粗短，节状，多须根。茎直立，单生，基部被褐色鳞片。叶2枚，基部心形，3～5深裂。花大，单生，先叶开放，粉红色；萼片6；花瓣6。浆果卵圆形，成熟时橘红色。花期5—6月，果期7—9月。

　　生境分布：生于海拔2 200～4 300 m的林下、林缘湿地、灌丛或草丛中。

　　功效及用途：根状茎、果实入药。根状茎祛风除湿、活血止痛、祛痰止咳。用于风湿痹痛、跌打损伤、月经不调、脘腹疼痛、咳嗽。果实活血通经、止咳平喘、健脾理气。用于劳伤咳喘、月经不调、带下病。

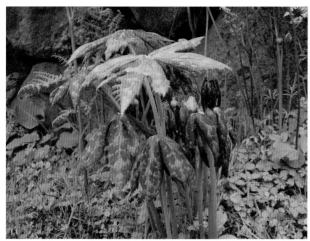
桃儿七（一）

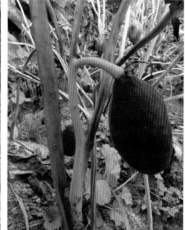
桃儿七（二）

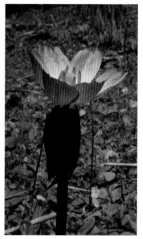
桃儿七（三）

防己科

Menispermaceae

/// 细圆藤 ///

学名：*Pericampylus glaucus* (Lam.) Merr.

形态特征：木质藤本，长达 10 m 或更长。叶三角状卵形至三角状近圆形，顶端钝或圆，有小凸尖，基部近截平至心形，近全缘。聚伞花序伞房状。核果红色或紫色。花期 4—6 月，果期 9—10 月。

生境分布：生于林中、林缘和灌丛中。

功效及用途：全株入药。通经络、除风湿、镇痉。用于风湿麻木、腰痛、小儿惊风、跌打损伤。

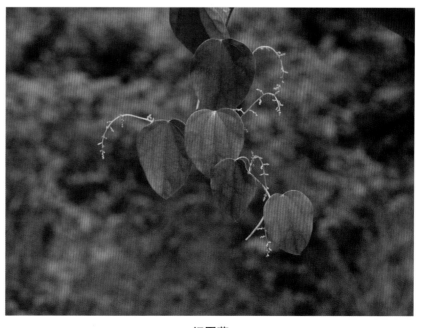
细圆藤

学名：*Stephania cephalantha* Hayata

形态特征：草质藤本，高可达 2 m 以上。块根团块状或近圆锥状，褐色。小枝紫红色。叶三角状扁圆形至近圆形，顶端具小凸尖，基部圆或近截平，全缘或浅波状。雌雄花序同形，均为头状花序。核果阔倒卵圆形，成熟时红色。花期 4—5 月，果期 6—7 月。

生境分布：生于村边、旷野、林缘深厚肥沃处。生于石缝或石砾中的植株，块根常浮露地面。

功效及用途：块根入药。清热解毒、消肿止痛。用于食积腹痛、痈肿疔毒。

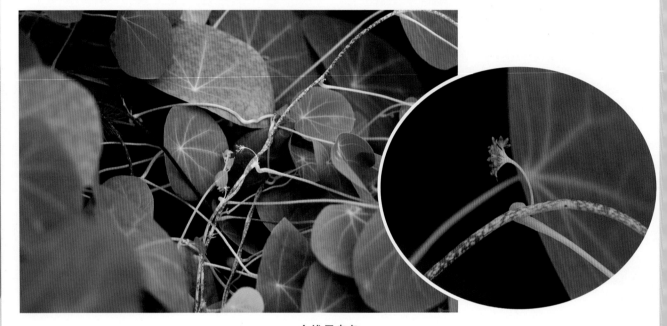

金线吊乌龟

木兰科/

Magnoliaceae

学名：*Illicium henryi* Diels.

形态特征：灌木或乔木，高 3 ~ 8 m，有时可达 12 m。树皮灰褐色至灰白色。叶互生或 2 ~ 5 片簇生，倒披针形、长披针形或倒卵状椭圆形，先端长渐尖，基部楔形。花粉红至深红、暗红色；花被片长圆状椭圆形或宽椭圆形。蓇葖先端明显钻形。花期4—6月，果期8—10月。

生境分布：生于海拔300～2 500 m的山地、丘陵、盆地的密林、疏林、灌丛、山谷、溪边或峡谷的悬崖峭壁上。

功效及用途：根、叶入药。根活血止痛、祛风除湿。用于跌打损伤、风寒湿痹、腰腿痛。叶止血消肿。用于跌打损伤、肿毒。本品果实外形似八角茴香，有剧毒，不能做食用香料。

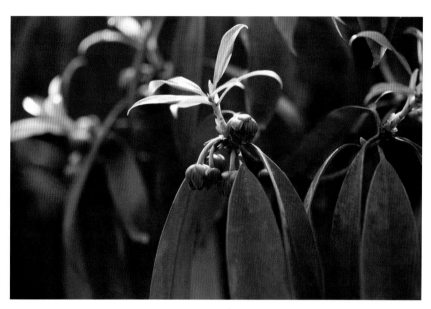

红茴香

/// 玉 兰 ///

学名：*Magnolia denudata* Desr.

形态特征：乔木，高达25 m。叶倒卵形、宽倒卵形或倒卵状椭圆形，先端宽圆、平截或稍凹，具短突尖。花蕾卵圆形；花先叶开放；花被片9片，白色，基部常带粉红色，长圆状倒卵形；雌蕊群圆柱形。聚合果圆柱形。蓇葖厚木质。花期2—3月，果期7—9月。

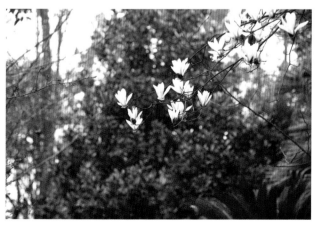

玉兰（一）

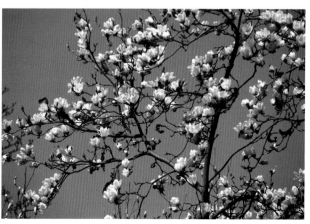

玉兰（二）

生境分布：生于海拔 500 ~ 1 000 m 的林中，各地多有栽培。

功效及用途：花蕾（辛夷）、树皮入药。花蕾宣肺止咳、行气化湿。用于鼻炎、鼻窦炎、支气管炎、咳嗽。树皮温中理气、健脾利湿。用于消化不良、慢性胃炎、呕吐、腹痛、腹胀、腹泻。

/// 紫玉兰 ///

学名：*Magnolia liliflora* Desr.

形态特征：灌木，高达 3 m。叶椭圆状倒卵形或倒卵形，先端急尖或渐尖，基部渐狭沿叶柄下延至托叶痕。花蕾卵圆形，被淡黄色绢毛；花叶同时开放；花被片 9 ~ 12；内两轮肉质，外面紫色或紫红色，内面带白色，椭圆状倒卵形。聚合果圆柱形，深紫褐色。花期 3—4 月，果期 8—9 月。

生境分布：生于海拔 300 ~ 1 600 m 的山坡林缘。多人工栽培。

功效及用途：花蕾（辛夷）入药。发散风寒、通鼻窍。用于风寒感冒、鼻塞、鼻渊。

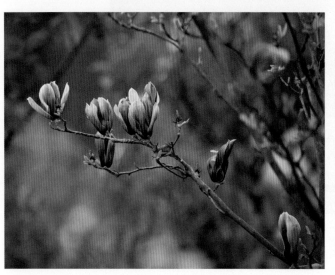 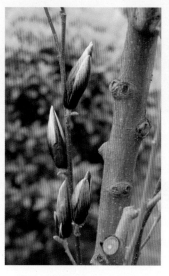 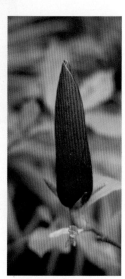

紫玉兰（一）　　　　　　　　　　紫玉兰（二）　　　　紫玉兰（三）

/// 厚　朴 ///

学名：*Magnolia officinalis* Rehd. et Wils.

形态特征：乔木，高达 20 m。树皮厚，褐色。叶大，7 ~ 9 片聚生于枝端，长圆状倒卵形，先端短急尖或圆钝，基部楔形，全缘而微波状。花白色，芳香；花被片 9 ~ 17，厚肉质，内两轮白色，倒卵状匙形，基部具爪。聚合果长圆状卵圆形，蓇葖具喙。花期 5—6 月，果期 8—10 月。

生境分布：生于海拔 300 ~ 1 500 m 的山地林地。各地多人工栽培。

功效及用途：树皮（厚朴）、根皮、种子入药。树皮及根皮化湿导滞、行气平喘、化食消痰、祛风镇痛。用于脘腹胀满、食积气滞、腹胀便秘、肺气不降、痰饮喘咳、湿浊不分、泄泻。种子温中健胃、理气消食。用于胃脘胀满、食滞。

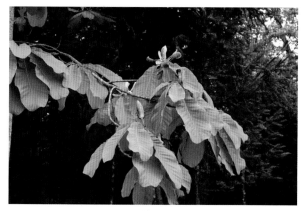

厚朴（一）　　　　　　　　　　厚朴（二）

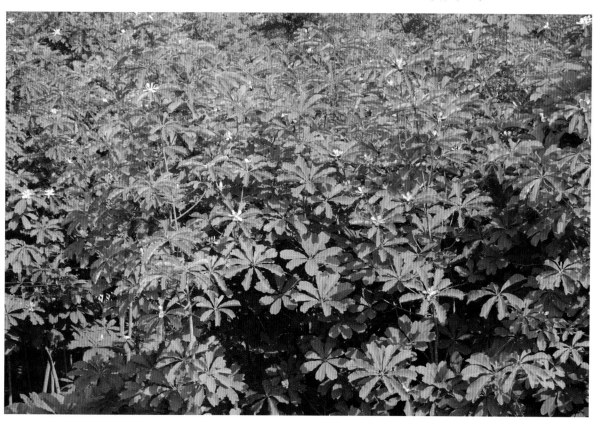

厚朴（三）

/// 凹叶厚朴 ///

学名：*Magnolia officinalis* subsp. *biloba* (Rehd. et Wils.) Law

形态特征：凹叶厚朴植物形态与厚朴类似，不同之处在于凹叶厚朴叶先端凹缺，呈二钝圆的浅裂片；聚合果基部较窄。

生境分布：同厚朴。

功效及用途：同厚朴。

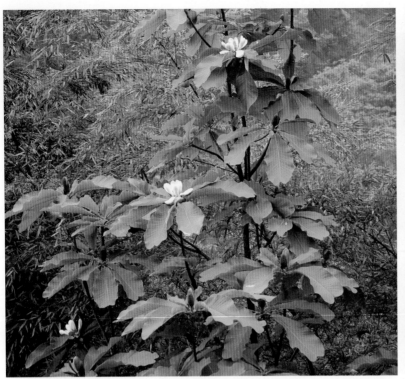

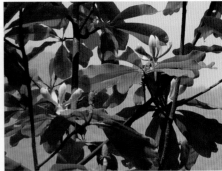

凹叶厚朴（二）

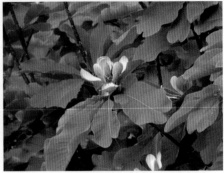

凹叶厚朴（一）

凹叶厚朴（三）

/// 铁箍散 ///

学名：*Schisandra propinqua* var. *sinensis* Oliv.

形态特征：木质藤本，全株无毛，当年生枝褐色或变灰褐色，有银白色角质层。叶卵形、长圆状卵形或狭长圆状卵形，先端渐尖或长渐尖，基部圆或阔楔形。花橙黄色，常单生或 2～3 朵聚生于叶腋；雄花花被片 9 (15)；雄蕊群黄色，肉质花托近球形；雌花花被片与雄花相似。聚合果。花期 6—8 月，果期 8—9 月。

生境分布：生于海拔 500～2 000 m 的沟谷、岩石山坡林中。

功效及用途：根、叶入药。祛风活血、解毒消肿、止痛。根用于风湿麻木、跌打损伤、胃痛、月经不调、血栓闭塞性脉管炎。叶外用治疮疖、毒蛇咬伤、外伤出血。

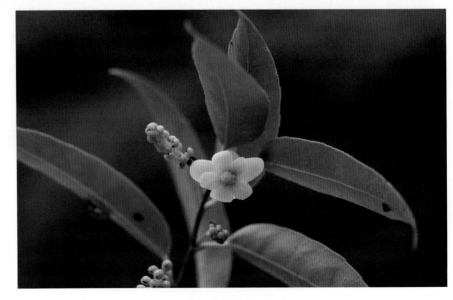

铁箍散（一）

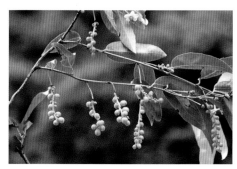

铁箍散（二）

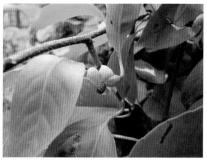

铁箍散（三）

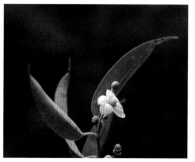

铁箍散（四）

/// 华中五味子 ///

学名： *Schisandra sphenanthera* Rehd. et Wils.

形态特征： 木质藤本。小枝红褐色。叶倒卵形、宽倒卵形或倒卵状长椭圆形，先端短急尖或渐尖，基部楔形或阔楔形，边缘至叶柄成狭翅；叶柄红色。花着生于近基部叶腋；花被片 5 ～ 9，橙黄色，椭圆形或长圆状倒卵形；雄花雄蕊群倒卵圆形，雄蕊 11 ～ 23；雌花雌蕊群卵球形，雌蕊 30 ～ 60。聚合果成熟时深红色。花期 4—7 月，果期 7—9 月。

生境分布： 生于海拔 600 ～ 3 000 m 的湿润山坡边或灌丛中。

功效及用途： 果实入药。收敛固涩、益气生津、补肾宁心。用于久咳虚喘、梦遗滑精、遗尿尿频、久泻不止、自汗盗汗、心悸失眠。茎、叶、果实可提取芳香油。

木兰科

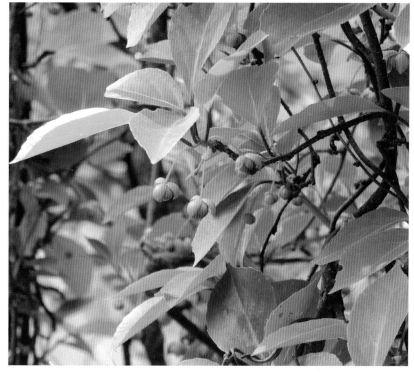

华中五味子（一）

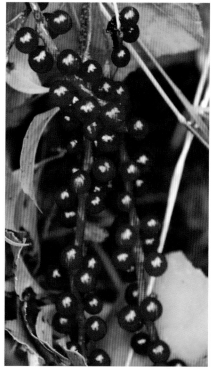

华中五味子（二）

蜡梅科

Calycanthaceae

/// 蜡 梅 ///

学名：*Chimonanthus praecox* (L.) Link

形态特征：灌木，高达 4 m。叶卵圆形、椭圆形、宽椭圆形至卵状椭圆形，先端急尖至渐尖，有时具尾尖，基部急尖至圆形。花着生于第二年生枝条叶腋内，先花后叶，芳香；花被片圆形、长圆形、卵形、椭圆形或匙形。果托坛状或倒卵状椭圆形。花期 11 月至翌年 3 月，果期 4—11 月。

生境分布：生于山地林中。各地多栽培。

功效及用途：花、根及根皮入药。花解暑生津、开胃散郁、止咳。用于暑热头晕、呕吐、气郁胃闷、百日咳；外用于烧烫伤、中耳炎。根及根皮祛风、解毒、止血。用于风寒感冒、腰肌劳损、风湿关节炎；外用于刀伤出血。

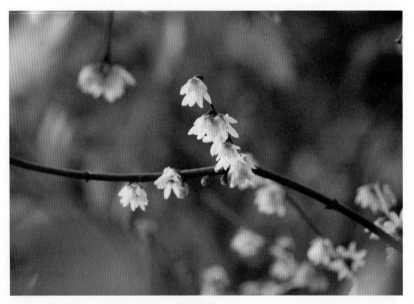

蜡梅

樟 科

Lauraceae

/// 樟 ///

学名：*Cinnamomum camphora* (L.) Presl

形态特征：乔木，高可达 30 m，直径可达 3 m。枝、叶及木材均有樟脑气味。叶互生，卵状椭圆形，先端急尖，基部宽楔形至近圆形，全缘。圆锥花序腋生；花绿白或带黄色；花被筒倒锥形，裂片椭圆形。核果卵球形或近球形，紫黑色；果托杯状。花期4—5月，果期8—11月。

生境分布：生于山坡或沟谷中。各地多有栽培，作为城市园林绿化树种。

功效及用途：木材入药。祛风散寒、温中理气、活血通络。用于风寒感冒、胃寒胀痛、寒湿吐泻、风湿痹痛、跌打伤痛、疥癣风痒。全株可提取樟脑和樟油，供医药及香料工业用。

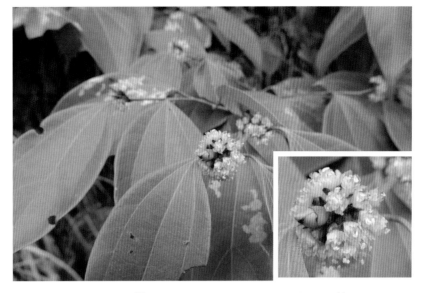

樟　　　　　　　　樟

/// 山鸡椒 ///

学名：*Litsea cubeba* (Lour.) Pers.

形态特征：灌木或小乔木，高8～10 m。叶互生，有香气，披针形或长圆状披针形，先端渐尖，基部楔形，全缘。伞形花序单生或簇生；花先叶开放或与叶同时开放，花被裂片6，宽卵形。果近球形，成熟时黑色。花期2—3月，果期7—8月。

生境分布：生于海拔500～3 200 m的向阳山地、灌丛、疏林或林中路旁、水边。

功效及用途：果实入药，四川称为"荜澄茄"。行气止痛、健胃消食。用于消化不良、脘腹胀痛。

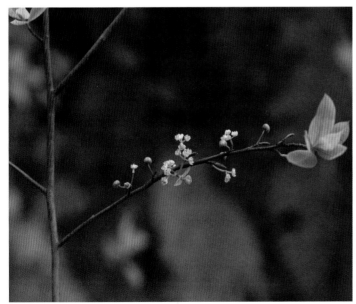

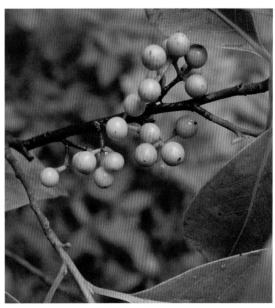

山鸡椒（一）　　　　　　　　　　　　山鸡椒（二）

学名： *Litsea populifolia* (Hemsl.) Gamble

形态特征： 落叶小乔木，高 3 ~ 5 m。小枝绿色，搓之有樟脑味。叶互生，圆形至宽倒卵形，先端圆，基部圆形或楔形。伞形花序常生于枝梢；花与叶同时开放；花被裂片 6，卵形或宽卵形，黄色。果球形。花期 4—5 月，果期 8—9 月。

生境分布： 生于海拔 750 ~ 2 000 m 的山地阳坡或河谷两岸，有时组成纯林。

功效及用途： 果实入药。温中行气、燥湿健脾、解毒消肿。用于胃寒腹痛、暑湿吐泻、食滞饱胀、痛经、疝痛、疮疡肿痛。果、叶可提芳香油，用于化妆品及食用香精。

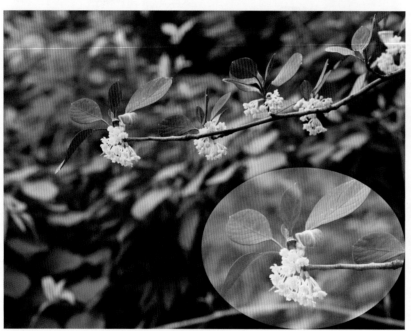

杨叶木姜子（一）

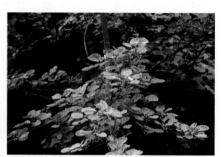

杨叶木姜子（二）

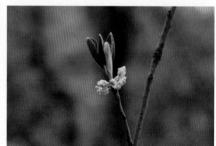

杨叶木姜子（三）

学名： *Litsea pungens* Hemsl.

形态特征： 小乔木，高 3 ~ 10 m。叶互生，常聚生于枝顶，披针形或倒卵状披针形，先端短尖，基部楔形，幼叶下面具绢状柔毛。伞形花序腋生；花先叶开放；花被裂片 6，黄色，倒卵形。果球形，成熟时蓝黑色。花期 3—5 月，果期 7—9 月。

生境分布： 生于海拔 800 ~ 2 300 m 的溪旁和山地阳坡杂木林中或林缘。

功效及用途： 果实入药。温中行气、燥湿健脾、解毒消肿。用于胃寒腹痛、暑湿吐泻、食滞饱胀、痛经、疝痛、疮疡肿痛。果实可提取芳香油，用作食用和化妆品香精。

中国瓦屋山常见药用植物图鉴

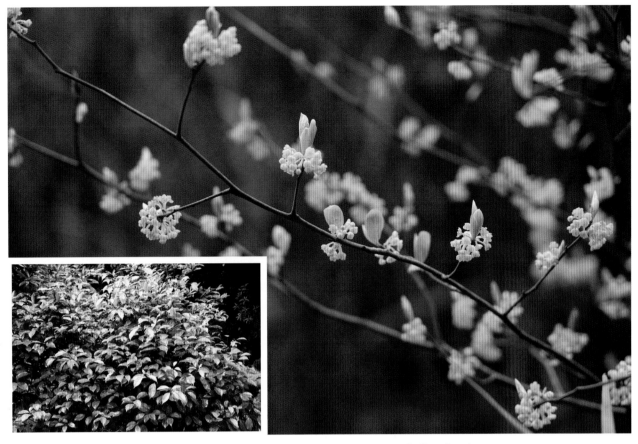

木姜子（一）   木姜子（二）

茅膏菜科 / Droseraceae

/// 茅膏菜 ///

学名： *Drosera peltata* Smith

形态特征： 草本，有时攀援状，高 9 ~ 32 cm。鳞茎状球茎紫色，球形。基生叶密集成近一轮或最上几片着生于节间伸长的茎上；茎生叶盾状；叶片半月形或半圆形，基部近截平，边缘密具头状黏腺毛。螺状聚伞花序生于枝顶；花瓣楔形，白色、淡红色或红色。蒴果。种子椭圆形、卵形或球形，种皮脉纹加厚成蜂房格状。花果期 6—9 月。

生境分布： 生于 1 200 ~ 3 650 m 的山地疏林下、草丛或灌丛中、田边、水旁。

功效及用途：全草入药。活血行气、除湿解毒。用于胃痛、痢疾、小儿疳积、风湿痹痛、跌打损伤、湿疹。

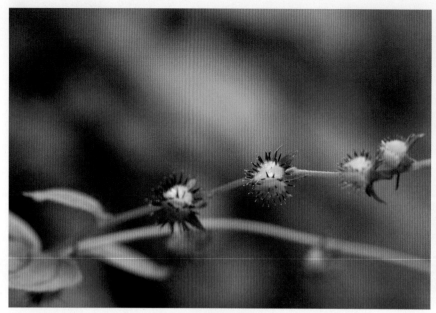

茅膏菜（一）

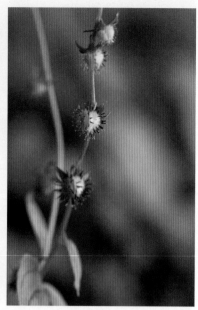

茅膏菜（二）

罂粟科

Papaveraceae

/// 白屈菜 ///

学名：*Chelidonium majus* L.

形态特征：多年生草本，高 30 ～ 60 cm。茎聚伞状多分枝，断面有白色乳汁。基生叶倒卵状长圆形或宽倒卵形，羽状全裂；茎生叶同基生叶。伞形花序多花；萼片卵圆形，舟状，早落；花瓣倒卵形，黄色，全缘。蒴果狭圆柱形。花果期 4—9 月。

生境分布：生于海拔 500 ～ 2 200 m 的山坡、山谷林缘、草地或路旁。

功效及用途：全草入药。镇痛、止咳、利尿、解毒。用于胃痛、腹痛、肠炎、痢疾、慢性支气管炎、咳嗽、水肿、疥癣疮肿、蛇虫咬伤。

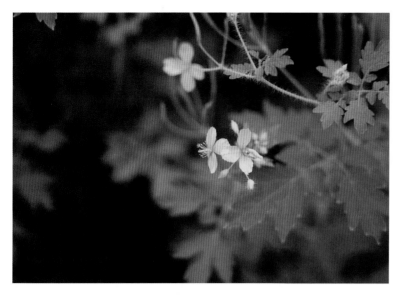

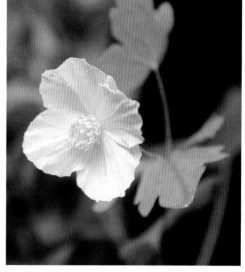

白屈菜（一）　　　　　　　　　　白屈菜（二）

/// 紫 堇 ///

学名：*Corydalis edulis* Maxim.

形态特征：草本，高 20 ~ 50 cm。茎中空。基生叶具长柄，叶片近三角形，一至二回羽状全裂；茎生叶与基生叶同形。总状花序；花粉红色至紫红色；外花瓣较宽展，无鸡冠状突起；上花瓣距圆筒形，基部稍下弯；下花瓣近基部渐狭；内花瓣具鸡冠状突起，爪纤细。蒴果线形。花期 2—4 月，果期 5—6 月。

生境分布：生于海拔 400 ~ 1 200 m 的丘陵、沟边或多石地。

功效及用途：全草入药。清热解毒、杀虫止痒。用于疮疡肿毒、聤耳流脓、咽喉疼痛。

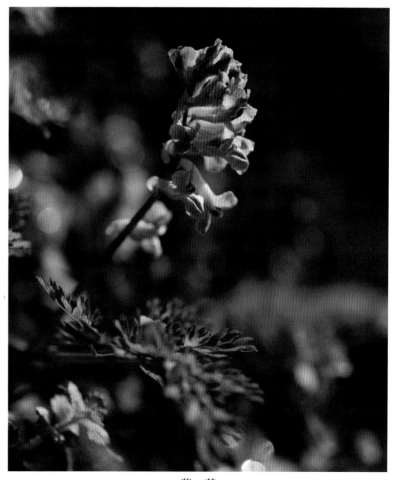

紫 堇

/// 条裂黄堇 ///

学名： *Corydalis linarioides* Maxim.

形态特征： 草本，高25～50 cm。根纺锤状，肉质。茎通常不分枝。基生叶具长柄；叶片轮廓近圆形，二回羽状分裂；茎生叶片一回奇数羽状全裂，裂片线形，全缘。总状花序顶生；花瓣黄色；上花瓣舟状卵形，背部具鸡冠状突起，距圆筒形；下花瓣倒卵形；内花瓣提琴形，爪与花瓣片近等长。蒴果长圆形。花果期6—9月。

生境分布： 生于海拔2 100～4 700 m的林下、林缘、灌丛、草坡或石缝中。

功效及用途： 块根入药。清热解毒、止血敛疮。用于热病高热、黄疸型肝炎、肠炎、外伤出血。

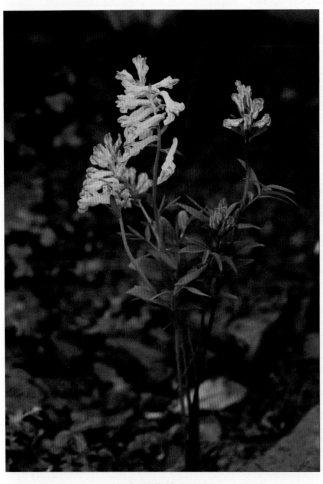

条裂黄堇（一）

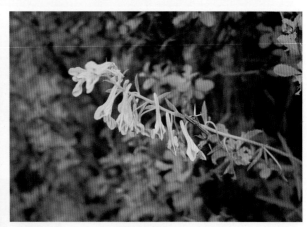

条裂黄堇（二）

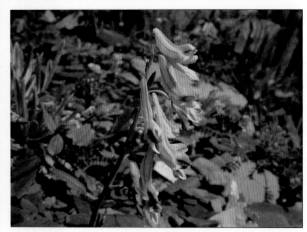

条裂黄堇（三）

/// 尿罐草 ///

学名： *Corydalis moupinensis* Franch.

形态特征： 草本，高20～30 cm。茎不分枝，常多条发自基生叶腋。基生叶具长柄；叶片披针形，二回羽状全裂。总状花序；花黄色，呈 U 字形弯曲；外花瓣具短尖，距上弯；内花瓣具浅鸡冠状突起，爪稍短于瓣片。蒴果线形。花期 3—5 月，果期 4—6 月。

生境分布： 生于海拔 1 000 ~ 2 500 m 的林下、山坡、石隙阴湿处。

功效及用途： 全草入药。活血止痛、清热解毒。用于劳伤、胸脘刺痛、丘疹疱疹。本品有毒，又称断肠草。

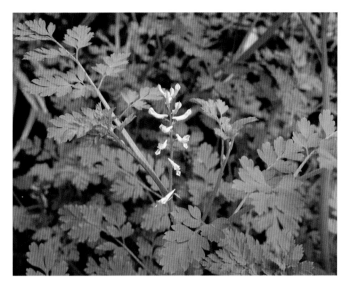

尿罐草（一）

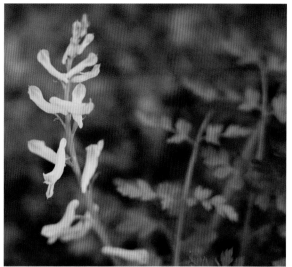

尿罐草（二）

/// 地锦苗 ///

学名： *Corydalis sheareri* S. Moore

形态特征： 多年生草本，高 10 ~ 60 cm。茎具分枝。基生叶具长柄；叶片轮廓三角形或卵状三角形，二回羽状全裂；茎生叶与基生叶同形。总状花序生于茎及分枝先端；花瓣紫红色，上花瓣片舟状卵形，背部具短鸡冠状突起，距圆锥形；下花瓣片近圆形，背部鸡冠状突起月牙形；内花瓣提琴形。蒴果狭圆柱形。花果期 3—6 月。

生境分布： 生于海拔 170 ~ 2 600 m 的水边或林下潮湿地。

功效及用途： 全草入药。祛风、清热止痛、清肝明目。用于风热感冒、肺热咳嗽、肺痨咳血、肝炎、筋骨疼痛、牙痛、目赤翳障。

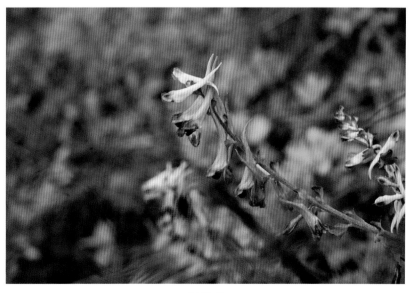

地锦苗

/// 荷包牡丹 ///

学名： *Dicentra spectabilis* (L.) Lem.

形态特征： 直立草本，高 30 ~ 60 cm。茎圆柱形，带紫红色。叶片轮廓三角形，二回三出全裂，通常全缘。总状花序有花 5 ~ 15，于花序轴的一侧下垂；花基部心形；外花瓣紫红色至粉红色，下部囊状；内花瓣片略呈匙形，爪长圆形至倒卵形，白色。花期 4—6 月。

生境分布： 生于海拔 780 ~ 2 800 m 的湿润草地和山坡。多庭园栽培。

功效及用途： 全草入药。镇痛解痉、利尿调经、散血和血。用于疮毒、胃痛、跌打损伤、肿痛。

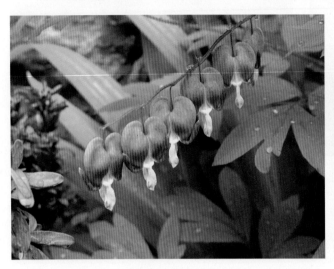

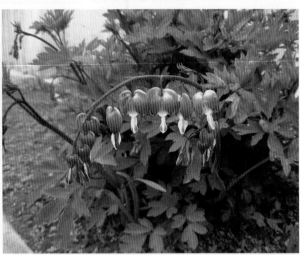

荷包牡丹（一）　　　　　　　　　　　　　荷包牡丹（二）

/// 血水草 ///

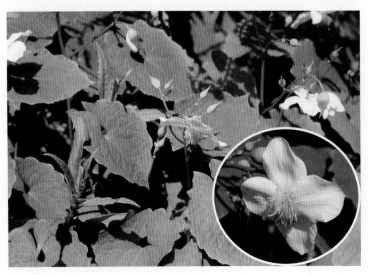

血水草

学名： *Eomecon chionantha* Hance

形态特征： 多年生草本。根橙黄色，折断有黄色液汁。叶全为基生；叶片心形或心状肾形，稀心状箭形，先端渐尖或急尖，基部耳垂，边缘波状；叶柄基部略扩大成狭鞘。聚伞状伞房花序；花瓣倒卵形，白色。蒴果狭椭圆形。花期 3—6 月，果期 6—10 月。

生境分布： 生于海拔 1 400 ~ 1 800 m 的林下、灌丛或溪边、路旁。

功效及用途： 全草入药。清热解

毒、活血止痛、止血。用于目赤肿痛、咽喉疼痛、口腔溃疡、疔疮肿毒、毒蛇咬伤、癣疮、湿疹、跌打损伤、咳血。本品有毒。

学名：*Papaver rhoeas* L.

形态特征：草本，高 30 ~ 90 cm。全株密生粗毛。叶互生，羽状中裂或全裂，裂片线状披针形，锐尖头，边缘具齿。花生于枝顶，未开放时花蕾向下；萼片 2；花瓣 4，略成圆形或广圆形，赭红、深紫、猩红、白色或淡红色。蒴果宽倒卵形。花果期 3—8 月。

生境分布：原产欧洲，各地常见栽培。

功效及用途：全草入药。镇咳、镇痛、止泻。用于咳嗽、腹痛、痢疾。

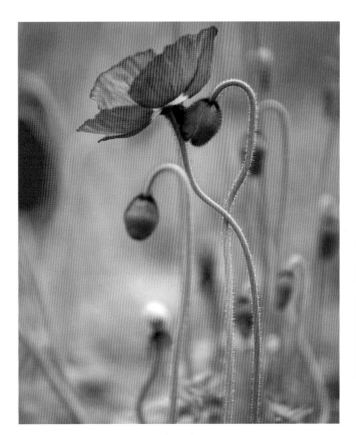

虞美人

十字花科 / Brassicaceae

学名：*Capsella bursa-pastoris* (L.) Medic.

形态特征：草本，高 10 ~ 50 cm。茎直立，单一或下部分枝。基生叶丛生呈莲座状，大头羽状分裂；茎生叶窄披针形或披针形，基部箭形，抱茎，边缘有缺刻或锯齿。总状花序；花瓣白色，卵形，有短爪。短角果倒三角形或倒心状三角形，扁平，顶端微凹。花果期4—6月。

　　生境分布：生于山坡、田边及路旁。各地均有分布，野生，偶见栽培。

　　功效及用途：全草入药。利尿、止血、清热、消积。用于胃溃疡、痢疾、血热出血、淋证、崩漏、肠炎。茎叶可作蔬菜食用。

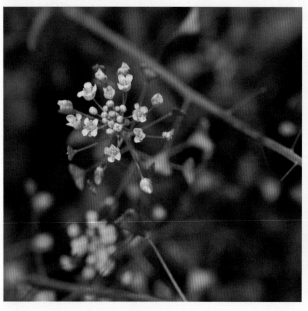

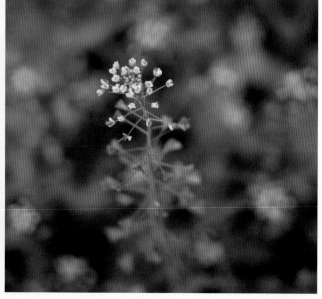

荠（一）　　　　　　　　　　　　　　　　荠（二）

/// 碎米荠 ///

　　学名：*Cardamine hirsuta* L.

　　形态特征：草本，高15～35 cm。茎下部有时淡紫色。基生叶有小叶2～5对；茎生叶有小叶3～6对；顶生小叶菱状长卵形，顶端3齿裂，侧生小叶长卵形至线形，多数全缘。总状花序生于枝顶；花瓣白色，倒卵形，顶端钝。长角果线形。花期2—4月，果期4—6月。

　　生境分布：生于海拔1 000 m以下的山坡、路旁、荒地及耕地的草丛中。

　　功效及用途：全草入药。清热利湿。用于尿道炎、膀胱炎、痢疾、白带；外用于疔疮。

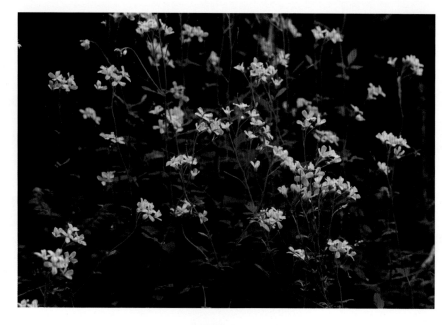

碎米荠（一）

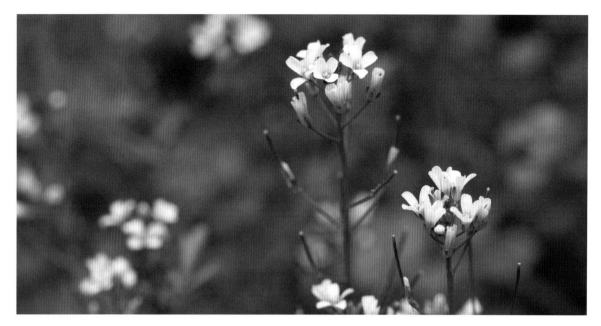

碎米荠（二）

/// 紫花碎米荠 ///

学名： *Cardamine purpurascens* (O. E. Schulz) Al-Shehbaz et al.

形态特征： 多年生草本，高 18 ~ 50 cm。茎丛生，表面具沟棱。基生叶具小叶 4 ~ 5 对，顶生小叶菱状卵形，顶端 3 浅裂；茎生叶具小叶 5 ~ 6 对，小叶卵形或披针形，顶端全缘或具 1 ~ 3 裂齿。总状花序；花瓣紫色。长角果线形，扁平。花期 5—7 月，果期 6—8 月。

生境分布： 生于海拔 2 100 ~ 4 400 m 的高山山沟草地及林下阴湿处。

功效及用途： 全草入药。清热利湿。用于黄水疮、筋骨疼痛。可作野生蔬菜食用。

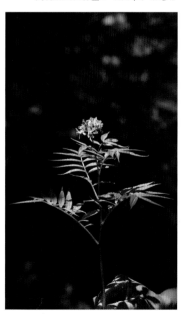

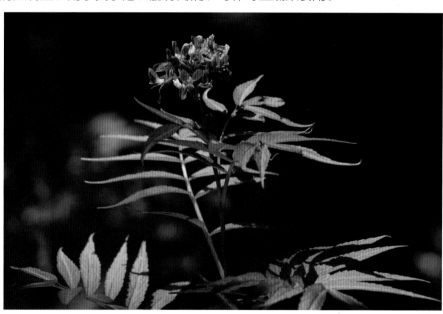

紫花碎米荠（一）
紫花碎米荠（二）

学名：*Descurainia sophia* (L.) Webb. ex Prantl

形态特征：草本，高 20 ~ 80 cm。茎直立，分枝多。叶为三回羽状深裂，末端裂片条形或长圆形，下部叶具柄，上部叶无柄。花序伞房状；花瓣黄色，长圆状倒卵形，具爪。长角果圆筒状。种子长圆形，淡红褐色，表面有细网纹。花期 4—5 月。

生境分布：生于山坡、田野及农田。

功效及用途：种子（葶苈子，习称南葶苈子）入药。泻肺平喘、利水消肿。用于咳嗽痰多、水肿、胸腹积水、小便不利。

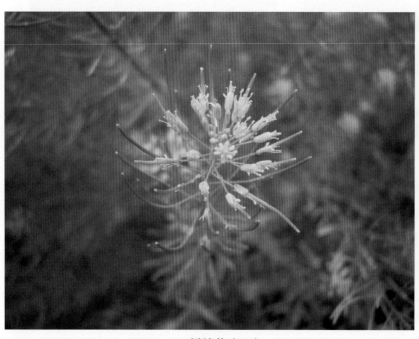

播娘蒿（一）

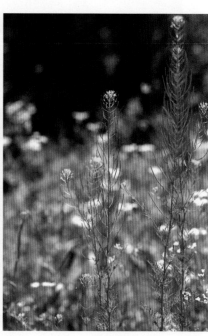

播娘蒿（二）

学名：*Isatis indigotica* Fort.

形态特征：草本，高 30 ~ 120 cm。茎直立，上部多分枝。基生叶莲座状，长椭圆形至长圆状倒披针形，顶端钝圆，边缘有浅齿；茎生叶基部耳状，半抱茎。阔总状花序；花瓣黄色，宽楔形至宽倒披针形，具爪。短角果宽楔形。花期 4—5 月，果期 5—6 月。

生境分布：各地多有栽培。

功效及用途：根、叶入药。根（板蓝根）清热解毒、凉血消斑、利咽止痛。用于外感发热、温病初起、咽喉肿痛、温毒发斑、痈肿疮毒。叶（大青叶）清热解毒、凉血消斑。用于热入营血、温毒发斑、喉痹口疮、疳腮丹毒。

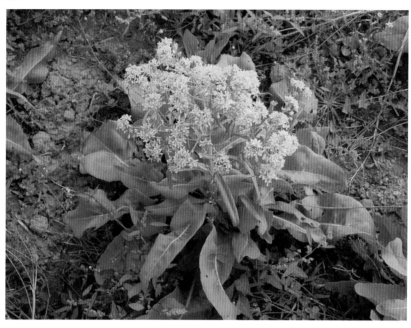

菘蓝

/// 独行菜 ///

学名： *Lepidium apetalum* Willd.

形态特征： 草本，高 5 ~ 30 cm。茎直立，有分枝。基生叶窄匙形，一回羽状浅裂或深裂；茎上部叶线形，有疏齿或全缘。总状花序。短角果近圆形或宽椭圆形，扁平。种子椭圆形，平滑，棕红色。花果期 5—7 月。

生境分布： 生于海拔 400 ~ 2 000 m 的山坡、山沟、路旁及村庄附近。

功效及用途： 种子（葶苈子，习称北葶苈子）入药。泻肺平喘、利水消肿。用于咳嗽痰多、水肿、胸腹积水、小便不利。

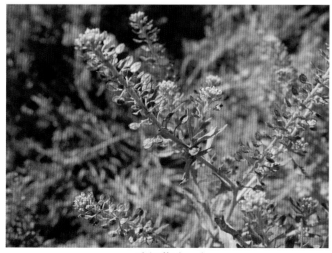

独行菜（一）

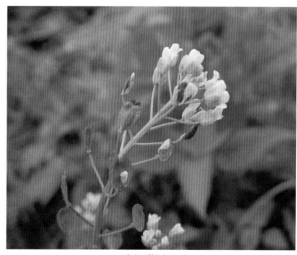

独行菜（二）

/// 诸葛菜 ///

学名：*Orychophragmus violaceus* (L.) O. E. Schulz

形态特征：草本，高 10 ~ 50 cm。茎基部或上部稍有分枝。基生叶及下部茎生叶大头羽状全裂，顶裂片近圆形或短卵形，顶端钝，基部心形，有钝齿；上部叶长圆形或窄卵形，顶端急尖，基部耳状，抱茎，边缘具齿。花紫色、浅红色或白色；花瓣宽倒卵形。长角果线形。花期 4—5 月，果期 5—6 月。

生境分布：生于平原、山地、路旁或地边。

功效及用途：全草入药。消食下气、活血化瘀、解毒消肿。用于宿食不化、心腹冷痛、血瘀不行。种子富含亚油酸；嫩茎叶可食用。

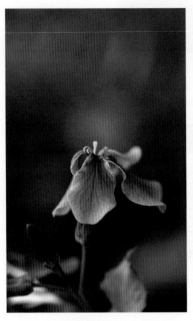 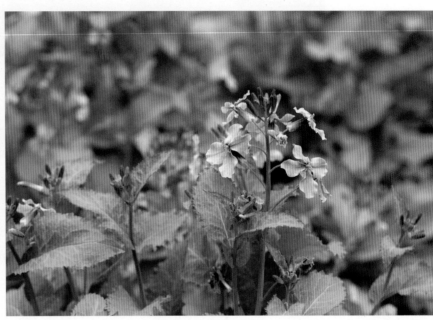

诸葛菜（一）　　　　　　　　　　　　　诸葛菜（二）

/// 萝　卜 ///

学名：*Raphanus sativus* L.

形态特征：草本，高 20 ~ 100 cm。直根肉质，长圆形、球形或圆锥形。茎有分枝。基生叶和下部茎生叶大头羽状半裂；上部叶长圆形。总状花序；花白色或粉红色，花瓣倒卵形，具紫纹，下部有长爪。长角果圆柱形。花期 4—5 月，果期 5—6 月。

生境分布：各地普遍栽培。

功效及用途：种子（莱菔子）入药。消食除胀、降气化痰。用于饮食停滞、脘腹胀痛、大便秘结、积滞泻痢、痰壅喘咳。根为常见蔬菜。

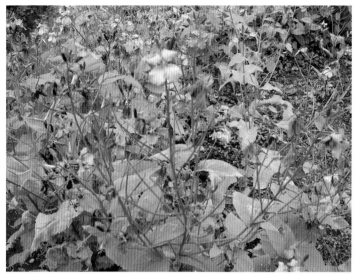

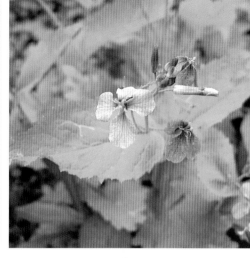

萝卜（一）　　　　　　　　　　　萝卜（二）

/// 蔊 菜 ///

学名： *Rorippa indica* (L.) Hiern

形态特征： 草本，高 20 ～ 40 cm。茎表面具纵沟。叶互生；基生叶及茎下部叶具长柄，叶形多变，通常大头羽裂；茎上部叶片宽披针形或匙形，边缘具疏齿，具短柄或基部耳状抱茎。总状花序；花瓣 4，黄色，匙形，基部渐狭成短爪。长角果线状圆柱形。花期 4—6 月，果期 6—8 月。

生境分布： 生于海拔 230 ～ 1 450 m 的路旁、田边、园圃、河边、屋边墙脚及山坡路旁潮湿处。

功效及用途： 全草入药。清热利尿、活血通经。用于感冒、热咳、咽痛、风湿关节炎、黄疸、水肿、疔肿、经闭、跌打损伤。

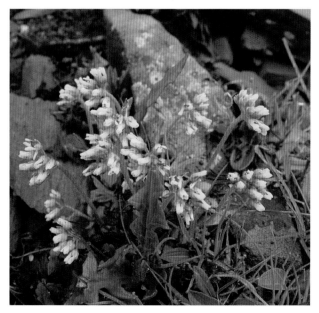

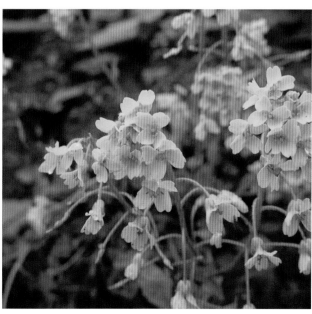

蔊菜（一）　　　　　　　　　　　蔊菜（二）

学名：*Thlaspi arvense* L.

形态特征： 草本，高 9 ~ 60 cm。茎直立，具棱。基生叶倒卵状长圆形，顶端圆钝或急尖，基部抱茎，两侧箭形，边缘具疏齿。总状花序顶生；花白色。短角果倒卵形或近圆形，扁平，顶端凹入，边缘有翅。花期 3—4 月，果期 5—6 月。

生境分布： 生于平地路旁、沟边或村落附近。

功效及用途： 全草、种子入药。全草清热解毒、消肿排脓。用于目赤肿痛、脘腹胀痛、胁痛肠痈、水肿、带下、疮疖痈肿。种子清肝明目、祛风除湿。用于目赤肿痛、迎风流泪、风湿痹痛。

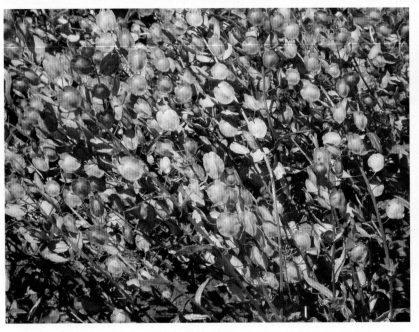

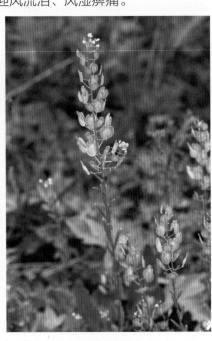

菥蓂（一）

菥蓂（二）

景天科

Crassulaceae

学名：*Rhodiola dumulosa* (Franch.) S. H. Fu

形态特征： 多年生草本。根茎粗壮，地上部分常被残留的老枝。叶互生，线形至宽线形，先端稍急尖，全缘。花序聚伞状，有花 4 ～ 7 朵；花瓣 5，白或红色，披针状长圆形，先端渐尖，有较长的短尖；蓇葖果。花期 6—7 月，果期 8 月。

生境分布：生于海拔 1 600 ～ 3 900 m 的山坡石上。

功效及用途：根茎入药。养心安神、调经活血、滋阴补肾。用于鼻充血、便血、高血压、跌打损伤、肩伤腰痛、月经不调、疮痈肿毒、外伤出血。

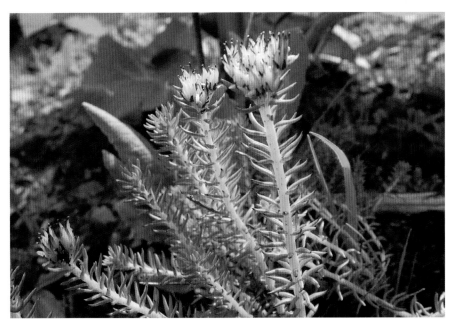

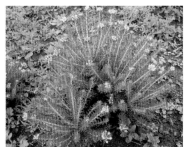

小丛红景天（二）

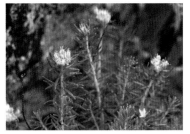

小丛红景天（一）

小丛红景天（三）

/// 云南红景天 ///

学名：*Rhodiola yunnanensis* (Franch.) S. H. Fu

形态特征：多年生草本。根茎粗，先端被鳞片。三叶轮生，卵状披针形、椭圆形、卵状长圆形至宽卵形，先端钝，基部圆楔形，边缘具疏锯齿。聚伞圆锥花序，多次三叉分枝；雌雄异株，稀两性花；雄花花瓣 4，黄绿色；雌花花瓣 4，绿色或紫色，线形。蓇葖星芒状。花期 5—7 月，果期 7—8 月。

生境分布：生于海拔 2 000 ～ 4 000 m 的山坡林下。

功效及用途：全草入药。清热解毒、消炎消肿。用于烦热体虚、四肢肿胀。

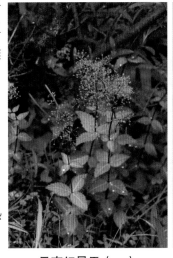

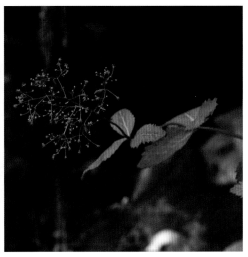

云南红景天（一）

云南红景天（二）

135

/// 佛甲草 ///

学名： *Sedum lineare* Thunb.

形态特征： 多年生草本，高 10 ～ 20 cm。三叶轮生，少有四叶轮生或对生；叶线形，先端钝尖。聚伞花序；花瓣 5，黄色，披针形，先端急尖。菁葖果。花期 4—5 月，果期 6—7 月。

生境分布： 生于低山或平地草坡上。

功效及用途： 全草入药。清热解毒、利湿、止血。用于咽喉肿痛、目赤肿毒、热毒痈肿、外伤、烧烫伤、毒蛇咬伤、湿热泻痢、便血崩漏。

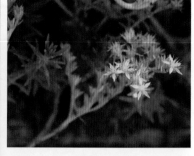

佛甲草（二）

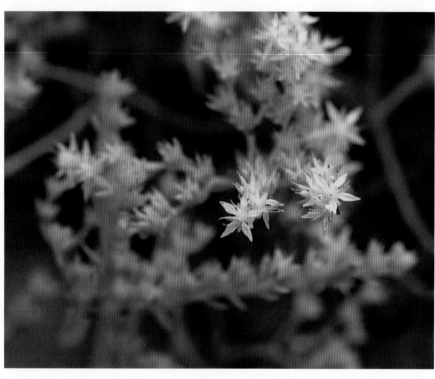

佛甲草（一）

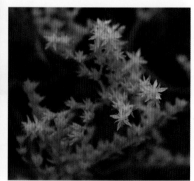

佛甲草（三）

/// 垂盆草 ///

学名： *Sedum sarmentosum* Bunge

形态特征： 多年生草本。茎匍匐而节上生根。三叶轮生；叶倒披针形至长圆形，先端近急尖，基部急狭，有距。聚伞花序 3 ～ 5 分枝；花瓣 5，黄色，披针形至长圆形，先端有稍长的短尖。花期 5—7 月，果期 8 月。

生境分布： 生于海拔 1 600 m 以下的山坡阳处或石上。

功效及用途： 全草入药。利湿退黄、清热解毒。用于黄疸、痈肿疮疡、咽喉痛、烧烫伤。

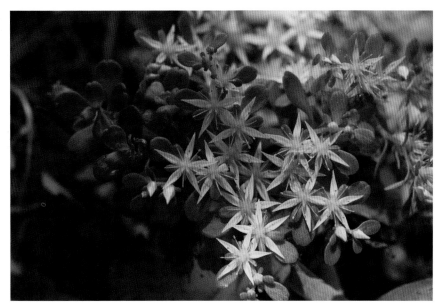

垂盆草

虎耳草科 / Saxifragaceae

/// 落新妇 ///

学名：*Astilbe chinensis* (Maxim.) Franch. et Savat.

形态特征： 多年生草本，高 50 ~ 100 cm。根状茎暗褐色，粗壮。基生叶为二至三回三出羽状复叶；顶生小叶片菱状椭圆形，侧生小叶片卵形至椭圆形，基部楔形、浅心形至圆形，先端短渐尖至急尖，边缘有重锯齿。圆锥花序；花密集；花瓣 5，淡紫色至紫红色。蒴果橘黄色。花果期 6—9 月。

生境分布： 生于海拔 390 ~ 3 600 m 的山谷、溪边、林下、林缘和草甸。

功效及用途： 全草入药。祛风、清热、止咳。用于风热感冒、头身疼痛、咳嗽。

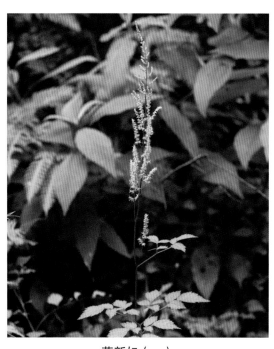

落新妇（一）

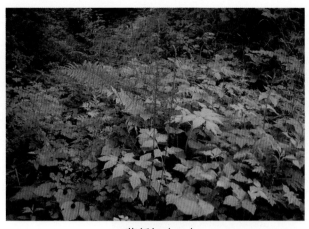

落新妇（二）

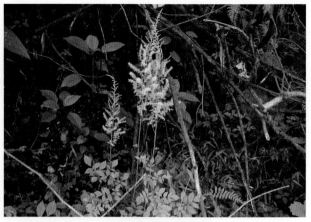

落新妇（三）

/// 峨眉岩白菜 ///

学名： *Bergenia emeiensis* C. Y. Wu

形态特征： 多年生草本，高约37 cm。根状茎粗壮，具鳞片和残存托叶鞘。叶均基生；叶片革质，狭倒卵形，先端钝圆，基部楔形，全缘。聚伞花序圆锥状；花瓣白色，狭倒卵形，先端钝圆，基部渐狭成爪。花期4—6月。

生境分布： 生于海拔1 590 m左右的石隙。

功效及用途： 全草入药。滋补强壮、止咳止血。用于支气管炎、咳嗽、咳血、肺结核、头晕体弱。

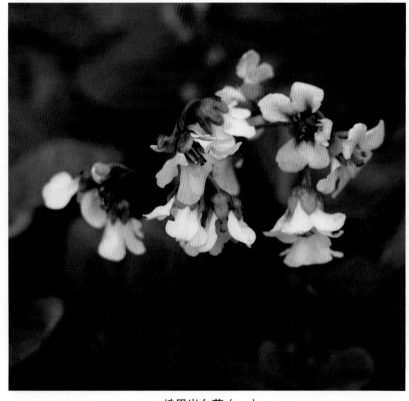

峨眉岩白菜（一）

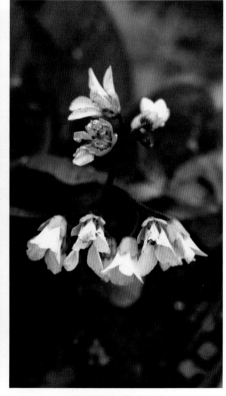

峨眉岩白菜（二）

/// 岩白菜 ///

学名： *Bergenia purpurascens* (Hook. f. et Thoms.) Engl.

形态特征： 多年生草本，高 13 ~ 52 cm。根状茎粗壮，被鳞片和残存托叶鞘。叶基生，叶片革质，倒卵形、狭倒卵形至近椭圆形，先端钝圆，基部楔形，边缘具波状齿至近全缘。聚伞花序圆锥状；花瓣紫红色，阔卵形，先端钝或微凹，基部变狭成爪。花期 4—5 月，果期 5—6 月。

生境分布： 生于海拔 2 700 ~ 4 800 m 的林下、灌丛、高山草甸和碎石隙。

功效及用途： 全草入药。滋补强壮、止咳止血。用于虚弱头晕、肺虚咳喘、咯血吐血、淋浊白带。

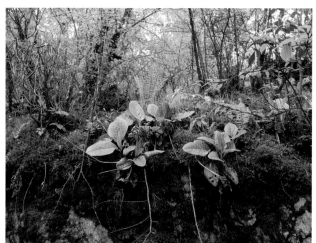
岩白菜（一）

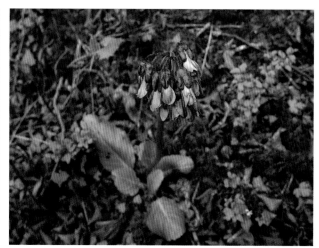
岩白菜（二）

/// 锈毛金腰 ///

学名： *Chrysosplenium davidianum* Decne. ex Maxim.

形态特征： 多年生草本，高 2 ~ 19 cm，丛生。根状茎横走，密被褐色长柔毛。基生叶具柄，叶片阔卵形至近阔椭圆形；茎生叶片阔卵形至近扇形，先端钝圆，基部宽楔形，边缘具圆齿，被褐色柔毛。聚伞花序；花黄色；萼片近圆形。蒴果先端近平截而微凹。花果期 4—8 月。

生境分布： 生于海拔 1 500 ~ 4 100 m 的林下阴湿草地或山谷石隙。

功效及用途： 全草入药。清热解毒、活

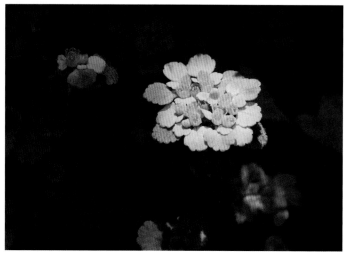
锈毛金腰

血通络。用于淋证、黄疸、出血、跌打损伤。

/// 溲 疏 ///

学名： *Deutzia scabra* Thunb.

形态特征： 落叶灌木，高达 3 m。树皮成薄片状剥落，小枝中空，红褐色。叶对生；叶片卵形至卵状披针形，顶端尖，基部稍圆，边缘有小锯齿，两面均有星状毛。圆锥花序，花白色或带粉红色斑点；萼筒钟状，裂片 5；花瓣 5，长圆形。蒴果近球形。花期 5—6 月，果期 10—11 月。

生境分布： 生于海拔 1 200 m 以下的山谷、路边、岩缝灌丛中。

功效及用途： 果实入药。清热、利尿。用于发热、小便不利、遗尿。

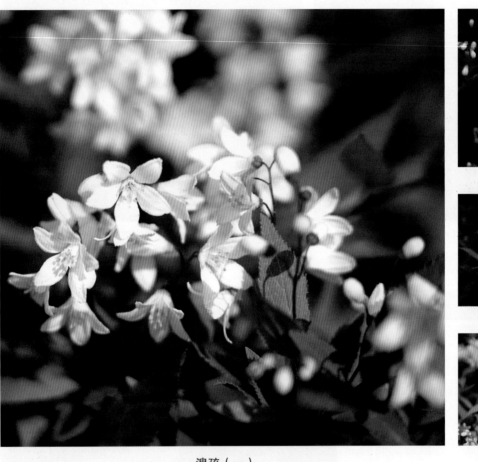

溲疏（一）

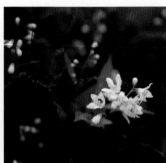

溲疏（二）

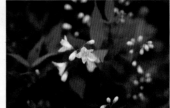

溲疏（三）

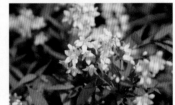

溲疏（四）

/// 常 山 ///

学名： *Dichroa febrifuga* Lour.

形态特征： 灌木，高 1 ~ 2 m。叶椭圆形、倒卵形、椭圆状长圆形或披针形，先端渐尖，基部楔形，边缘具齿。伞房状圆锥花序；花蓝色或白色；花瓣长圆状椭圆形，稍肉质，花后反折。浆果蓝色，干时黑色。花期2—4月，果期5—8月。

生境分布：生于海拔 200 ~ 2 000 m 的阴湿林中。

功效及用途：根入药。涌吐痰涎、截疟。用于痰饮停聚、胸膈痞塞、疟疾。

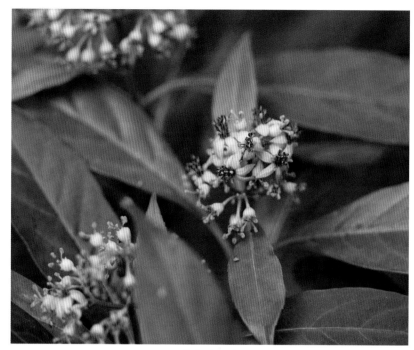
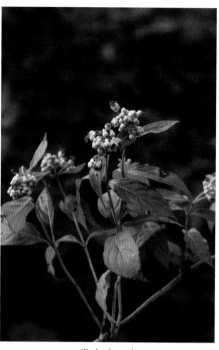

常山（一）　　　　　　　　　　　　　　　　　常山（二）

/// 冠盖绣球 ///

学名：*Hydrangea anomala* D. Don

形态特征：攀援藤本，长 2 ~ 4 m 或更长。树皮老后呈片状剥落。叶椭圆形、长卵形或卵圆形，先端渐尖，基部楔形、近圆形或有时浅心形，边缘密具小齿。伞房状聚伞花序；不育花萼片 4，阔倒卵形或近圆形，全缘或微波状或具数个圆钝齿；花瓣连合成一冠盖状花冠。蒴果坛状。花期5—6月，果期9—10月。

生境分布：生于海拔 500 ~ 2 900 m 的山谷溪边、山坡、林中。

功效及用途：根、叶入药。根祛瘀消肿。用于跌打损伤、瘀血疼痛。叶清热抗疟。用于疟疾、胸腹胀满；外用于皮肤疥癣。

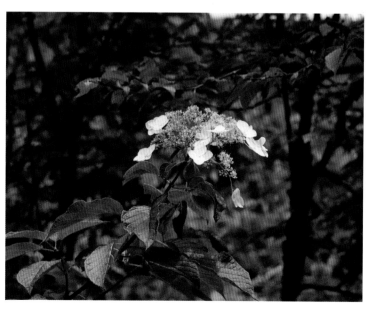

冠盖绣球

学名：*Hydrangea macrophylla* (Thunb.) Ser.

形态特征：灌木，高1～4m。叶倒卵形或阔椭圆形，基部钝圆或阔楔形，先端骤尖，具短尖头，边缘于基部以上具粗齿。伞房状聚伞花序；不育花萼片4，近圆形或阔卵形，粉红色、淡蓝色或白色；孕性花极少数；花瓣长圆形。蒴果长陀螺状。花期6—8月。

生境分布：生于海拔380～1700m的山谷溪旁或山顶疏林中。

功效及用途：根、全草、花入药。根和全草清热、解毒、祛瘀活络、利尿。用于疖痈、尿闭、乳腺炎、跌打损伤。花清热解毒、抗疟。用于心热烦躁、疟疾、喉炎、肾炎。

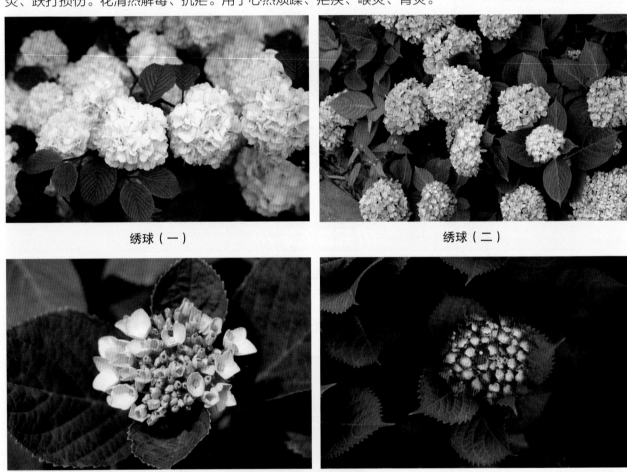

绣球（一）　　　　　　　　　　绣球（二）

绣球（三）　　　　　　　　　　绣球（四）

学名：*Penthorum chinense* Pursh

形态特征：多年生草本，高可在1m以上。单叶互生，披针形至狭披针形，先端长渐尖，基部楔形，边缘具细锯齿。聚伞花序；花小型，黄白色；萼片5，三角形；无花瓣。蒴果红紫色。花果期7—

10月。

生境分布：生于海拔 90 ~ 2 200 m 的林下、灌丛、草甸及水边。

功效及用途：全草（赶黄草）入药。利水除湿、祛瘀止痛。用于黄疸、水肿、跌打损伤、肿痛。

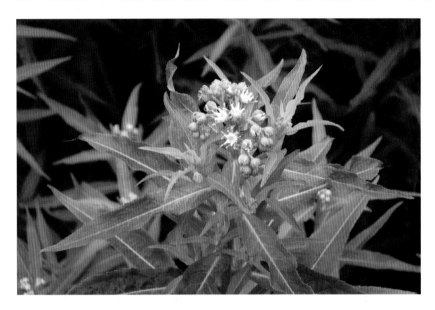

扯根菜

/// 七叶鬼灯檠 ///

学名：*Rodgersia aesculifolia* Batalin

形态特征：多年生草本，高 0.8 ~ 1.2 m。根状茎圆柱形，横生，内部微紫红色。茎具棱。掌状复叶具长柄，基部扩大呈鞘状；小叶片 5 ~ 7，倒卵形至倒披针形，先端短渐尖，基部楔形，边缘具重锯齿。多歧聚伞花序圆锥状，花序轴和花梗均被白色膜片状毛。蒴果卵形。花果期 5—10 月。

生境分布：生于海拔 1 100 ~ 3 400 m 的林下、灌丛、草甸和石隙。

功效及用途：根状茎（岩陀）入药。活血调经、祛风除湿。用于跌打损伤、骨折、月经不调、痛经、劳伤咳嗽、风湿疼痛、外伤出血。

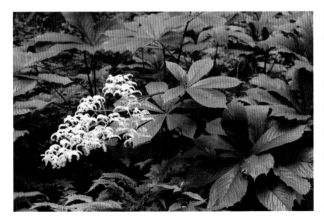

七叶鬼灯檠（一）

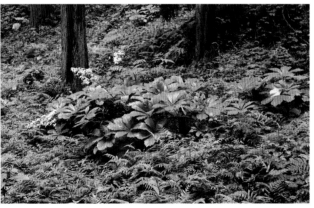

七叶鬼灯檠（二）

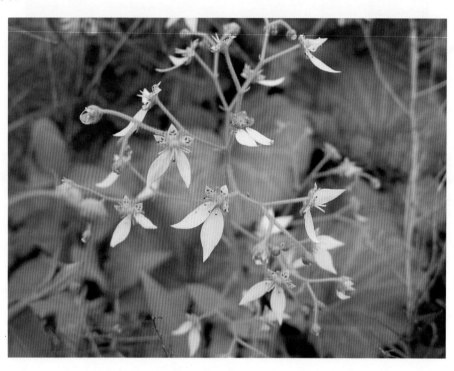

/// 虎耳草 ///

学名： *Saxifraga stolonifera* Curt.

形态特征： 多年生草本，高 8 ～ 45 cm。匍匐枝细长，密被卷曲长腺毛。基生叶具长柄，叶片近心形、肾形至扁圆形；茎生叶披针形。聚伞花序圆锥状；花瓣白色，中上部具紫红色斑点，基部具黄色斑点，5 枚，其中 3 枚较短，卵形，另 2 枚较长，披针形至长圆形；子房卵球形。花果期 4—11 月。

生境分布： 生于海拔 400 ～ 4 500 m 的林下、灌丛、草甸和阴湿岩隙。

功效及用途： 全草入药。祛风清热、凉血解毒。用于风疹、湿疹、中耳炎、丹毒、咳嗽吐血、肺痈、崩漏、痔疾。

虎耳草

/// 黄水枝 ///

学名： *Tiarella polyphylla* D. Don

形态特征： 多年生草本，高 20 ～ 45 cm。根状茎横走。茎不分枝，密被腺毛。叶具长柄，叶片心形，先端急尖，基部心形，掌状 3 ～ 5 浅裂，边缘具不规则浅齿，两面密被腺毛。总状花序；花小，白色；萼片 5 裂，卵形；无花瓣。蒴果。花果期 4—11 月。

生境分布： 生于海拔 980 ～ 3 800 m 的林下、灌丛和阴湿地。

中国瓦屋山常见药用植物图鉴

功效及用途：全草入药。清热解毒、活血祛瘀、消肿止痛。用于痈疖肿毒、跌打损伤、肝炎、咳嗽气喘。

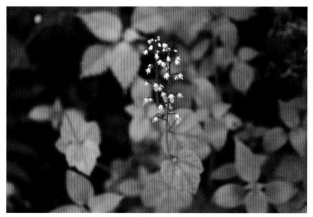

黄水枝（一）

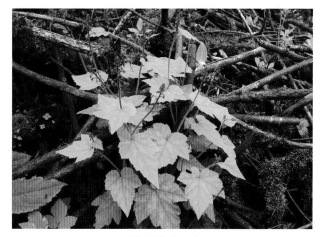

黄水枝（二）

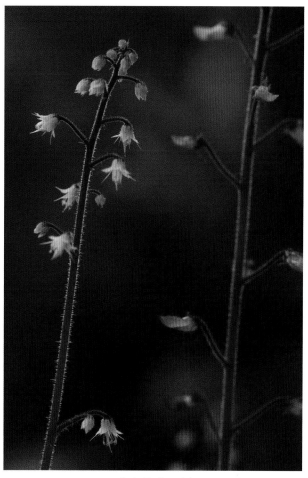

黄水枝（三）

海桐花科

Pittosporaceae

/// 光叶海桐 ///

　　学名： *Pittosporum glabratum* Lindl.

　　形态特征：灌木，高 2 ~ 3 m。叶聚生于枝顶，窄矩圆形或倒披针形，先端尖锐，基部楔形，边缘微波状。花序伞形，1 ~ 4 枝簇生于枝顶叶腋；花瓣 5，黄色，瓣片倒披针形。蒴果卵形或椭圆形。花期 4 月，果熟期 9 月。

生境分布：生于林间阴湿地、山坡、溪边。

功效及用途：根入药。祛风除湿、活血通络、止咳涩精。用于风湿痹痛、腰腿疼痛、跌打骨折、头晕失眠、虚劳咳喘。

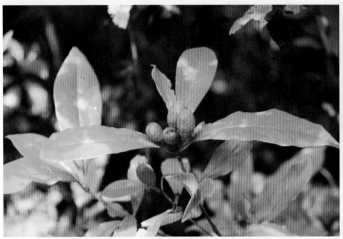

光叶海桐（一）

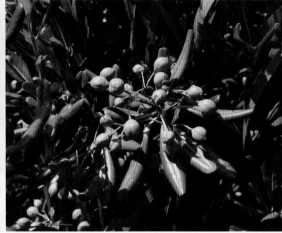

光叶海桐（二）

/// 海金子 ///

学名：*Pittosporum illicioides* Mak.

形态特征：灌木，高达5m。叶生于枝顶，3～8片簇生呈假轮生状；叶片倒卵状披针形或倒披针形，先端渐尖，基部窄楔形。伞形花序顶生，有花2～10朵；花黄色。蒴果近圆形。花期4—5月，果期6—10月。

生境分布：生于山谷、溪边。

功效及用途：根、叶、种子入药。解毒、利湿、活血、消肿。用于虫蛇咬伤、关节疼痛、痈疽疮疖、跌打伤折、湿疹。

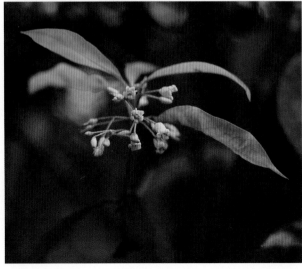

海金子（一）

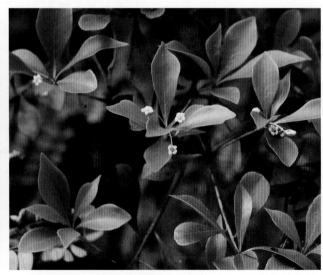

海金子（二）

金缕梅科

Hamamelidaceae

/// **蜡瓣花** ///

学名： *Corylopsis sinensis* Hemsl.

形态特征： 灌木。嫩枝有柔毛，老枝秃净，有皮孔。叶片倒卵圆形或倒卵形，有时为长倒卵形，先端急短尖或略钝，基部不等侧心形，上面秃净无毛，下面有灰褐色星状柔毛，边缘有刺毛状锯齿。总状花序；花瓣匙形。蒴果近圆球形。花期 3—4 月，果期 9—10 月。

生境分布： 生于湿润、肥沃的山坡阔叶林内。

功效及用途： 根皮入药。和胃安神。用于恶寒发热、呕逆心跳、烦乱昏迷。

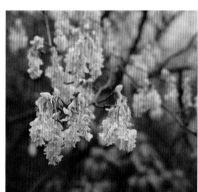

蜡瓣花（二）

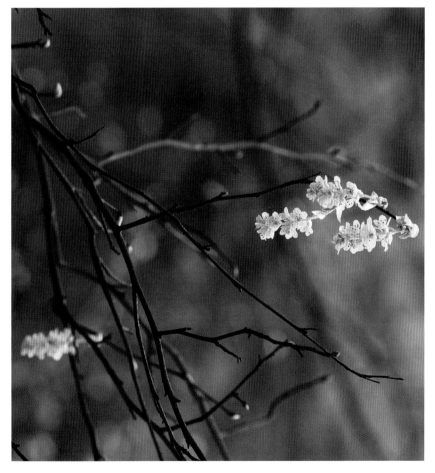

蜡瓣花（一）

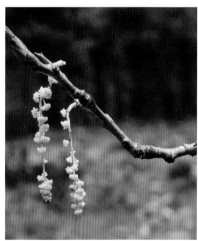

蜡瓣花（三）

杜仲科

Eucommiaceae

/// 杜 仲 ///

学名：*Eucommia ulmoides* Oliver

形态特征： 乔木，高可达 20 m。树皮灰褐色，粗糙，内含橡胶，折断拉开有多数细丝。叶椭圆形、卵形或矩圆形，先端渐尖，基部圆形或阔楔形，边缘有锯齿。花单性，雌雄异株；雄花无花被；雌花单生。翅果长椭圆形，扁平，周围具薄翅。早春开花，秋后果实成熟。

生境分布：生于海拔 300 ~ 500 m 的低山、谷地或低坡的疏林里。多人工栽培。

功效及用途：树皮入药。补肝肾、强筋骨、固红安胎。用于肾虚腰痛、胎动不安、风湿疼痛。

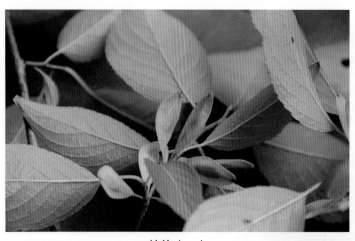

杜仲（一）

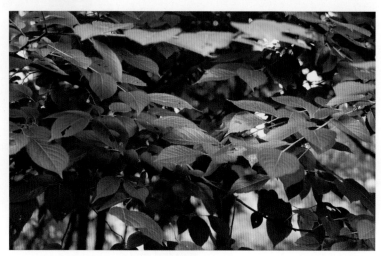

杜仲（二）

蔷薇科

Armeniacamume

/// 龙芽草 ///

学名：*Agrimonia pilosa* Ldb.

形态特征：多年生草本，高 30 ~ 120 cm。根多呈块茎状。间断奇数羽状复叶，小叶 3 ~ 4 对；小叶片倒卵形、倒卵椭圆形或倒卵披针形，顶端急尖至圆钝，稀渐尖，基部楔形至宽楔形，边缘有锯齿。花序穗状顶生；花瓣黄色，长圆形。果实倒卵圆锥形，顶端有钩刺。花果期 5—12 月。

生境分布：生于海拔 100 ~ 3 800 m 的溪边、路旁、草地、灌丛、林缘及疏林下。

功效及用途：全草及根入药。收敛止血、消炎止痢、解毒杀虫、益气强心。用于吐血咯血、衄血尿血、功能性子宫出血、痢疾、胃肠炎、劳伤无力、闪挫腰痛；外用于痈疮。

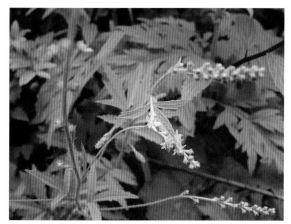

龙芽草（一）

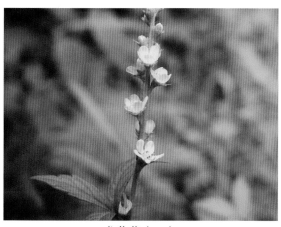

龙芽草（二）

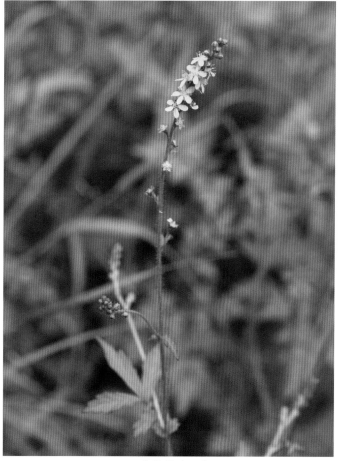

龙芽草（三）

149

/// 毛叶木瓜 ///

学名： *Chaenomeles cathayensis* (Hemsl.) Schneid.

形态特征： 落叶灌木至小乔木，高 2 ~ 6 m。枝条具短枝刺。叶片椭圆形、披针形至倒卵披针形，先端急尖或渐尖，基部楔形至宽楔形，边缘有芒状细尖锯齿，幼时下面密被褐色绒毛。花簇生，先叶开放；花瓣倒卵形或近圆形，淡红色或白色。果实卵球形或近圆柱形。花期 3—5 月，果期 9—10 月。

生境分布： 生于海拔 900 ~ 2 500 m 的山坡、林边、道旁，栽培或野生。

功效及用途： 果实入药。舒筋活络、和胃化湿。用于风湿痹痛、肢体酸重、筋脉拘挛、吐泻转筋、脚气水肿。

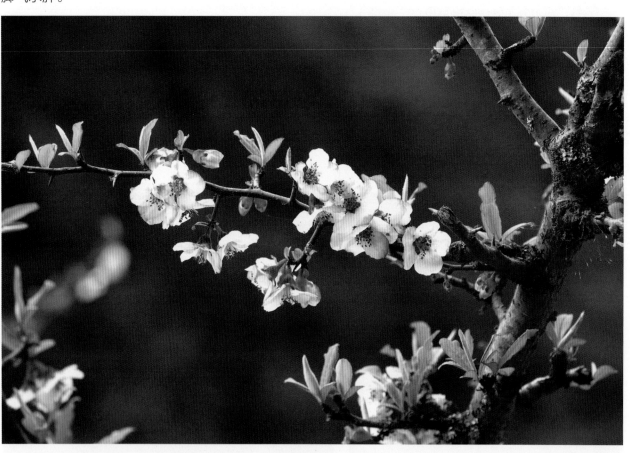

毛叶木瓜

/// 木　瓜 ///

学名： *Chaenomeles sinensis* (Thouin) Koehne

形态特征： 灌木或小乔木，高 5 ~ 10 m。叶片椭圆卵形或椭圆长圆形，稀倒卵形，先端急尖，基部宽楔形或圆形，边缘有尖锐锯齿，齿尖有腺。花单生于叶腋；萼筒钟状；花瓣倒卵形，淡粉红色。果实长椭圆形，暗黄色，木质。花期 4 月，果期 9—10 月。

生境分布：各地多栽培。

功效及用途：果实（光皮木瓜）入药。舒筋活络、和胃化湿。用于风湿痹痛、肢体酸重、筋脉拘挛、吐泻转筋、脚气水肿。

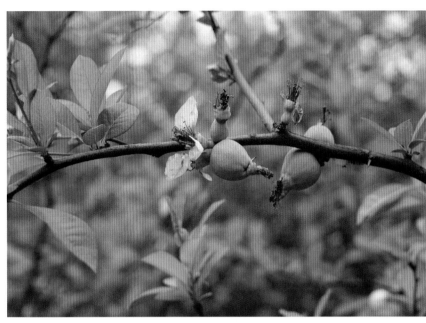

木瓜（一）

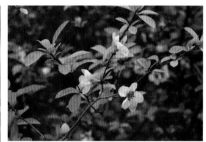

木瓜（二）

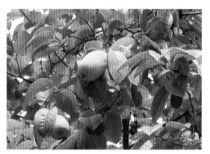

木瓜（二）

/// 皱皮木瓜 ///

学名：*Chaenomeles speciosa* (Sweet) Nakai

形态特征：灌木，高达 2 m，具枝刺。叶片卵形至椭圆形，稀长椭圆形，先端急尖，稀圆钝，基部楔形至宽楔形，边缘具细锯齿。花 2 ~ 6 朵簇生于二年生枝上，叶前或与叶同时开放；萼筒裂片直立；花瓣近圆形或倒卵形，具短爪，猩红色或淡红色。梨果球形至卵形，黄色或黄绿色。花期 4 月，果期 10 月。

生境分布：各地多栽培。习称贴梗海棠。

功效及用途：果实（皱皮木瓜）入药。舒肝和胃、除湿止痛。用于吐泻、胸闷不适、风湿疼痛、脚气水肿。

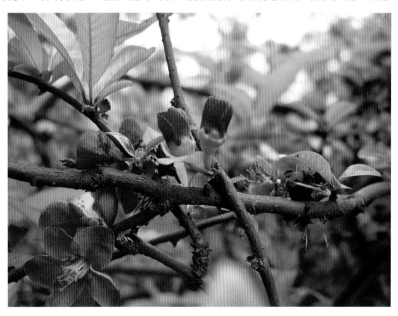

皱皮木瓜（一）

151

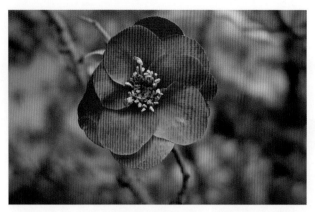
皱皮木瓜（二）

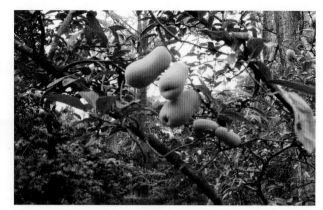
皱皮木瓜（三）

/// 蛇 莓 ///

学名： *Duchesnea indica* (Andr.) Focke

形态特征： 多年生草本。匍匐茎多数，有柔毛。小叶片倒卵形至菱状长圆形，先端圆钝，边缘有钝锯齿。花单生于叶腋；萼片卵形，先端锐尖；花瓣倒卵形，黄色，先端圆钝；花托在果期膨大，鲜红色。瘦果卵形。花期 6—8 月，果期 8—10 月。

生境分布： 生于海拔 1 800 m 以下的山坡、河岸、草地潮湿的地方。

功效及用途： 全草入药。散瘀消肿、收敛止血、清热解毒。用于感冒发热、口疮咽痛、月经不调、烧烫伤、跌打肿痛。

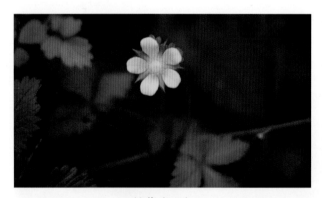
蛇莓（一）

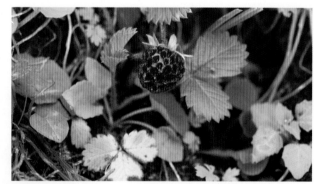
蛇莓（二）

/// 枇 杷 ///

学名： *Eriobotrya japonica* (Thunb.) Lindl.

形态特征： 小乔木，高可达 10 m。小枝密生锈色或灰棕色绒毛。叶片披针形、倒披针形、倒卵形或椭圆长圆形，先端急尖或渐尖，基部楔形或渐狭成叶柄，上部边缘有疏锯齿，基部全缘。圆锥花序顶生；花瓣白色，长圆形或卵形。果实球形或长圆形，黄色或橘黄色。花期 10—12 月，果期翌年 5—6 月。

生境分布：各地多栽培。

功效及用途：叶、果实、种子入药。叶清肺止咳、降逆止呕。用于肺热咳嗽、气逆喘急、胃热呕吐。果实润肺止渴、下气。用于肺痿咳嗽、吐血衄血、燥渴呕逆。种子化痰止咳、疏肝行气、利水消肿。用于咳嗽痰多、疝气、水肿。果实为常见水果。

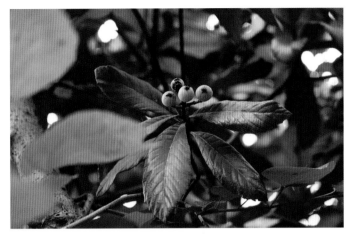
枇杷（一）

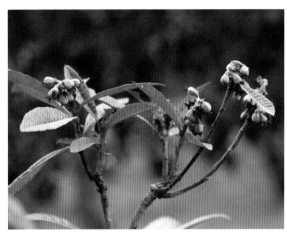
枇杷（二）

/// 野草莓 ///

学名：*Fragaria vesca* L.

形态特征：多年生草本，高 5 ~ 30 cm。3 小叶，稀羽状 5 小叶，小叶片倒卵圆形、椭圆形或宽卵圆形，顶端圆钝，基部楔形，边缘具锯齿。聚伞花序；花瓣白色，倒卵形，基部具短爪。聚合果卵球形，红色。花期 4—6 月，果期 6—9 月。

生境分布：生于山坡、草地、林下。

功效及用途：全草入药。清肺止咳、解毒消肿。用于肺热咳喘、口舌生疮、痢疾、淋证、疮疡肿痛、骨折损伤。果实可食用。

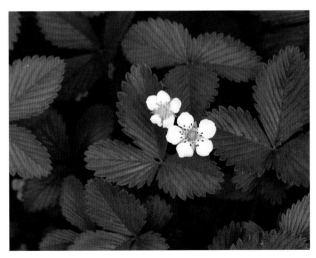
野草莓（一）

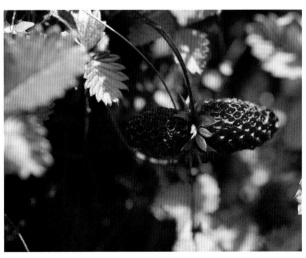
野草莓（二）

153

学名：*Geum aleppicum* Jacq.

形态特征：多年生草本，高 30 ～ 100 cm。基生叶为大头羽状复叶，小叶 2 ～ 6 对；茎生叶为羽状复叶；托叶卵形，边缘有粗锯齿。花序顶生；花瓣黄色，几圆形。聚合瘦果倒卵球形，被长硬毛。花果期 7—10 月。

生境分布：生于海拔 200 ～ 3 500 m 的山坡草地、沟边、地边、河滩、林间及林缘。

功效及用途：全草入药。清热解毒、消肿止痛。用于肠炎、痢疾、小儿惊风、腰腿疼痛、跌打损伤、月经不调、白带；外用于疔疮、痈肿，鲜品捣烂敷患处。

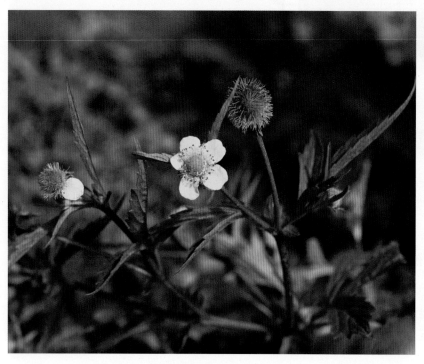

路边青（一）

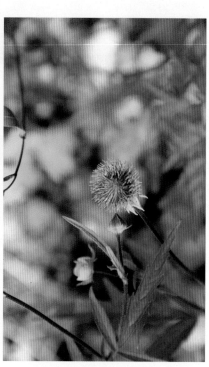

路边青（二）

学名：*Geum japonicum* var. *chinense* F. Bolle

形态特征：多年生草本，高 25 ～ 60 cm。全株被黄色短柔毛及粗硬毛。基生叶为大头羽状复叶，通常有小叶 1 ～ 2 对；下部茎生叶具 3 小叶。花序顶生；萼片三角卵形，顶端渐尖；花瓣黄色，几圆形。聚合瘦果卵球形或椭球形，被长硬毛。花果期 5—10 月。

生境分布：生于海拔 200 ～ 2 300 m 的山坡草地、田边、河边、灌丛或疏林下。

功效及用途：全草入药。功效同路边青。

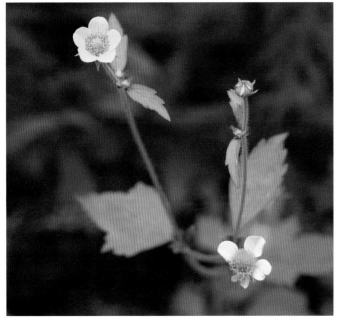

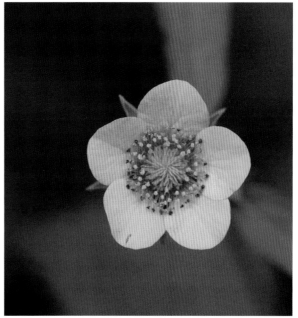

柔毛路边青（一）　　　　　　　　柔毛路边青（二）

/// 棣棠花 ///

学名： *Kerria japonica* (L.) DC.

形态特征： 灌木，高 1 ~ 3 m。小枝有棱，常拱垂。叶互生，三角状卵形或卵圆形，顶端长渐尖，基部圆形、截形或微心形，边缘有锐重锯齿。单花着生在当年生侧枝顶端；花瓣黄色，宽椭圆形，顶端下凹。瘦果倒卵形至半球形。花期 4—6 月，果期 6—8 月。

生境分布： 生于海拔 200 ~ 3 000 m 的山坡灌丛中。

功效及用途： 花入药。化痰止咳、利湿消肿、解毒。用于咳嗽、风湿痹痛、水肿、小便不利、消化不良、痈疽肿毒、湿疹、荨麻疹。

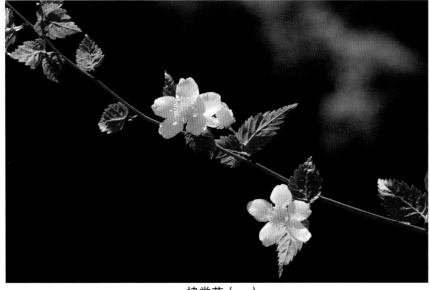

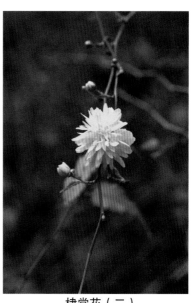

棣棠花（一）　　　　　　　　棣棠花（二）

155

学名：*Potentilla chinensis* Ser.

形态特征：多年生草本，花茎高 20 ～ 70 cm。根粗壮，圆柱形，稍木质化。基生叶为羽状复叶，小叶 5 ～ 15 对；小叶片长圆形、倒卵形或长圆披针形，边缘羽状分裂，被白色绒毛。伞房状聚伞花序；花瓣黄色，宽倒卵形，顶端微凹。瘦果卵球形，深褐色。花果期 4—10 月。

生境分布：生于海拔 400 ～ 3 200 m 的山坡草地、沟谷、林缘、灌丛或疏林下。

功效及用途：全草入药。清热解毒、凉血止痢。用于高热惊风、肺热咳嗽、疮疖肿痛、目赤肿痛、风湿麻木、跌打损伤、月经不调。

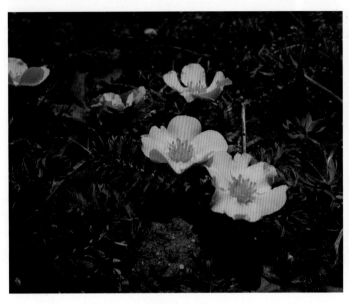

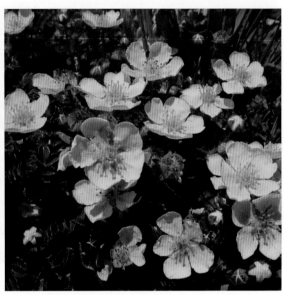

委陵菜（一）

委陵菜（二）

学名：*Potentilla fruticosa* L.

形态特征：灌木，高 0.5 ～ 2 m。小枝红褐色。羽状复叶，有小叶 2 对，稀 3 小叶；小叶片长圆形、倒卵长圆形或卵状披针形，顶端急尖或圆钝，基部楔形，全缘。单花或数朵生于枝顶；花瓣黄色，宽倒卵形，顶端圆钝。瘦果近卵形。花果期 6—9 月。

生境分布：生于海拔 1 000 ～ 4 000 m 的山坡草地、砾石坡、灌丛及林缘。

功效及用途：花、枝叶、根入药。花化湿健脾。用于湿阻脾胃、食欲不振、浮肿、带下、乳腺炎。枝叶清泄暑热、健胃消食、调经。用于暑热眩晕、两目不清、胃气不和、食滞纳呆、月经不调。根止血、解毒、利咽。用于崩漏、口疮、咽喉肿痛。

中国瓦屋山常见药用植物图鉴

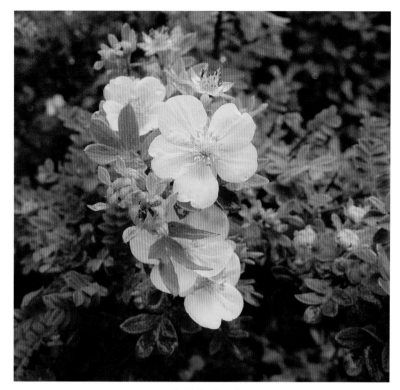

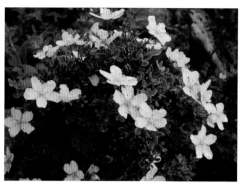

金露梅（二）

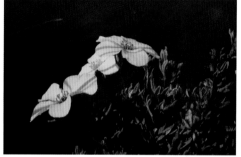

金露梅（三）

金露梅（一）

/// 杏 ///

学名：*Prunus armeniaca* L.

形态特征：乔木，高达 15 m。叶互生，广卵形，先端短尖或尾状尖，边缘有钝锯齿。花单生于枝端，先叶开放；花瓣 5，白色至淡粉红色，圆形至宽倒卵形。核果近球形，黄色或带红晕；果肉厚，暗黄色，多汁；果核心状卵形。花期 3—4 月，果期 6—7 月。

生境分布：各地多栽培。

功效及用途：种仁（杏仁）入药。止咳平喘、润肠通便。用于咳嗽气喘、胸满痰多、血虚津枯、肠燥便秘。果实可食用。

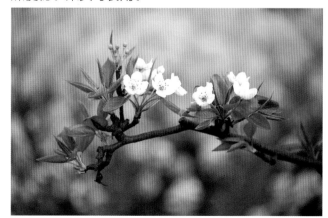

杏（一）

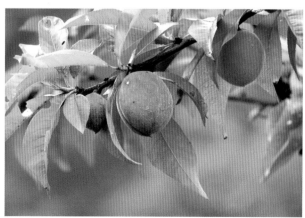

杏（二）

157

学名: *Prunus mume* Sieb. et Zucc.

形态特征: 小乔木，高可达 10 m。小枝细长，先端刺状。叶片卵形或椭圆形，边缘常具小锐锯齿。花先叶开放；花瓣 5，宽倒卵形，白色或粉红色。果实近球形，黄色或绿白色，果肉与核粘贴。花期春季，果期 5—6 月。

生境分布: 各地多栽培。

功效及用途: 果实（乌梅）、花入药。果实敛肺止咳、涩肠止泻、生津止渴。用于肺虚久咳、久泻久痢、腹痛呕吐、虚热消渴。花疏肝解郁、开胃生津、化痰。用于肝胃气痛、胸闷心烦、暑热烦渴、食欲不振、妊娠呕吐、痘疹。果实可食用。

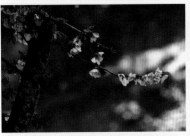

梅（一）

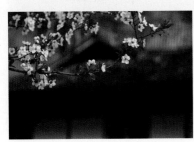

梅（二）

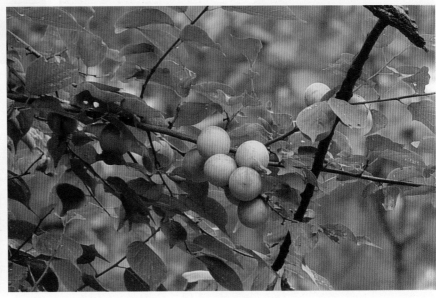

梅（三）

学名: *Prunus persica* L.

形态特征: 乔木，高 3 ~ 8 m。叶片长圆披针形、椭圆披针形或倒卵状披针形，先端渐尖，基部宽楔形，边缘具锯齿。花单生，先叶开放；萼筒钟形；花瓣粉红色，罕白色。果实卵形、宽椭圆形或扁圆形；果肉多汁；核椭圆形或近圆形，表面具沟纹和孔穴；种仁味苦。花期 3—4 月，果期通常 7—9 月。

生境分布: 各地多栽培。

功效及用途: 种子（桃仁）入药。活血祛瘀、润肠通便、止咳平喘。用于经闭痛经、癥瘕痞块、肺痈肠痈。果实为水果，供食用。

中国瓦屋山 常见药用植物图鉴

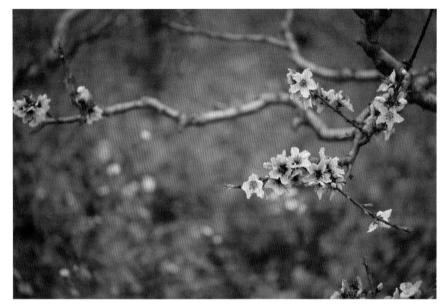

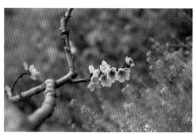

桃（二）

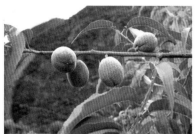

桃（三）

桃（一）

///火　棘///

学名：*Pyracantha fortuneana* (Maxim.) Li

形态特征：灌木，高达 3 m。侧枝先端成刺状。叶片倒卵形或倒卵状长圆形，先端圆钝或微凹，基部楔形，下延连于叶柄，边缘具钝锯齿。复伞房花序；萼筒钟状；花瓣白色，近圆形。果实近球形，橘红色或深红色。花期 3—5 月，果期 8—11 月。

生境分布：生于海拔 500 ~ 2 800 m 的山地、丘陵地、阳坡灌丛、草地及河沟、路旁。

功效及用途：果实、根及叶入药。果消积止痢、活血止血。用于消化不良、肠炎、痢疾、小儿疳积、崩漏、白带、产后腹痛。根清热凉血。用于骨蒸潮热、肝炎、跌打损伤、筋骨疼痛、月经不调、吐血便血。叶清热解毒；外用于疮疡肿毒。

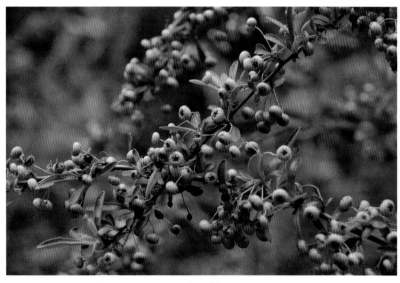

火　棘

159

/// 月季花 ///

学名：*Rosa chinensis* Jacq.

形态特征：灌木，高 1 ~ 2 m。奇数羽状复叶，小叶通常 3 ~ 5；叶片宽卵形至卵状长圆形，先端长渐尖或渐尖，基部近圆形或宽楔形，边缘具锐齿。花常簇生；花瓣重瓣至半重瓣，红色、粉红色至白色，倒卵形，先端有凹缺。果卵球形或梨形。花期 4—9 月，果期 6—11 月。

生境分布：各地多栽培。

功效及用途：花、根、叶均入药。活血调经、疏肝解郁、消肿解毒。用于肝郁血滞、月经不调、痛经闭经、胸胁胀痛、跌打损伤、瘀肿疼痛。

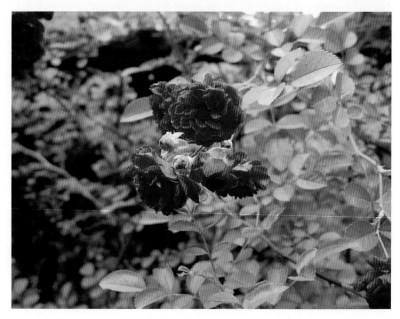

月季花

/// 金樱子 ///

学名：*Rosa laevigata* Michx.

形态特征：攀援灌木，高可达 5 m。小枝散生扁弯皮刺。小叶通常 3；小叶片椭圆状卵形、倒卵形或披针状卵形，先端急尖或圆钝，稀尾状渐尖，边缘具锐锯齿。花单生；花瓣白色，宽倒卵形，先端微凹。果实梨形、倒卵形，稀近球形，紫褐色，密被刺毛，萼片宿存。花期 4—6 月，果期 7—11 月。

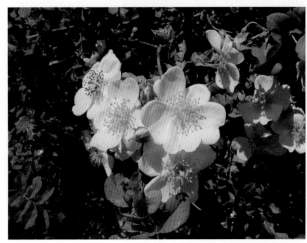

金樱子（一）

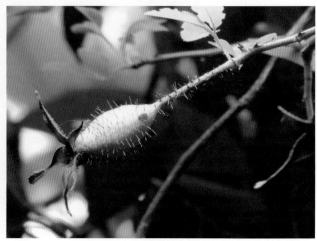

金樱子（二）

生境分布：生于海拔 200 ~ 1 600 m 的向阳山野、田边、溪畔灌木丛中。

功效及用途：果实入药。固精缩尿、涩肠止泻。用于遗精滑精、遗尿尿频、崩漏带下、久泻久痢、子宫脱垂。

/// 缫丝花 ///

学名：*Rosa roxburghii* Tratt.

形态特征：灌木，高 1 ~ 2.5 m。小枝有皮刺。小叶 9 ~ 15；小叶片椭圆形或长圆形，先端急尖或圆钝，基部宽楔形，边缘有细锯齿。花单生或 2 ~ 3 朵；萼片宽卵形，有羽状裂片，外面密被针刺；花瓣重瓣至半重瓣，淡红色或粉红色，倒卵形。果扁球形，绿红色，外面密生刺；萼片宿存。花期 5—7 月，果期 8—10 月。

生境分布：生于海拔 500 ~ 2 500 m 的向阳山坡、沟谷、路旁以及灌木丛中。

功效及用途：果实（刺梨）入药。消食健胃、收敛止泻。用于食积腹胀、痢疾、泄泻、自汗盗汗、遗精、带下、月经过多、痔疮出血。果实可食用。

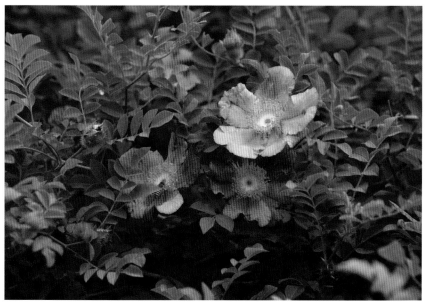

缫丝花（一）

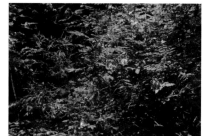

缫丝花（二）

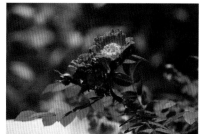

缫丝花（三）

/// 玫 瑰 ///

学名：*Rosa rugosa* Thunb.

形态特征：灌木，高可达 2 m。小枝具皮刺和腺毛。奇数羽状复叶，小叶 5 ~ 9；小叶片椭圆形或椭圆状倒卵形，先端急尖或圆钝，基部圆形或宽楔形，边缘具尖锯齿。花数朵簇生或单生于叶腋；花瓣倒卵形，重瓣至半重瓣，芳香，紫红色至白色。果扁球形。花期 5—6 月，果期 8—9 月。

生境分布：各地多栽培。

功效及用途：花蕾入药。行气解郁、和血止痛。用于肝胃气痛、食少呕恶、月经不调、跌扑伤痛。鲜花可蒸制芳香油，食用及化妆品用。

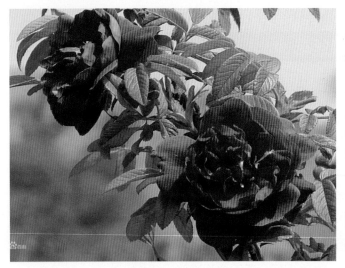

玫瑰（一）

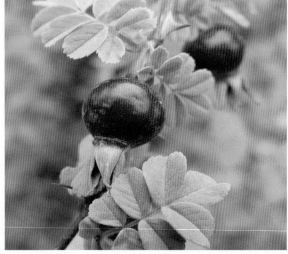

玫瑰（二）

/// 插田泡 ///

学名：*Rubus coreanus* Miq.

形态特征：灌木，高 1～3 m。枝红褐色，被白粉，具扁平皮刺。小叶通常 5 枚，稀 3 枚，卵形、菱状卵形或宽卵形，顶端急尖，基部楔形至近圆形，边缘具粗锯齿。伞房花序；花瓣倒卵形，淡红色至深红色。聚合果近球形，深红色至紫黑色。花期 4—6 月，果期 6—8 月。

生境分布：生于海拔 100～1 700 m 的山坡灌丛或山谷、河边、路旁。

功效及用途：果实、根入药。果实补肾固精。用于阳痿、遗精、遗尿、白带。根调经活血、止血止痛。用于跌打损伤、月经不调；外用于外伤出血。果实可食用。

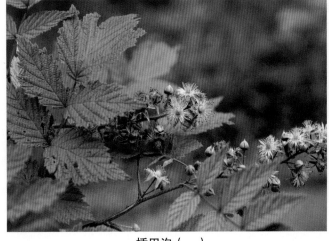

插田泡（一）

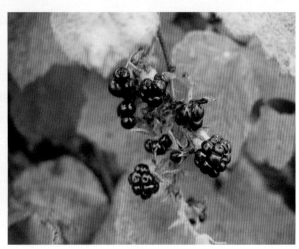

插田泡（二）

/// 高粱泡 ///

学名：*Rubus lambertianus* Ser.

形态特征：藤状灌木，高达 3 m。单叶宽卵形，稀长圆状卵形，顶端渐尖，基部心形，边缘有细锯齿；叶柄有稀疏小皮刺。圆锥花序顶生；花瓣倒卵形，白色。果实近球形，由多数小核果组成，熟时红色。花期 7—8 月，果期 9—11 月。

生境分布：生低海拔山坡、山谷或路旁灌木丛中阴湿处或生于林缘及草坪。

功效及用途：根、叶入药。活血调经、消肿解毒。用于产后腹痛、血崩、痛经、坐骨神经痛、风湿关节痛。果实可食用。

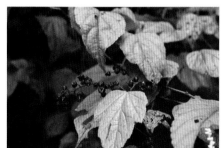

高粱泡（一）

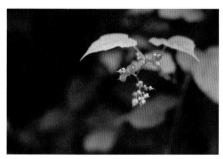

高粱泡（二）

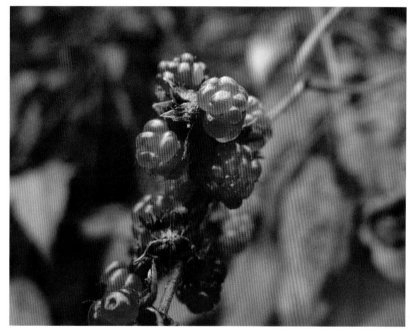

高粱泡（三）

/// 地　榆 ///

学名：*Sanguisorba officinalis* L.

形态特征：多年生草本，高 30 ～ 120 cm。根粗壮，横切面黄白或紫红色。茎有棱。基生叶为羽状复叶；小叶片卵形或长圆状卵形，顶端圆钝，稀急尖，基部心形至浅心形，边缘具粗大圆锯齿；茎生叶狭长。穗状花序椭圆形，圆柱形或卵球形；萼片 4，紫红色。果实包于宿存萼筒内。花果期 7—10 月。

生境分布：生于海拔 30 ～ 3 000 m 的草原、草甸、山坡草地、灌丛中、疏林下。

功效及用途：根入药。凉血止血、解毒敛疮。用于便血、痔血、血痢、崩漏、水火烫伤、痈肿疮毒。

163

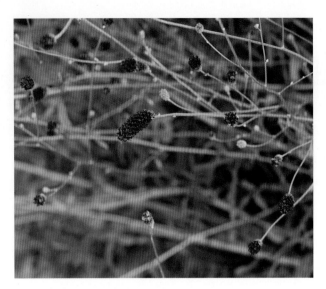

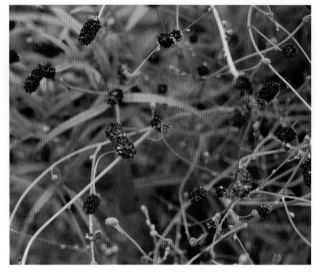

地榆（一）   地榆（二）

豆 科

Leguminosae

/// 合 欢 ///

学名： *Albizia julibrissin* Durazz.

形态特征： 乔木，高可达 16 m。二回羽状复叶，羽片 4～12 对；小叶线形至长圆形，向上偏斜，先端有小尖头，有缘毛。头状花序于枝顶排成圆锥花序；花粉红色；花冠裂片三角形。荚果带状。花期 6—7 月，果期 8—10 月。

生境分布： 生于山坡或人工栽培。

功效及用途： 树皮入药。解郁安神、活血消肿。用于心神不宁、烦躁失眠、跌打损伤、血瘀肿痛、疮疡肿毒。

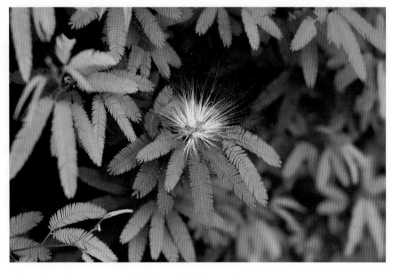

合欢

学名： *Callerya dielsiana* (Harms) P. K. Loc ex Z. Wei et Pedley

形态特征：攀援灌木，长 2 ～ 5 m。羽状复叶；叶片披针形、长圆形、狭长圆形，先端急尖至渐尖，基部钝圆。圆锥花序顶生； 花萼阔钟状；花冠蝶形，紫红色。荚果线形至长圆形，扁平，密被灰色绒毛。花期 5—9 月，果期 6—11 月。

生境分布：生于山坡杂木林缘或灌丛中。

功效及用途：藤茎入药。补血活血、通络。用于月经不调、血虚萎黄、麻木瘫痪、风湿痹痛。

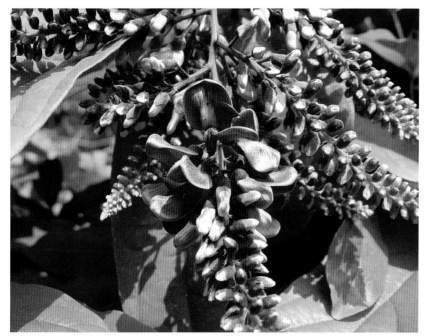 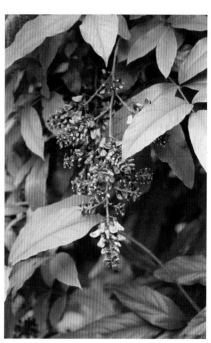

香花鸡血藤（一）　　　　　　　　　　　香花鸡血藤（二）

豆科

学名： *Callerya nitida* (Bentham) R. Geesink

形态特征：大型攀援藤本。单数羽状复叶，小叶 5；小叶片卵状披针形或长圆形，先端钝尖，基部圆形或钝，全缘。圆锥花序顶生；花萼钟状，密被绒毛；花冠蝶形，青紫色。荚果线状长圆形，密被黄褐色绒毛。花期 5—9 月，果期 7—11 月。

生境分布：生于海拔约 800 m 的灌丛或山地疏林中。

功效及用途：藤茎入药。活血补血、通经活络。用于贫血、产后虚弱、头晕目眩、月经不调、风湿痹痛、腰膝麻木、血虚经闭。

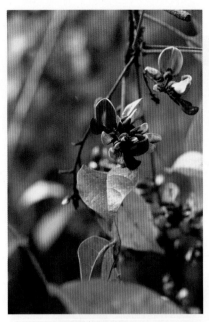

亮叶鸡血藤（一）

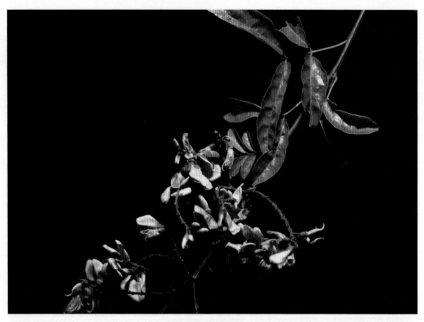

亮叶鸡血藤（二）

/// 锦鸡儿 ///

学名：*Caragana sinica* (Buc´hoz) Rehd.

形态特征：灌木，高 1～2 m。树皮深褐色；小枝有棱。托叶三角形，硬化成针刺；小叶 2 对，羽状；叶片倒卵形或长圆状倒卵形，先端圆形或微缺，基部楔形或宽楔形。花单生；花萼钟状；花冠蝶形，黄色，常带红色。荚果圆筒状。花期 4—5 月，果期 7 月。

生境分布：生于山坡和灌丛。

功效及用途：根、花入药。根滋补强壮、活血调经、祛风利湿。用于高血压、头昏头晕、耳鸣眼花、体弱乏力、月经不调、白带、乳汁不足、风湿关节痛、跌打损伤。花祛风活血、止咳化痰。用于头晕耳鸣、肺虚咳嗽、小儿消化不良。

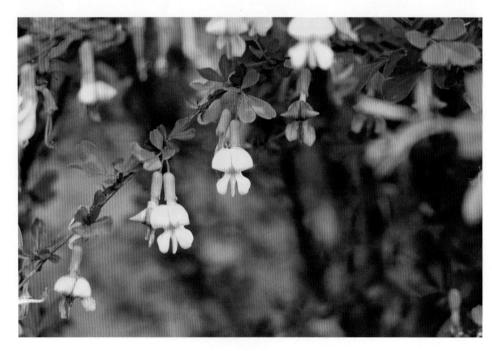

锦鸡儿

166

学名： *Cassia tora* L.

形态特征： 亚灌木状草本，高 1 ~ 2 m。偶数羽状复叶，小叶 3 对；叶片倒卵形或倒卵状长椭圆形，顶端圆钝而有小尖头，基部渐狭，偏斜。花通常 2 朵聚生；花瓣黄色。荚果近四棱形，两端渐尖。花果期 8—11 月。

生境分布： 生于山坡、旷野及河滩沙地上。

功效及用途： 种子（决明子）入药。清肝明目、利水通便。用于高血压、头痛眩晕、急性结膜炎、青光眼、痈疖疮疡。

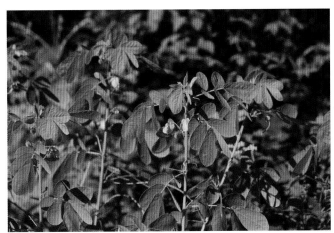 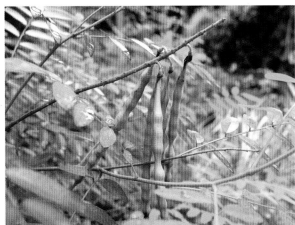

决明（一）　　　　　　　　　决明（二）

豆科

学名： *Cercis chinensis* Bunge

形态特征： 灌木，高 2 ~ 5 m。树皮和小枝灰白色。叶近圆形或三角状圆形，先端急尖，基部浅至深心形。花 2 ~ 10 余朵成束簇生于老枝和主干上，常先叶开放；花冠蝶形，紫红色或粉红色，龙骨瓣基部具深紫色斑纹。荚果扁狭长形，边缘具翅。花期 3—4 月，果期 8—10 月。

生境分布： 生于密林或石灰岩地区。多人工栽培。

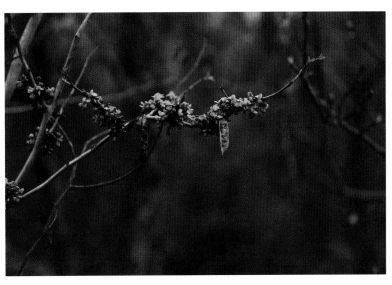

紫荆

167

功效及用途：树皮入药。清热解毒、活血行气、消肿止痛。用于月经不调、瘀滞腹痛、风湿痹痛、小便淋痛、痈肿、跌打损伤、蛇虫咬伤。

/// 金雀儿 ///

学名：*Cytisus scoparius* (L.) Link

形态特征：灌木，高 80 ~ 250 cm。枝丛生，直立，具细棱。茎下部为掌状三出复叶；小叶倒卵形至椭圆形，全缘；茎上部叶小，先端钝圆，基部渐狭至短柄。花于枝梢排成总状花序；花冠蝶形，鲜黄色。荚果阔线形，扁平。花期 5—7 月。

生境分布：各地多栽培。

功效及用途：花及枝梢入药。强心利尿、升阳发表。用于水肿、心律不齐、疹发不透、跌打损伤。

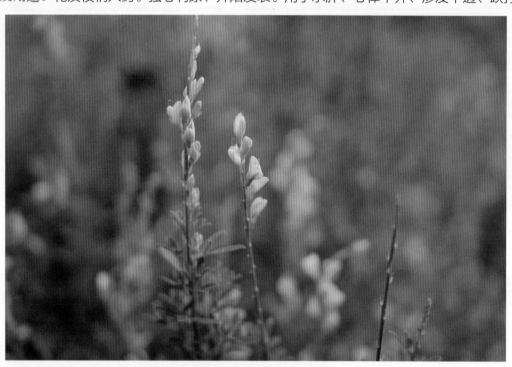

金雀儿

/// 长波叶山蚂蝗 ///

学名：*Desmodium sequax* Wall.

形态特征：亚灌木，高 1 ~ 2 m。多分枝。羽状三出复叶，小叶 3；叶片卵状椭圆形或圆菱形，先端急尖，基部楔形至钝，边缘自中部以上呈波状，下面被贴伏柔毛并混有小钩状毛。总状花序；花冠蝶形，紫色。荚果呈念珠状。花期 7—9 月，果期 9—11 月。

生境分布：生于海拔 1 000 ~ 2 800 m 的山地草坡或林缘。

功效及用途：根、全草入药。根润肺止咳、驱虫。用于肺痨咳嗽、盗汗、痰喘。全草清热明目。用于目赤肿痛。

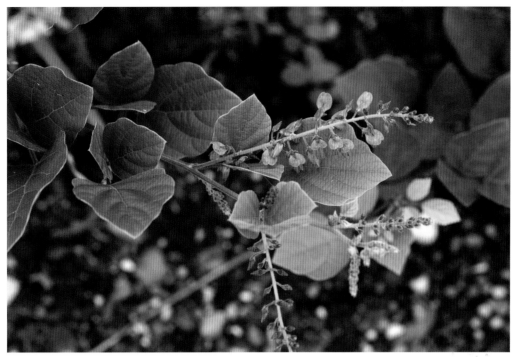

长波叶山蚂蝗

/// 皂 荚 ///

学名：*Gleditsia sinensis* Lam.

形态特征：乔木，高可达 30 m。枝灰色至深褐色，棘刺粗壮，圆柱形，常分枝。羽状复叶，小叶 2～9 对；叶片卵状披针形至长圆形，先端急尖或渐尖，顶端圆钝，基部圆形或楔形，边缘具细锯齿。花杂性，黄白色，组成总状花序。荚果带状，革质，褐棕色或红褐色。花期 3—5 月，果期 5—12 月。

生境分布：生于海拔自平地至 2 500 m 的山坡林中或谷地、路旁向阳温暖的地方，常栽培于庭院或宅旁。

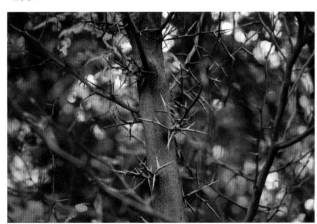

皂荚（一）

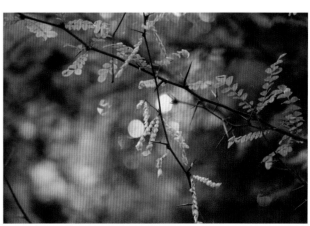

皂荚（二）

169

功效及用途：棘刺（皂角刺）、荚果（皂角）入药。棘刺消肿托毒、排脓、杀虫。用于痈疽初起或脓成不溃；外用于疥癣。荚果祛痰开窍、散结消肿、润燥通便。用于中风、头风头痛、咳嗽痰喘、肠风便血、下痢、痈肿、疮癣疥癞。荚果煎汁可代肥皂用。

/// 百脉根 ///

学名：*Lotus corniculatus* L.

形态特征：草本，高 15 ~ 50 cm。茎丛生，近四棱形。羽状复叶，小叶 5；基部 2 小叶呈托叶状，斜卵形至倒披针状卵形，密被黄色长柔毛。伞形花序具花 3 ~ 7 朵；花冠黄色或金黄色，旗瓣扁圆形，翼瓣和龙骨瓣等长。荚果线状圆柱形。花期 5—9 月，果期 7—10 月。

生境分布：生于湿润而呈弱碱性的山坡、草地、田野或河滩地。

功效及用途：根入药。补虚、清热、止渴。用于虚劳、阴虚发热、口渴。

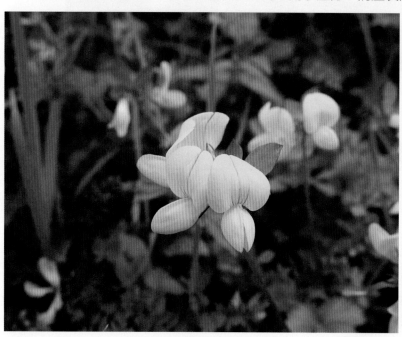

百脉根（一）

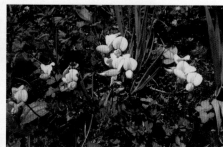

百脉根（二）

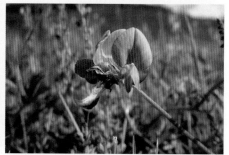

百脉根（三）

/// 草木樨 ///

学名：*Melilotus officinalis* (L.) Pall.

形态特征：草本，高 40 ~ 100 (~ 250) cm。茎多分枝，具纵棱。羽状三出复叶；小叶倒卵形、阔卵形、倒披针形至线形，先端钝圆或截形，基部阔楔形，边缘具不整齐疏浅齿。总状花序腋生；花冠蝶形，黄色。荚果卵形。花期 5—9 月，果期 6—10 月。

生境分布：生于山坡、河岸、路旁、砂质草地及林缘。

功效及用途：全草入药。清热解毒、化湿、杀虫。用于暑热胸闷、疟疾、痢疾、淋病、皮肤疮疡。

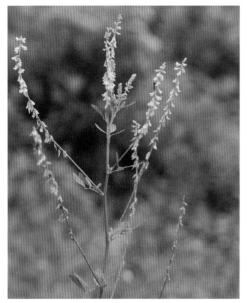

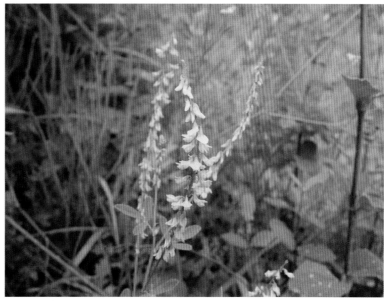

草木樨（一）

草木樨（二）

/// 厚果崖豆藤 ///

学名：*Millettia pachycarpa* Benth.

形态特征：大型攀援藤本，长达 15 m。羽状复叶，小叶 6 ~ 8 对；小叶片长圆状椭圆形至长圆状披针形，先端锐尖，基部楔形或圆钝，全缘。总状圆锥花序，花 2 ~ 5 朵簇生；花冠蝶形；花瓣 5，淡紫色。荚果厚，木质，长圆形，深褐黄色。花期 4—6 月，果期 6—11 月。

生境分布：生于海拔 2 000 m 以下的山坡常绿阔叶林中。

功效及用途：藤茎入药。补血止血、活血通经。用于血虚体弱、月经不调、产后腹痛、各种出血、风湿痹痛、跌打损伤。

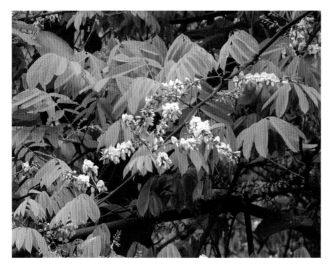

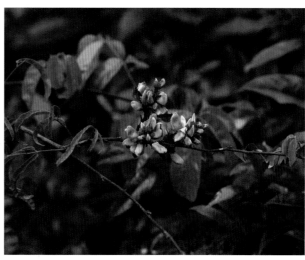

厚果崖豆藤（一）

厚果崖豆藤（二）

学名：*Mucuna sempervirens* Hemsl.

形态特征：木质藤本，长可达 25 m。羽状复叶具 3 小叶；顶生小叶椭圆形、长圆形或卵状椭圆形，先端渐尖，基部稍楔形。总状花序生于老茎上，每节有 3 花，花大，下垂；花冠蝶形，深紫色。果木质，带形，近念珠状，具毛。花期 4—5 月，果期 8—10 月。

生境分布：生于海拔 300 ~ 3 000 m 的森林、灌丛、溪谷、河边。

功效及用途：藤茎入药。活血去瘀、舒筋活络。用于风湿疼痛、跌打损伤、月经不调、血虚经闭。

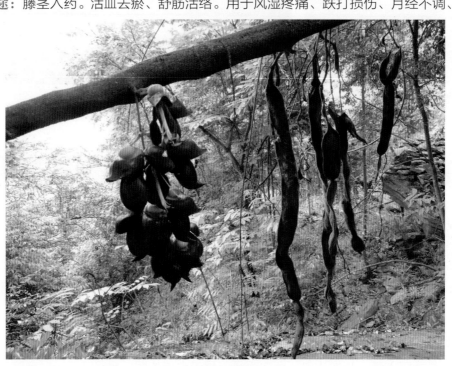

常春油麻藤

/// 葛 ///

学名：*Pueraria lobata* (Willd.) Ohwi

形态特征：藤本，长可达 8 m。茎基部木质。块状根肥大。羽状复叶具 3 小叶；顶生小叶宽卵形或斜卵形，先端长渐尖，侧生小叶斜卵形。总状花序；花萼钟形，被黄褐色柔毛；花冠蝶形，紫色。荚果长椭圆形。花期 9—10 月，果期 11—12 月。

生境分布：生于海拔 500 ~ 3 200 m 的山坡草丛中或路旁及较阴湿的地方。

功效及用途：块根（葛根）、花（葛花）入药。块根解表退热、生津止渴、止泻。用于发热、项背强痛、热病口渴、阴虚消渴、热泄热痢、脾虚泄泻。花解酒醒脾、止血。用于醉酒、烦热口渴、头痛头晕、脘腹胀满、呕逆吐酸、吐血。根可提取淀粉，供食用。

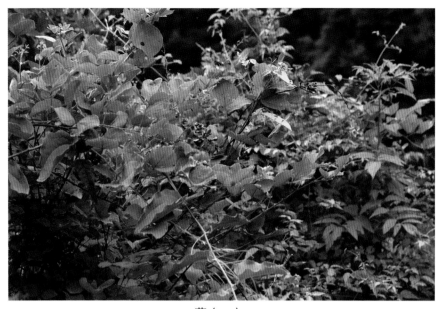

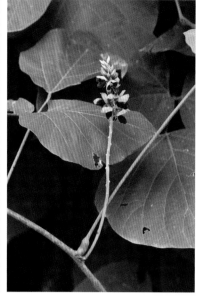

葛（一）

葛（二）

/// 苦 参 ///

学名： *Sophora flavescens* Alt.

形态特征： 草本或亚灌木，高 50 ～ 120 cm。根圆柱状，外皮黄色。单数羽状复叶；小叶椭圆形、卵形、披针形至披针状线形，先端钝或急尖，基部宽楔形或浅心形。花多数；花萼钟状；花冠蝶形，白色或淡黄白色。荚果线形。花期 6—8 月，果期 7—10 月。

生境分布： 生于海拔 1 500 m 以下的山坡、沙地、草坡灌木林中或田野间。

功效及用途： 根入药。清热燥湿、杀虫、利尿。用于湿热泻痢、便血、黄疸、湿热带下、阴肿阴痒、湿疹湿疮、皮肤瘙痒、小便不利。

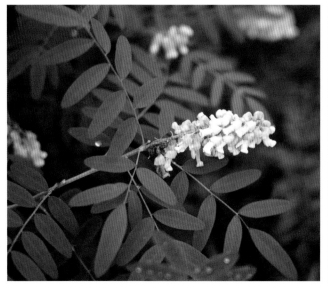

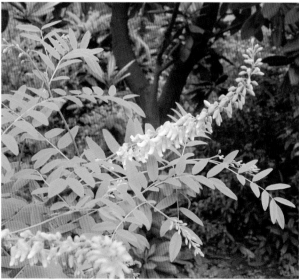

苦参（一）

苦参（二）

173

学名：*Sophora japonica* L.

形态特征：乔木，高达25 m。树皮灰褐色，具纵裂纹。羽状复叶，小叶4～7对；小叶片卵状披针形或卵状长圆形，先端渐尖，基部宽楔形或近圆形。圆锥花序顶生；花冠蝶形；花瓣5，白色或淡黄色。荚果串珠状。花期7—8月，果期8—10月。

生境分布：各地多栽培。

功效及用途：叶、枝、果实（槐角）入药。叶清肝泻火、凉血解毒、燥湿杀虫。用于小儿惊痫、尿血、痔疮、湿疹、疥癣、痈疮疔肿。枝散瘀止血、清热燥湿、祛风杀虫。用于崩漏、赤白带下、痔疮、阴囊湿痒、心悸目赤。果实凉血止血、清肝明目。用于痔疮出血、肠风下血、崩漏血淋、血热吐衄、肝热目赤、头晕目眩。

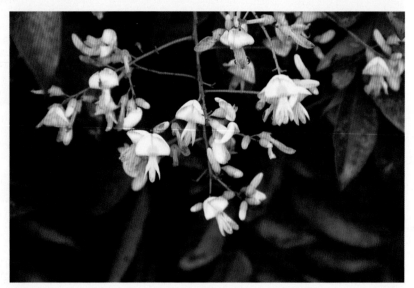

槐

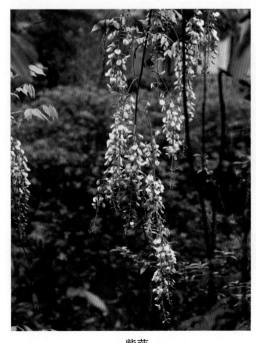

紫藤

学名：*Wisteria sinensis* (Sims) DC.

形态特征：攀援缠绕藤本。茎左旋。奇数羽状复叶，小叶3～6对；叶片卵状椭圆形至卵状披针形，先端渐尖至尾尖，基部钝圆或楔形；小托叶刺毛状。总状花序；花芳香，花冠紫色。荚果倒披针形。花期4—5月，果期5—8月。

生境分布：生于海拔500～1 000 m的山谷沟坡、山坡灌丛中。

功效及用途：茎及茎皮、根入药。茎及茎皮利水除痹、祛风通络、杀虫。用于浮肿、关节疼痛。根祛风除湿、舒筋活络。用于痛风、痹证。

牻牛儿苗科

Geraniaceae

/// 尼泊尔老鹳草 ///

学名：*Geranium nepalense* Sweet

形态特征：草本，高 30 ~ 50 cm。茎多数，多分枝，被倒生柔毛。叶对生或偶为互生，基生叶和茎下部叶具长柄；叶片五角状肾形，掌状 5 深裂；上部叶片通常 3 裂。花瓣紫红色或淡紫红色，倒卵形。蒴果，外被长柔毛，喙被短柔毛。花期 4—9 月，果期 5—10 月。

生境分布：生于海拔 170 ~ 3 600 m 的灌丛、山地林缘、荒山草坡。

功效及用途：全草入药。疏风通络、强筋健骨、止泻。用于风寒湿痹、关节疼痛、肢体麻木、痢疾肠炎。

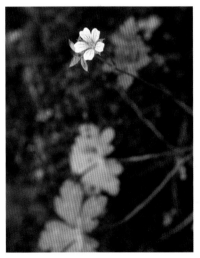

尼泊尔老鹳草（一）

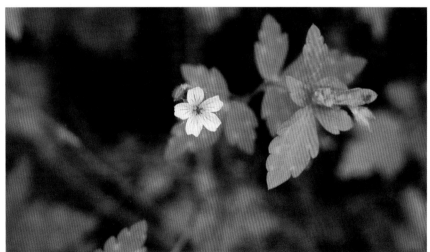

尼泊尔老鹳草（二）

/// 老鹳草 ///

学名：*Geranium wilfordii* Maxim.

形态特征：草本，高 30 ~ 50 cm。根茎粗壮，具簇生纤维状须根。茎单生，具棱槽。基生叶和茎生叶对生，具长柄；基生叶片圆肾形，5 深裂，裂片倒卵状楔形；茎生叶 3 裂。花瓣白色或淡红色；花丝淡棕色；花柱分枝紫红色。蒴果被柔毛和长糙毛。花期 6—8 月，果期 8—9 月。

生境分布：生于海拔 1 800 m 以下的低山林下、草甸。

功效及用途：全草入药。祛风除湿、通脉活络。用于风湿疼痛、肢体麻木、跌打损伤。

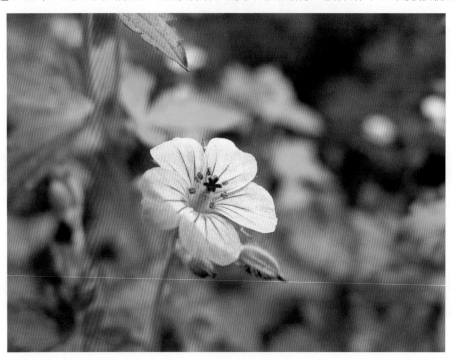

老鹳草

/// 天竺葵 ///

学名：*Pelargonium hortorum* Bailey

形态特征：多年生草本，高 30 ～ 60 cm。茎直立，基部木质化，上部肉质。叶互生；叶片圆形或肾形，茎部心形，边缘具波状浅圆齿，表面有暗红色马蹄形环纹。伞形花序；花瓣红、橙红、粉红或白色，宽倒卵形。蒴果被柔毛。花期 5—7 月，果期 6—9 月。

生境分布：各地多栽培。

功效及用途：花入药。镇定安神、护肤、止血。用于忧郁不安、失眠心悸、皮肤损伤、月经不调、中耳炎。

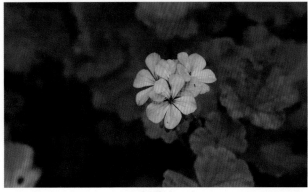

天竺葵（一）

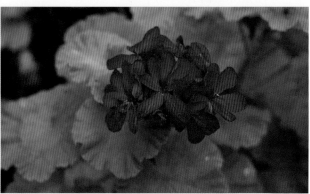

天竺葵（二）

旱金莲科

Tropaeolaceae

/// 旱金莲 ///

学名：*Tropaeolum majus* L.

形态特征：肉质蔓生草本。叶互生，叶柄向上扭曲，盾状着生于叶片的近中心处；叶片圆形，边缘具波浪形的浅缺刻。单花腋生，具长柄；花黄色、紫色、橘红色或杂色；花瓣5，通常圆形，边缘有缺刻，具睫毛。果扁球形。花期6—10月，果期7—11月。

生境分布：各地多栽培，有时逸为野生。

功效及用途：全草入药。清热解毒。用于眼结膜炎、痈疖肿毒。

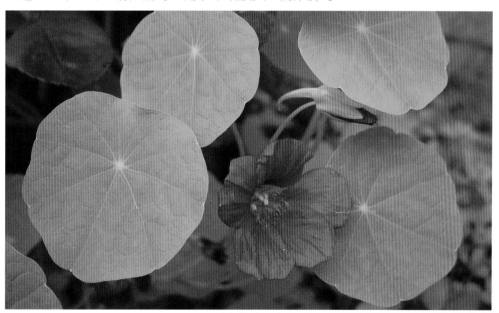

旱金莲（一）

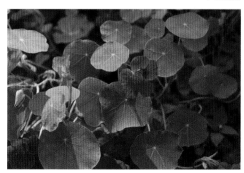

旱金莲（二）

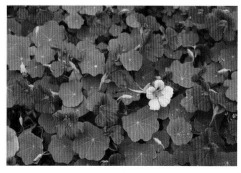

旱金莲（三）

亚麻科

Linaceae

/// 亚 麻 ///

学名：*Linum usitatissimum* L.

形态特征：草本，高 30 ~ 120 cm。叶互生；叶片线形、线状披针形或披针形，先端锐尖，基部渐狭。聚伞花序疏散；花瓣 5，倒卵形，蓝色或紫蓝色，稀白色或红色，先端啮蚀状。蒴果球形，棕黄色。花期 6—8 月，果期 7—10 月。

生境分布：各地多有栽培，有时逸为野生。

功效及用途：种子（亚麻子）、全草入药。种子养血祛风、润燥通便。用于皮肤瘙痒、脂溢性脱发、疮疡湿疹、烧烫伤、肠燥便秘、咳嗽气喘。全草平肝、活血。用于肝风头痛、跌打损伤、痈肿疔疮。本品为重要的纤维、油料植物，种子油是优良的食用油。

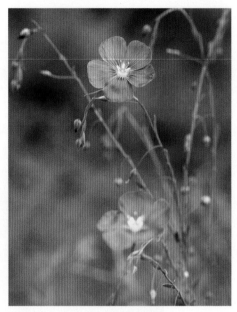

亚麻

芸香科

Rutaceae

/// 柠 檬 ///

学名：*Citrus limon* (L.) Burm. f.

形态特征：灌木或小乔木。新枝三棱形。单叶互生，翼叶宽或狭；叶片卵形或长椭圆形，边缘具齿及透明油点。花常数朵成束；花冠 5 裂，花瓣外面淡紫红色，内面白色。柑果椭圆形，顶部常有乳头状突尖，果皮厚，鲜黄色。花期春季。

　　生境分布：各地多栽培。

　　功效及用途：果实入药。生津解暑、和胃安胎。用于胃热伤津、中暑烦渴、食欲不振、脘腹痞胀、肺燥咳嗽、妊娠呕吐。

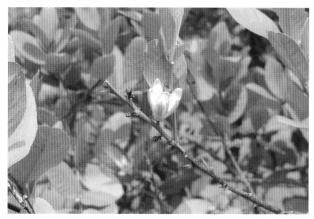

柠檬（一）

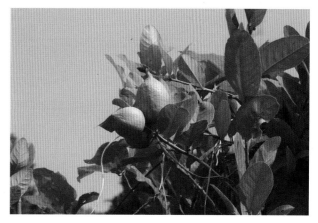

柠檬（二）

/// 香　橼 ///

　　学名：*Citrus medica* L.

　　形态特征：灌木或小乔木。茎枝多刺。单叶互生；叶片椭圆形或卵状椭圆形，先端钝或具短锐尖，基部宽楔形，边缘有锯齿及油点。花单生或簇生，也有成总状花序，白色。果椭圆形、近圆形或两端狭的纺锤形，果皮成熟时淡黄色，粗糙，果肉有香气。花期4—5月，果期10—11月。

　　生境分布：生于气候温暖湿润、土层深厚、排水良好的砂质壤土。各地多栽培。

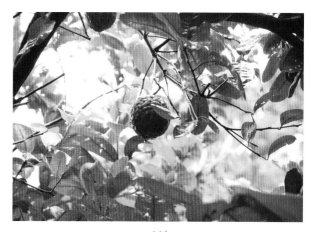

香橼

　　功效及用途：果实入药。疏肝解郁、理气和中、燥湿化痰。用于胸胁胀痛、气滞腹胀、痰饮咳嗽、食滞呕逆。

/// 佛　手 ///

　　学名：*Citrus medica* var. *sarcodactylis* (Noot.) Swingle

　　形态特征：小乔木或灌木。枝条具短而硬的刺。单叶互生；叶片长椭圆形或倒卵状长圆形，先端钝，基部近圆形或楔形，边缘有波状齿及油点。花单生、簇生或为总状花序；花瓣5，内面白色，外面紫色。柑果卵形或长圆形，先端分裂，常呈手指状，橙黄色。花期4—5月，果期9—12月。

179

生境分布：生于海拔 300 ~ 800 m 的丘陵、平原开阔地带。各地多栽培。

功效及用途：果实入药。疏肝解郁、理气和中、燥湿化痰。用于肝郁气滞、脘腹痞满、呕恶食少、咳嗽痰多、胸胁胀痛。

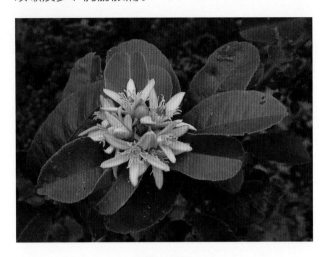
佛手（一）

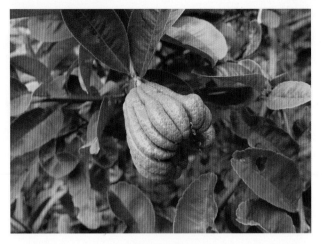
佛手（二）

/// 柑 橘 ///

学名：*Citrus reticulata* Blanco

形态特征：小乔木。分枝多，刺较少。单身复叶，翼叶常狭窄；叶片披针形、椭圆形或阔卵形，叶缘常有齿，很少全缘。花单生或 2 ~ 3 朵簇生。果扁圆形至近圆球形，果皮外表淡黄色、朱红色或深红色，易剥离。花期 4—5 月，果期 10—12 月。

生境分布：各地多栽培，很少半野生。

功效及用途：果皮、果皮内层筋络、果

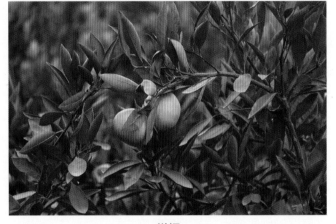
柑橘

实、种子入药。果皮以陈者为佳（陈皮）；外层红色果皮又称橘红。理气调中、降逆止呕、燥湿化痰。用于胸膈满闷、脘腹胀痛、呕吐哕逆、咳嗽痰多。果皮内层筋络（橘络）通络、化痰止咳。用于咳嗽痰多、胸胁作痛。果实润肺生津、理气和胃。用于消渴、呕逆、胸膈结气。种子（橘核）理气、散结、止痛。用于疝气、睾丸肿痛、乳痈、腰痛。

/// 川黄檗 ///

学名：*Phellodendron chinense* Schneid.

形态特征：乔木，高达 15 m。具厚而纵裂的木栓层，内皮黄色。奇数羽状复叶对生，叶轴及叶柄常密被褐锈色或棕色柔毛；小叶片长圆状披针形或卵状椭圆形，顶部短尖至渐尖，基部阔楔形至圆形，全缘或浅波状，被毛。花序顶生，花常密集。浆果状核果球形，黑色。花期5—6月，果期9—11月。

生境分布： 生于海拔900 m以上杂木林中。

功效及用途： 树皮（黄柏）入药。清热解毒、泻火燥湿。用于细菌性痢疾、急性肠炎、黄疸型肝炎、泌尿系统感染；外用于烧烫伤、中耳炎、急性结膜炎。

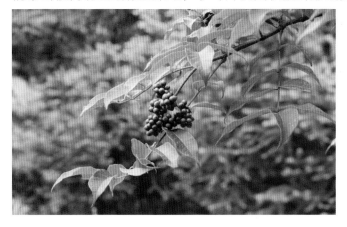

川黄檗

/// 吴茱萸 ///

学名： *Tetradium ruticarpum* (A. Jussieu) T. G. Hartley

形态特征： 小乔木或灌木，高3～5 m。嫩枝与芽被灰黄或红锈色绒毛。奇数羽状复叶对生，小叶5～11；小叶片卵形、椭圆形或椭圆状披针形，全缘或具浅波状，被淡黄褐色长柔毛，有油点。聚伞圆锥花序顶生，雌雄异株；花瓣5，白色。果实扁球形，紫红色。花期4—6月，果期8—11月。

生境分布： 生于平地至海拔1 500 m的山地疏林或灌木丛中，多见于向阳坡地。

功效及用途： 果实入药。散寒止痛、降逆止呕、助阳止泻。用于寒凝疼痛、胃寒呕吐、虚寒泄泻。

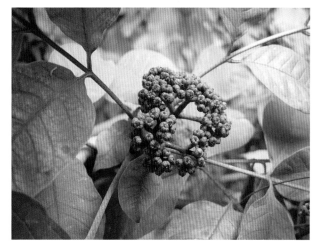

吴茱萸

/// 竹叶花椒 ///

学名： *Zanthoxylum armatum* DC.

形态特征： 小乔木，高3～5 m。茎枝多锐刺，刺基部宽而扁，红褐色。奇数羽状复叶互生，小叶3～11；小叶片披针形、卵形，两端尖，有时基部宽楔形，叶缘有疏齿或近全缘，小叶边缘有油点。花序有花30朵以内；花单性。果成熟时紫红色。花期4—5月，果期8—10月。

生境分布： 生于浅丘坡地至海拔2 200 m山地的各类生境。

功效及用途： 果皮、根、茎、叶及种子均入药。祛风散寒、行气止痛。用于风湿性关节炎、牙痛、跌打肿痛。果实可代替花椒，作为调味品，并可制作椒油。

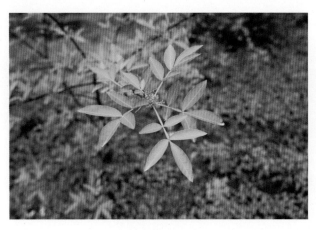

竹叶花椒（一）

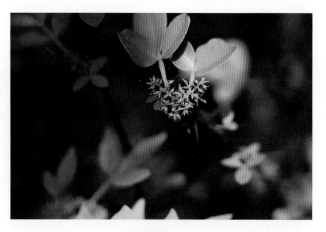

竹叶花椒（二）

/// 花 椒 ///

学名： *Zanthoxylum bungeanum* Maxim.

　形态特征： 小乔木，高 3 ～ 7 m。枝有短刺，刺基部宽而扁。奇数羽状复叶互生，小叶 5 ～ 13，叶轴常有叶翼；小叶卵形、椭圆形，稀披针形，叶缘有细齿及油点。花序顶生或生于侧枝之顶；花单性，黄绿色。果紫红色，散生油点。种子卵圆形，褐黑色。花期 4—5 月，果期 8—10 月。

　生境分布： 生于阳光充足的山坡、河谷地带，各地多栽培。

　功效及用途： 果皮、根、茎、叶及种子均入药。温中止痛、杀虫止痒。用于胃腹冷痛、寒湿吐泻、虫积腹痛、湿疹瘙痒、阴痒。本品果实为调味品，

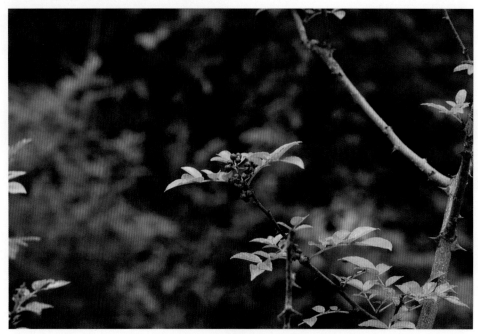

花椒

苦木科
Simaroubaceae

/// 苦 木 ///

学名：*Picrasma quassioides* (D. Don) Benn.

形态特征：乔木，高在 10 m 以上。树皮紫褐色，全株有苦味。叶互生，奇数羽状复叶；小叶 9 ~ 15；小叶片卵状披针形或广卵形，先端渐尖，基部楔形，边缘具粗锯齿。复聚伞花序，雌雄异株；花瓣 5，卵形或阔卵形，有微柔毛。核果蓝绿色。花期 4—5 月，果期 6—9 月。

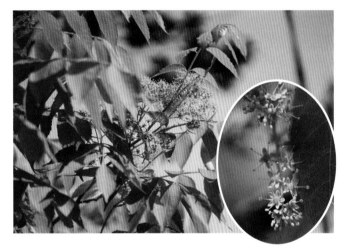

苦树（苦木）

生境分布：生于海拔 1 400 ~ 2 400 m 的山地杂木林中。

功效及用途：枝、叶入药。清热、祛湿、解毒。用于风热感冒、咽喉肿痛、腹泻下痢、湿疹、疮疖、毒蛇咬伤。

棟 科
Meliaceae

/// 棟 ///

学名：*Melia azedarach* L.

形态特征：乔木，高在 10 m 以上。二回羽状复叶，小叶 4 ~ 5 对，具长柄；小叶片椭圆状披针形，先端渐尖，基部楔形或近圆形，全缘或有不明显钝齿。圆锥花序；花萼 5 深裂；花瓣淡紫色，匙形，被柔毛。核果

183

椭圆状球形，淡黄色。花期3—4
月，果期10—11月。

生境分布：生于低海拔旷
野、路旁或疏林中。多栽培。

功效及用途：果实（苦楝
子）、树皮及根皮（苦楝皮）
入药。果实行气止痛、杀虫。用
于胁肋疼痛、疝痛、虫积腹痛、
头癣、冻疮。树皮及根皮杀虫、
疗癣。用于蛲虫病、钩虫病、疥
癣、湿疮。本品有毒。

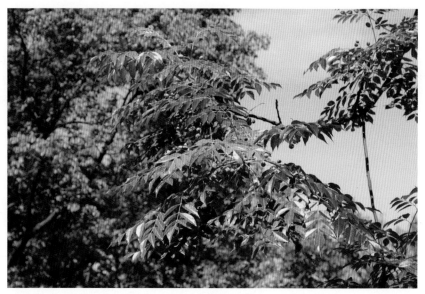

楝

/// 香 椿 ///

学名：*Toona sinensis* (A. Juss.) Roem.

形态特征：乔木。树皮粗糙，深褐色，片状脱落。偶数羽状复叶，具长柄，小叶 16 ~ 20；小叶片
卵状披针形或卵状长椭圆形，先端尾尖，基部不对称，全缘或有疏离小齿。圆锥花序；花瓣 5，白色。
蒴果狭椭圆形，深褐色；种子有膜质翅。花期 6—8 月，果期 10—12 月。

生境分布：生于山地杂木林或疏林中，各地多栽培。

功效及用途：根皮、叶及嫩枝、果入药。祛风利湿、止血止痛。根皮用于痢疾、肠炎、泌尿道感
染、便血、血崩、白带、风湿腰腿痛。叶及嫩枝用于痢疾。果用于胃及十二指肠溃疡、慢性胃炎。椿芽
可作蔬菜。

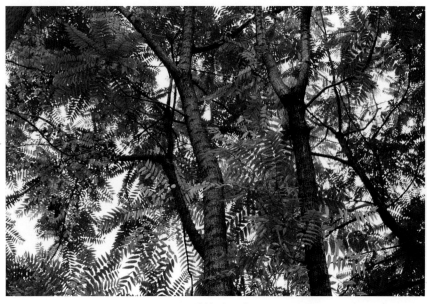

香椿（一）

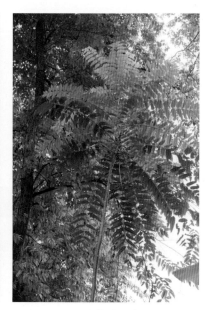

香椿（二）

远志科
Polygalaceae

/// 荷包山桂花 ///

学名： *Polygala arillata* Buch. –Ham. ex D. Don

形态特征： 灌木或小乔木，高 1 ~ 5 m。小枝具纵棱。叶片椭圆形、长圆状椭圆形至长圆状披针形，先端渐尖，基部楔形或钝圆，全缘。总状花序；花瓣 3，黄色，龙骨瓣盔状，具鸡冠状附属物。蒴果阔肾形至略心形，浆果状，紫红色。花期 5—10 月，果期 6—11 月。

生境分布： 生于海拔 700 ~ 3 000 m 的山坡林下或林缘。

功效及用途： 根皮入药。清热解毒、祛风除湿、补虚消肿。用于风湿疼痛、跌打损伤、肺痨水肿、小儿惊风、肺炎、急性肾炎、急慢性胃肠炎、泌尿系统感染、早期乳腺炎、上呼吸道感染、支气管炎。

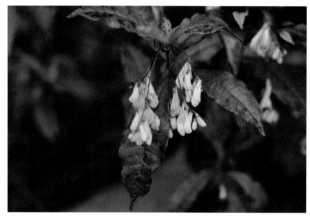

荷包山桂花

/// 西伯利亚远志 ///

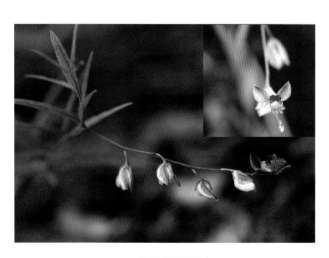

西伯利亚远志

学名： *Polygala sibirica* L.

形态特征： 草本，高 10 ~ 30 cm。根木质。茎丛生。下部叶卵形，先端钝；上部叶披针形或椭圆状披针形，先端钝，具短尖头，基部楔形，全缘。总状花序；花瓣 3，蓝紫色，龙骨瓣具流苏状附属物。蒴果近倒心形，具狭翅及短缘毛。花期 4—7 月，果期 5—8 月。

生境分布： 生于海拔 1 100 ~ 4 300 m 的沙质土、石砾和石灰岩山地灌丛、林缘或草地。

功效及用途： 根入药。滋阴清热、祛痰、解

185

毒。用于痨热咳嗽、白带、腰酸、肺炎、胃痛、痢疾、跌打损伤、风湿疼痛、疔疮。

大戟科
Euphorbiaceae

/// 乳浆大戟 ///

学名：*Euphorbia esula* L.

形态特征：草本，高 30 ~ 60 cm。根圆柱状。叶线形至卵形，先端尖或钝尖，基部楔形至平截。花序单生于分枝顶端；总苞钟状，5 裂；腺体 4，新月形，褐色；雄花多枚；雌花 1 枚，子房柄伸出总苞之外，花柱 3，柱头 2 裂。蒴果球形，3 裂。花果期 4—10 月。

生境分布：生于路旁、杂草丛、山坡、林下、河沟边、荒山、沙丘及草地。

功效及用途：全草入药。镇咳祛痰、拔毒止痒。用于痰饮咳喘、四肢浮肿、小便不利；外用于疮癣瘙痒。

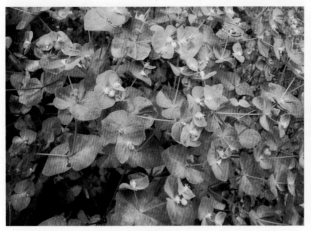
乳浆大戟（一）

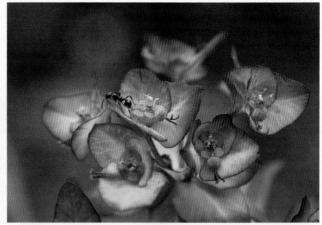
乳浆大戟（二）

/// 狼毒大戟 ///

学名：*Euphorbia fischeriana* Steud.

形态特征：草本，高 15 ~ 45 cm。根肉质，圆柱形，含黄色汁液。茎基部叶鳞片状；茎中上部叶长圆形，先端圆或尖，基部近平截，无叶柄。总苞叶同茎生叶，常 5 枚；伞幅 5；总苞钟状；腺体 4，半圆形，淡褐色；雄花多数，伸出总苞之外；雌花1枚。蒴果卵球状。花期4—6月，果期5—8月。

　　生境分布：生于海拔100～4 200 m的草原、干燥丘陵坡地、多石砾山坡、稀疏松林、高山草甸中。

　　功效及用途：根入药。逐水祛痰、破积杀虫。用于水肿腹胀、心腹疼痛、慢性气管炎、咳嗽气喘、结核、疥癣。根有大毒。

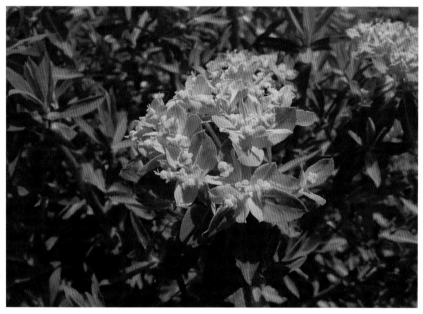
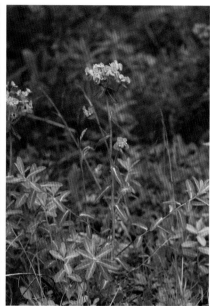

狼毒大戟（一）　　　　　　　　　　　狼毒大戟（二）

/// 泽　漆 ///

　　学名：_Euphorbia helioscopia_ L.

　　形态特征：草本，高10～50 cm，全株含乳汁。叶互生，倒卵形或匙形，先端具齿，中部以下渐狭或呈楔形。聚伞花序顶生，伞梗5，每伞梗再分生小梗；总苞杯状，先端4裂；腺体4，盘状；雄花数枚，伸出总苞外；雌花1枚。蒴果球形。花果期4—10月。

　　生境分布：生于山沟、路旁、荒野和山坡。

　　功效及用途：全草入药。清热、祛痰、利尿消肿、杀虫。用于水气肿满、痰饮喘咳、菌痢、结核性瘘管、骨髓炎。

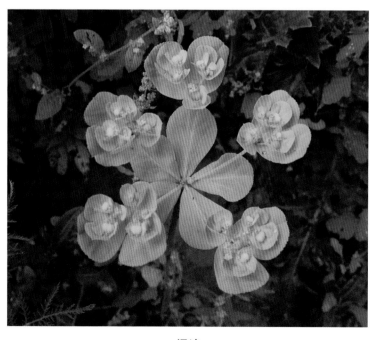

泽漆

/// 续随子 ///

学名： *Euphorbia lathyris* L.

形态特征： 草本，高约 1 m。茎直立，顶部二歧分枝。叶片线状披针形，先端渐尖或尖，基部半抱茎，全缘。花序单生，近钟状，边缘 5 裂；腺体 4，新月形，暗褐色。雄花多数；雌花 1 枚。蒴果三棱状球形。花期 4—7 月，果期 6—9 月。

生境分布： 生于向阳山坡，多为栽培，或逸为野生。

功效及用途： 种子（千金子）、叶入药。种子泻下逐水、破血消癥、解毒杀虫。用于二便不通、水肿、痰饮积滞胀满、血瘀经闭；外用于癣疮类。叶祛斑、解毒。用于白癜风、蜜蜂蜇伤。全草有毒。

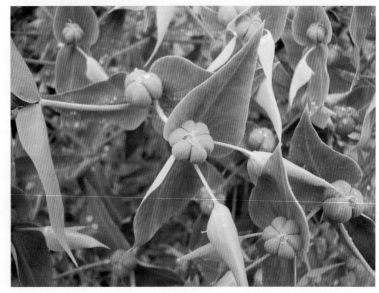

续随子

/// 余甘子 ///

学名： *Phyllanthus emblica* L.

形态特征： 乔木，高达 23 m。树皮浅褐色。叶片线状长圆形，顶端截平或钝圆，基部浅心形而稍偏斜。聚伞花序；雄花萼片黄色，长倒卵形或匙形；雌花萼片长圆形或匙形。蒴果呈核果状，圆球形。花期 4—6 月，果期 7—9 月。

生境分布： 生于海拔 200～2 300 m 的山地疏林、灌丛、荒地或山沟向阳处。喜温暖干热气候。

功效及用途： 果实、树根和叶入药。果实润肺化痰、生津止渴。用于感冒发热、咳嗽、咽痛、烦热口渴、高血压。树根和叶解热清毒。用于皮炎、湿疹、风湿痛。果实可食用。

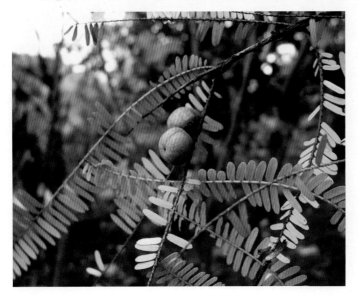

余甘子

中国瓦屋山常见药用植物图鉴

188

学名：*Phyllanthus urinaria* L.

形态特征：草本，高 10 ～ 60 cm。茎基部多分枝；枝具翅状纵棱。叶呈羽状排列；叶片长圆形或倒卵形，顶端圆、钝或有小尖头。花雌雄同株；雄花 2 ～ 4 朵簇生于叶腋；雌花单生于小枝中下部的叶腋；萼片 6，黄白色。蒴果圆球状，红色。花期 4—6 月，果期 7—11 月。

生境分布：生于海拔 500 m 以下的旷野平地、旱田、山地路旁或林缘。

功效及用途：全草入药。解毒消炎、清热止泻、利尿。用于目赤肿痛、肠炎腹泻、痢疾、肝炎、小儿疳积、肾炎水肿、尿路感染。

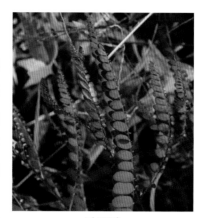

叶下珠

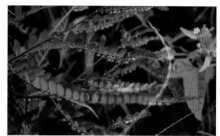

叶下珠

学名：*Ricinus communis* L.

形态特征：粗壮草本或草质灌木，高达 5 m。茎多液汁。叶片掌状 7 ～ 11 裂，裂片卵状长圆形或披针形，顶端急尖或渐尖，边缘具齿；叶柄中空。总状花序或圆锥花序；雄花雄蕊束多数；雌花花柱深红色，2 裂。蒴果卵球形或近球形，具软刺。花期 6—9 月（或全年）。

生境分布：生于海拔 2 300 m 以下疏林或河流两岸冲积地，多栽培，常逸为野生。

功效及用途：种子、根及叶入药。种子消肿、排脓，拔毒。用于子宫脱

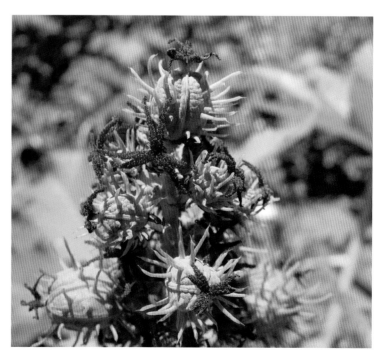

蓖麻

大戟科

189

垂、脱肛、胎盘不下、面神经麻痹、疮疡化脓、淋巴结核。叶消肿拔毒、止痒。用于疮疡肿毒、湿疹瘙痒。根祛风活血、止痛镇静。用于风湿关节痛、破伤风、癫痫、精神分裂症。本品有毒，慎用。种仁油（蓖麻油）在医药上作缓泻剂。

/// 乌桕 ///

学名： *Triadica sebifera* (L.) Small

形态特征： 乔木，高可达 15 m，植株具乳状汁液。叶片菱形、菱状卵形或菱状倒卵形，顶端具尖头，基部阔楔形或钝，全缘。花雌雄同株，顶生总状花序；雄花每一苞片内具 10～15 朵花；雌花每一苞片内仅 1 朵花。蒴果梨状球形。种子外被白色蜡质的假种皮。花期 4—8 月。

生境分布： 生于山坡或山顶疏林中。

功效及用途： 种子、根皮、树皮及叶入药。种子拔毒消肿、杀虫止痒。用于湿疹癣疮、皮肤皲裂、水肿、便秘。根皮、树皮及叶解毒杀虫。用于二便不利、蛇虫咬伤；外用于疔疮、鸡眼、乳腺炎、湿疹、皮炎。

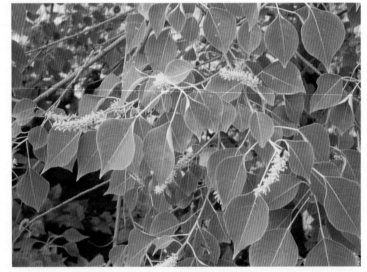

乌桕

/// 油桐 ///

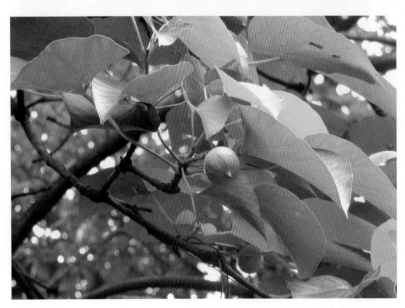

油桐

学名： *Vernicia fordii* (Hemsl.) Airy Shaw

形态特征： 乔木，高达 10 m。叶卵圆形，顶端短尖，基部截平至浅心形，全缘；叶柄与叶片近等长。花雌雄同株；花瓣白色，有淡红色脉纹，倒卵形，顶端圆形，基部爪状。核果近球状，果皮光滑。花期 3—4 月，果期 8—9 月。

生境分布： 通常栽培于海拔 1 000 m 以下的丘陵山地。

功效及用途： 根、叶、花、未成熟果实及种子入药。根下气消积、利水化痰、驱虫。用于食积痞满、水肿、哮喘。叶清热消肿、解毒杀虫。用于肠炎、痢疾、痈肿、疥癣、烫伤。花清热解毒、生肌。用于烧烫伤。种子祛风痰、消肿毒、利二便。用于风痰喉痹、食积腹胀、二便不通、疥癣、烫伤、急性软组织炎症。桐子油为重要的工业油料。

黄杨科

Buxaceaea

/// 板凳果 ///

　　学名： *Pachysandra axillaris* Franch.

　　形态特征： 亚灌木，高 30 ~ 50 cm。下部匍匐，生须状不定根。叶卵形、椭圆状卵形，先端急尖，基部浅心形、截形或卵状长圆形，边缘具粗齿。花序轴及苞片密被短柔毛；花白色或蔷薇色。果卵球形，黄色或红色。花期 2—5 月，果期 9—10 月。

　　生境分布： 生于海拔 1 800 ~ 2 500 m 的林下或灌丛中。

　　功效及用途： 根、全草入药。祛风除湿、活血止痛。用于风湿痹痛、肢体麻木、劳伤腰痛、跌打损伤、头痛。

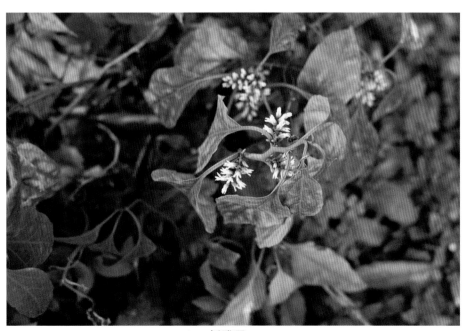

板凳果

马桑科
Coriariaceae

/// 马 桑 ///

学名： *Coriaria nepalensis* Wall.

形态特征： 灌木，高 1.5 ~ 2.5 m。小枝四棱形或成四狭翅。叶对生；叶片椭圆形或阔椭圆形，先端急尖，基部圆形，全缘。总状花序；雄花序先叶开放，花瓣卵形；雌花序与叶同出，花瓣肉质，柱头紫红色。果球形，成熟时红色至紫黑色。花期 4—6 月，果期 6—8 月。

生境分布： 生于海拔 400 ~ 3 200 m 的灌丛中。

功效及用途： 根、叶入药。祛风除湿、镇痛、杀虫。根用于淋巴结结核、跌打损伤、风湿关节痛。叶外用于烧烫伤、头癣、湿疹、疮疡肿毒。本品有毒。

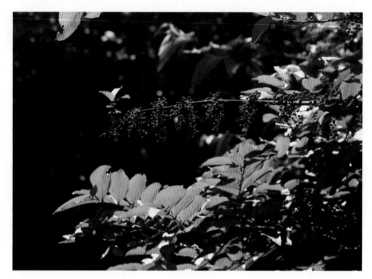

马桑

漆树科
Anacardiaceae

/// 南酸枣 ///

学名： *Choerospondias axillaris* (Roxb.) Burtt et Hill

形态特征： 落叶乔木，高 8 ~ 20 m。树皮灰褐色，片状剥落。奇数羽状复叶，小叶 3 ~ 6 对；小

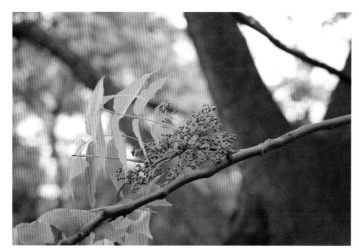

叶卵形、卵状披针形或卵状长圆形，先端长渐尖，基部阔楔形或近圆形，全缘。雄花序花萼裂片先端钝圆，边缘具紫红色腺状睫毛；雌花单生，较大。核果椭圆形或倒卵状椭圆形，黄色。花期 4 月，果期 8—10 月。

生境分布：生于海拔 300 ~ 2 000 m 的山坡、丘陵或沟谷林中。

功效及用途：树皮入药。解毒收敛、止痛止血。用于烧烫伤、外伤出血、牛皮癣。

南酸枣

/// 盐麸木 ///

学名： *Rhus chinensis* Mill.

形态特征：小乔木或灌木，高 2 ~ 10 m。小枝被锈色柔毛。奇数羽状复叶，小叶 2 ~ 6 对，叶轴具宽翅，密被锈色柔毛；小叶卵形、椭圆状卵形或长圆形，先端急尖，基部圆形，边缘具齿。圆锥花序，雄花序长于雌花序。核果球形，红色。花期 8—9 月，果期 10 月。

生境分布：生于海拔 170 ~ 2 700 m 的向阳山坡、沟谷、溪边的疏林或灌丛中。

功效及用途：根及根皮、叶、花、果实均入药。根及根皮化痰定喘、调中益气。用于慢性支气管炎、冠心病、风湿关节痛、坐骨神经痛、腰肌劳损、跌打损伤、食欲不振、小儿疳积。叶消肿解毒。用于皮肤过敏、湿疹、口疮。花、果敛肺固肠、滋肾涩精、止血止汗。用于肺虚咳嗽、盗汗、遗精、溃疡、脱肛、外伤出血。

本种为五倍子蚜虫寄主植物，在幼枝和叶上形成的虫瘿，即常用中药五倍子。五倍子可止咳止汗、涩肠止泻、固精止遗、收敛止血。亦用于鞣革、医药、塑料工业。

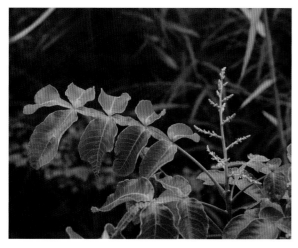

盐麸木（一）

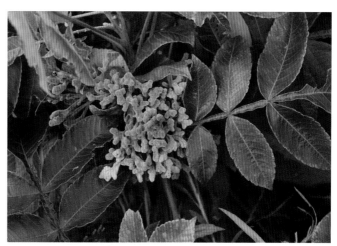

盐麸木（二）

漆树科

学名： *Rhus potaninii* Maxim.

形态特征： 乔木，高 5 ~ 8 m。奇数羽状复叶，小叶 3 ~ 5 对，叶轴无翅；小叶片卵状长圆形或长圆状披针形，先端渐尖，基部偏斜，全缘。圆锥花序；花瓣卵形或卵状长圆形。核果近球形，略压扁，被毛，红色。花期 5—6 月，果期 8—10 月。

生境分布： 生于海拔 900 ~ 2 500 m 的山坡疏林或灌木中。

功效及用途： 根入药。祛风解毒。用于小儿缩阴症、瘰疬。本种亦为五倍子蚜虫的寄主植物，虫瘿（五倍子）为常用中药，富含鞣质，可药用及工业用。

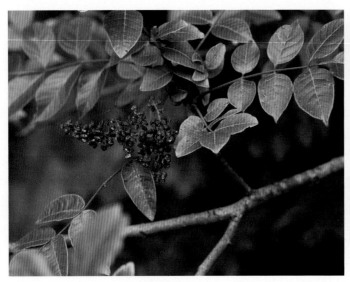 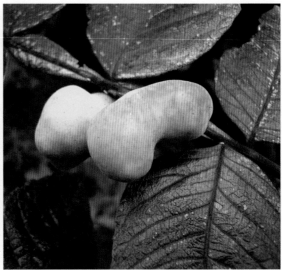

青麸杨（一）   青麸杨（二）

学名： *Rhus punjabensis* var. *sinica* (Diels) Rehd. et Wils.

形态特征： 乔木或小乔木，高 4 ~ 15 m。奇数羽状复叶，小叶 3 ~ 6 对；叶片卵状长圆形或长圆形，先端渐尖或长渐尖，基部圆形或近心形，全缘。圆锥花序，密被微绒毛。核果近球形，略压扁，成熟时暗紫红色。花期 5 月，果期 9—10 月。

生境分布： 生于海拔 460 ~ 3 000 m 的石灰山灌丛或密林中。

功效及用途： 根入药。涩肠。用于痢疾、腹泻。本种亦为五倍子蚜虫的寄主植物，虫瘿（五倍子）为常用中药，富含鞣质，可药用及工业用。

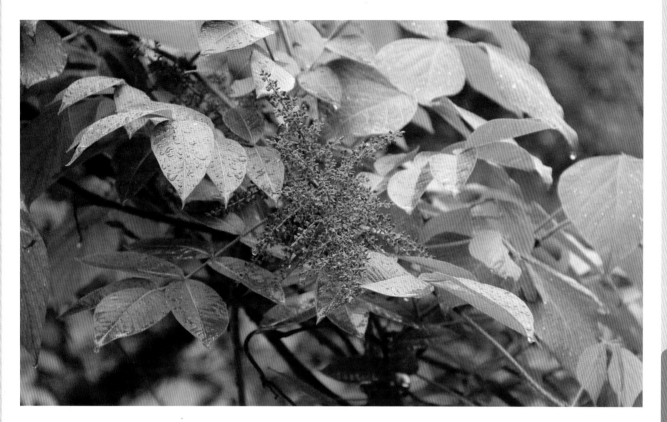

红麸杨

/// 漆 ///

学名： *Toxicodendron vernicifluum* (Stokes) F. A. Barkl.

形态特征： 乔木，高达 20 m。树皮灰白色，粗糙，呈不规则纵裂。奇数羽状复叶互生，小叶 4 ～ 6 对；小叶卵形、卵状椭圆形或长圆形，先端急尖或渐尖，基部圆形或阔楔形，全缘。圆锥花序；花黄绿色。核果肾形或椭圆形，略压扁，黄色。花期 5—6 月，果期 7—10 月。

生境分布： 生于海拔 800 ～ 2 800 m 的向阳山坡林内，有人工栽培。

功效及用途： 树脂加工后的干燥品（干漆）入药。破瘀血、消积、杀虫。用于妇女闭经、瘀血癥瘕、虫积腹痛。本品有毒，皮肤接触后易过敏。

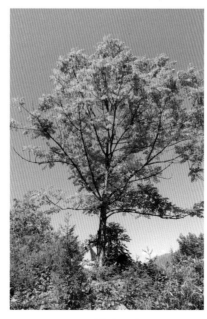

漆（一）

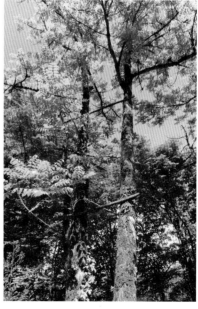

漆（二）

凤仙花科
Balsaminaceae

/// 凤仙花 ///

学名： *Impatiens balsamina* L.

形态特征： 草本，高 60 ~ 100 cm。茎粗壮，肉质。叶片披针形、狭椭圆形或倒披针形，先端尖或渐尖，基部楔形，边缘具锐齿。花生于叶腋，白色、粉红色或紫色，单瓣或重瓣。蒴果宽纺锤形，两端尖，密被柔毛。花期 7—10 月。

生境分布： 各地多栽培。

功效及用途： 种子（急性子）、根、茎入药。种子软坚、消积。用于噎膈、骨鲠咽喉、腹部肿块、闭经。根、茎祛风湿、活血止痛。用于风湿性关节痛、屈伸不利。本种花可染指甲，俗称"指甲花"。

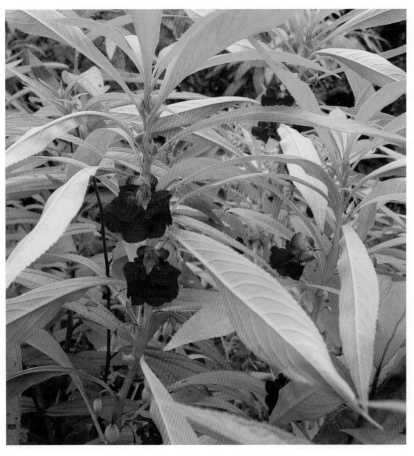

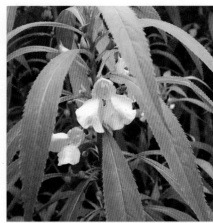

凤仙花（二）

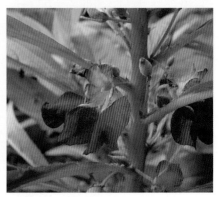

凤仙花（一）

凤仙花（三）

冬青科
Aquifoliaceae

/// 猫儿刺 ///

学名：*Ilex pernyi* Franch.

形态特征：灌木或小乔木，高 0.6 ~ 3 m。叶片二型，四角状长圆形或卵形，先端具 3 枚尖硬刺齿。花淡黄色，4 基数。果球形，鲜红色。花期 4—5 月，果期 10—12 月。

生境分布：生于海拔 1 050 ~ 2 500 m 的山谷林中或山坡、路旁灌丛中。

功效及用途：根、叶及果入药。根清肺止咳、利咽明目。用于肺热咳嗽、咯血、咽喉肿痛、风湿痹痛。叶及果补肝肾、清风热、止泻。

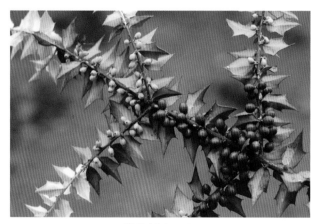

猫儿刺（一）

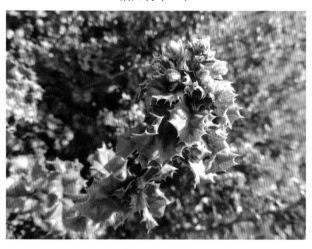

猫儿刺（二）

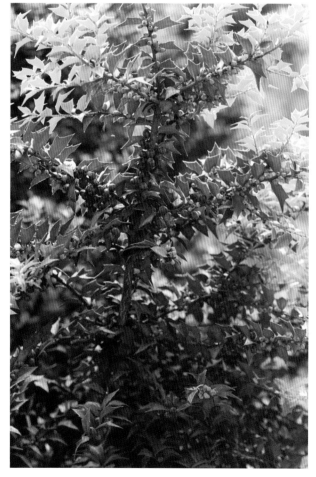

猫儿刺（三）

197

卫矛科
Celastraceae

学名： *Celastrus orbiculatus* Thunb.

形态特征： 藤状灌木。叶阔倒卵形、近圆形或长方椭圆形，先端圆阔，基部阔楔形到近钝圆形，边缘具锯齿。聚伞花序，小花 1 ~ 3 朵；雄花萼片钝三角形，花瓣倒卵椭圆形或长方形；雌花花冠较小，花盘稍深厚，肉质。蒴果近球状。花期 5—6 月，果期 7—10 月。

生境分布： 生于海拔 450 ~ 2 200 m 的山坡灌丛。

功效及用途： 藤茎入药。祛风除湿、通经止痛、活血解毒。用于风湿关节痛、四肢麻木、瘫痪、头痛、牙痛、疝气、痛经、闭经、小儿惊风、跌打扭伤、痢疾、痧证、带状疱疹。

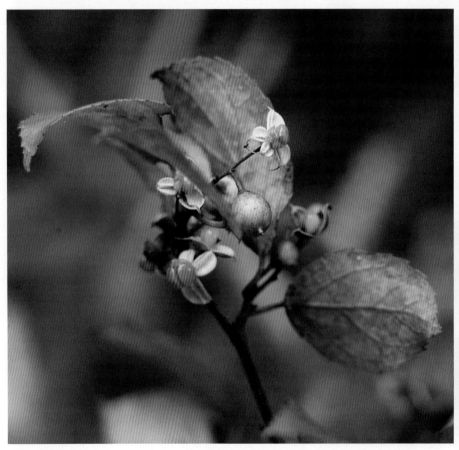

南蛇藤（一）

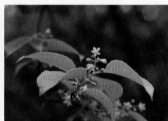

南蛇藤（二）

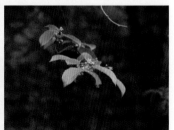

南蛇藤（三）

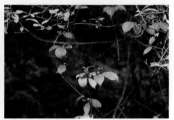

南蛇藤（四）

学名：*Euonymus porphyreus* Loes.

形态特征：灌木，高 1 ~ 5 m。叶卵形、长卵形或阔椭圆形，先端渐尖至长渐尖，基部阔楔形或近圆形，边缘具细密小锯齿。聚伞花序；花 4 数，深紫色。蒴果近球状，具 4 翅。种子有红色假种皮。花期 5—7 月。

生境分布：生于海拔 1 100 ~ 3 000 m 的山地丛林及山溪旁侧的丛林中。

功效及用途：根、枝入药。散瘀止痛、清热解毒。用于跌打损伤、淋巴结核、疗肿恶疮。

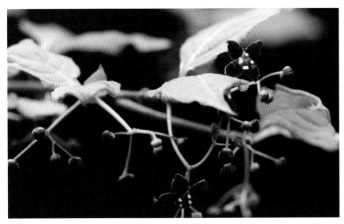 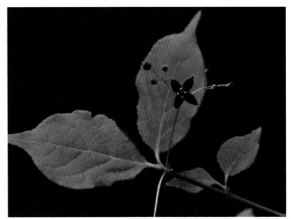

紫花卫矛（一）　　　　　　　　　　　紫花卫矛（二）

省沽油科 / Staphyleaceae

学名：*Euscaphis japonica* (Thunb.) Dippel

形态特征：小乔木或灌木，高 2 ~ 8 m。树皮灰褐色，具纵条纹，小枝及芽红紫色。奇数羽状复叶；小叶长卵形或椭圆形，稀为圆形，先端渐尖，基部钝圆，边缘具疏锯齿，齿尖有腺体。圆锥花序；花较密集，黄白色。蓇葖果紫红色。种子近圆形，假种皮肉质，黑色。花期 5—6 月，果期 8—9 月。

生境分布：生于山坡、山谷、河边的丛林或灌丛中，有栽培。

功效及用途：根、果入药。根祛风解表、清热利湿。用于感冒头痛、痢疾、肠炎、风湿腰痛、跌打损伤。果祛风散寒、行气止痛、消肿散结。用于胃痛、疝痛、月经不调、偏头痛、痢疾、脱肛、子宫下垂。

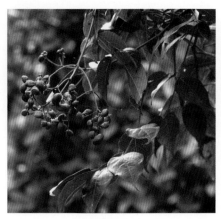

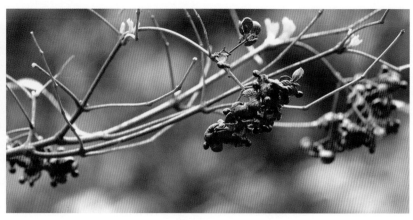

野鸦椿（一）

野鸦椿（二）

槭树科 / Celastraceae

/// 青榨槭 ///

学名： *Acer davidii* Franch.

形态特征： 乔木，高 10 ~ 20 m。树皮黑褐色或灰褐色，常纵裂。叶近长卵圆形，先端锐尖或渐尖，常有尖尾，基部近心形或圆形，边缘具钝齿。花黄绿色，雄花与两性花同株，总状花序下垂；花瓣5。翅果黄褐色，具宽翅。花期4月，果期9月。

生境分布： 生于海拔 500 ~ 1 500 m 的山区疏林中。

功效及用途： 根、树皮入药。祛风除湿、散瘀止痛、消食健脾。用于风湿痹痛、肢体麻木、跌打瘀痛、消化不良。

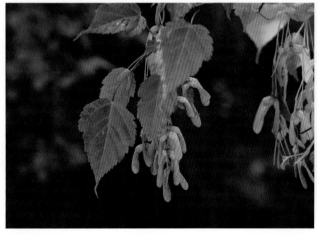

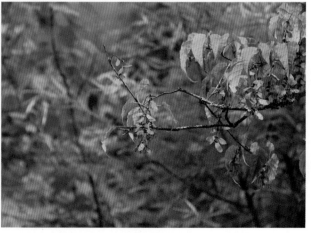

青榨槭（一）

青榨槭（二）

无患子科 / Sapindaceae

/// 栾 树 ///

学名：*Koelreuteria paniculata* Laxm.

形态特征：乔木，高达 10 m 以上。树皮厚，灰褐色至灰黑色，纵裂。羽状复叶；小叶 7 ~ 18 片，卵形、阔卵形至卵状披针形，顶端短尖或短渐尖，基部钝至近截形，边缘具钝锯齿。聚伞圆锥花序；花淡黄色；花瓣 4。蒴果圆锥形，具 3 棱；种子近球形。花期 6—8 月，果期 9—10 月。

生境分布：生于中、低山坡疏林中。各地多栽培。

功效及用途：根、根皮及花入药。疏风清热、清肝明目。用于风热咳嗽、目赤肿痛。

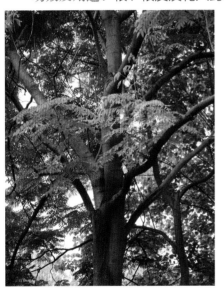
栾树（一）

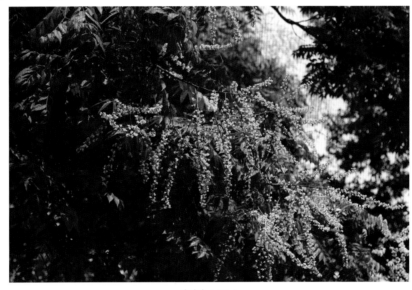
栾树（二）

清风藤科 / Sabiaceae

/// 泡花树 ///

学名：*Meliosma cuneifolia* Franch.

形态特征：灌木或乔木，高可达 9 m。树皮黑褐色。单叶互生；叶片倒卵状楔形或狭倒卵状楔形，先端短渐尖，中部以下渐狭，具锐尖齿。圆锥花序顶生；花黄白色；萼片 5；花瓣 5。核果扁球形，核三角状卵形。花期 6—7 月，果期 9—11 月。

生境分布：生于海拔 650 ~ 3 300 m 的疏林或密林中。

功效及用途：根皮入药。利水、解毒。用于无名肿毒、毒蛇咬伤、腹胀水肿。

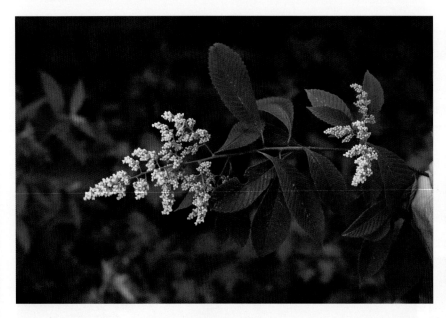

泡花树（一）　　　　　　　　　　　　　　　泡花树（二）

鼠李科

Rhamnaceae

/// 勾儿茶 ///

学名：*Berchemia sinica* Schneid.

形态特征：藤状攀援灌木，高达 5 m。老枝黄褐色。叶卵状椭圆形或卵状矩圆形，顶端圆形或钝，常有小尖头，基部圆形或近心形；叶柄带红色。花黄色或淡绿色，单生或簇生。核果圆柱形，紫红色或黑色。花期 6—8 月，果期翌年 5—6 月。

生境分布：生于海拔 1 000 ~ 2 500 m 的山坡、沟谷灌丛或杂木林中。

功效及用途：根、叶入药。清热利湿、活血消肿、清热解毒。用于热淋、黄疸、痢疾、带下、崩漏、跌扑损伤、风湿疼痛、痈肿疮毒。

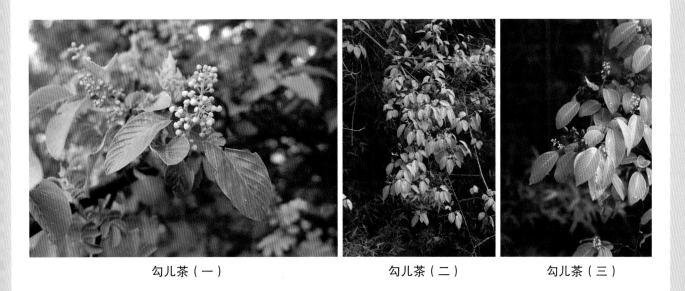

勾儿茶（一）　　　　勾儿茶（二）　　　　勾儿茶（三）

/// 枣 ///

学名： *Ziziphus jujuba* Mill.

形态特征： 小乔木，高可达 10 m。树皮褐色或灰褐色，树枝具 2 托叶刺。叶卵形、卵状椭圆形或卵状矩圆形，顶端钝或圆形，具小尖头，基部近圆形，边缘具圆锯齿。聚伞花序两性，黄绿色。核果矩圆形或长卵圆形，熟时深红色，中果皮肉质，味甜。花期 5—7 月，果期 8—9 月。

生境分布： 生于海拔 1 700 m 以下的山区、丘陵或平原。各地多栽培。

功效及用途： 果实（大枣）、树皮及根皮入药。果实补中益气、养血安神。用于脾虚食少、乏力便溏。树皮及根皮消炎、止血、止泻。用于气管炎、肠炎、痢疾、月经不调；外用于外伤出血。果实味甜，供食用。

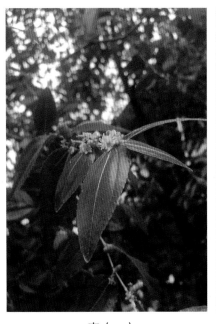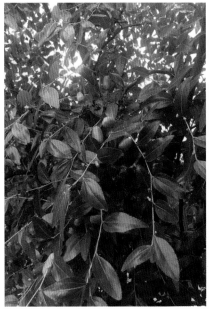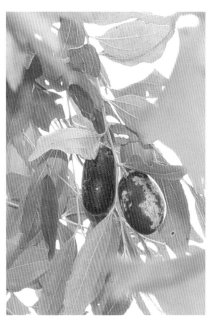

枣（一）　　　　　　枣（二）　　　　　　枣（三）

葡萄科
Vitaceae

/// 乌蔹莓 ///

学名： *Cayratia japonica* (Thunb.) Gagnep.

形态特征： 草质藤本。小枝圆柱形，有纵棱纹。卷须 2 ~ 3 叉分枝。叶为鸟足状 5 小叶，中央小叶长椭圆形或椭圆披针形，侧生小叶椭圆形或长椭圆形，边缘有锯齿。复二歧聚伞花序；花瓣 4；子房下部与花盘合生。果实近球形。花期 3—8 月，果期 8—11 月。

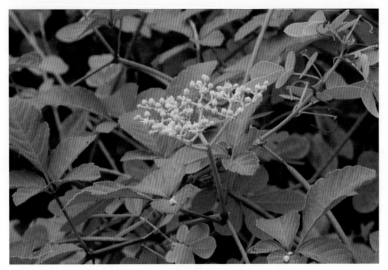

乌蔹莓

生境分布： 生于海拔 300 ~ 2 500 m 的山谷林中或山坡灌丛。

功效及用途： 全草或根入药。清热利湿、解毒消肿。用于热毒痈肿、疔疮丹毒、咽喉肿痛、蛇虫咬伤、水火烫伤、风湿痹痛、泻痢尿血。

锦葵科
Malvaceae

/// 黄蜀葵 ///

学名： *Abelmoschus manihot* (L.) Medicus

形态特征： 草本，高 1 ~ 2 m。叶掌状 5 ~ 9 深裂，裂片边缘具粗钝锯齿。花单生于枝端叶腋；

小苞片 4 ～ 5；萼佛焰苞状，5 裂，被柔毛；花大，淡黄色，内面基部紫色；柱头紫黑色，匙状盘形。蒴果卵状椭圆形，被硬毛。种子肾形。花期 8—10 月。

生境分布：生于山谷草丛、田边或沟旁灌丛间。

功效及用途：根、叶、花和种子入药。清热解毒、润燥滑肠。种子用于大便秘结、小便不利、水肿、尿路结石、乳汁不通。根、叶外用治疗疮、腮腺炎、骨折、刀伤。花浸油外用治烧烫伤。

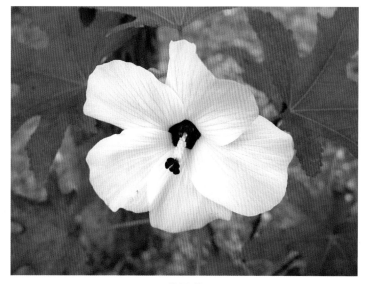

黄蜀葵

/// 金铃花 ///

学名：*Abutilon pictum* (Gillies ex Hook.) Walp.

形态特征：常绿灌木，高达 1 m。叶掌状 3 ～ 5 深裂，边缘具锯齿或粗齿。花单生于叶腋，花梗下垂；花钟形，橘黄色，具紫色条纹；花瓣 5；花柱 10 裂，花药褐黄色，集生于花柱端。花期 5—10 月。

生境分布：原产南美洲，各地多栽培。

功效及用途：叶、花入药。活血祛瘀、舒筋通络。用于跌打损伤。

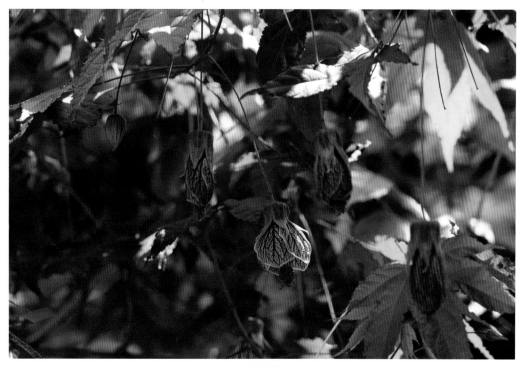

金铃花

学名：*Abutilon theophrasti* Medicus

形态特征：亚灌木状草本，高1～2m。叶互生，圆心形，先端长渐尖，基部心形，边缘具细圆齿，两面均密被星状柔毛。花单生于叶腋；花萼杯状，裂片5，密被短绒毛；花黄色。蒴果半球形，分果爿顶端具长芒。种子肾形，褐色，被星状柔毛。花期7—8月。

生境分布：分布于低山区，多栽培。

功效及用途：种子（苘麻子）、全草供药用。清利湿热、解毒消痈、退翳明目。用于赤白痢疾、小便淋痛、痈疽肿毒、眼疾。本品茎皮纤维可制麻，作为纺织材料。

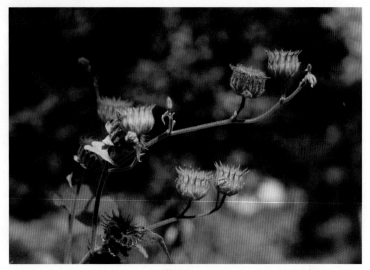

苘麻

学名：*Althaea rosea* (L.) Cavan.

形态特征：直立草本，高达2m。茎枝密被刺毛。叶近圆心形，掌状5～7浅裂或具波状棱角，被星状硬毛或柔毛。总状花序；花大，红、紫、白、黄、粉红或黑紫色，单瓣或重瓣，花瓣倒卵状三角形。果盘状，分果爿近圆形，具纵槽。花期2—8月。

生境分布：各地多栽培。

功效及用途：全草、根、花入药。全草清热止血、消肿解毒。用于吐血、血崩。根清热解毒、排脓利尿。用于肠炎、痢疾、尿道感染、子宫颈炎、白带。花通利大小便、解毒散结。用于大小便不利。外用于痈肿疮疡、烧烫伤。

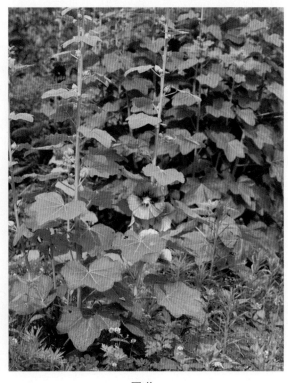

蜀葵

/// 木芙蓉 ///

学名：*Hibiscus mutabilis* L.

形态特征：灌木或小乔木，高 2 ~ 5 m。全株密被星状毛与直毛相混的细绵毛。叶宽卵形至圆卵形或心形，常 5 ~ 7 裂，裂片三角形，具钝圆锯齿。花单生；萼钟形，裂片 5；花初开时白色或淡红色，后变深红色。果爿 5。花期 8—10 月。

生境分布：各地多栽培。

功效及用途：花、叶入药。清热解毒、消肿排脓、凉血止血。用于肺热咳嗽、月经过多、白带；外用于腮腺炎、乳腺炎、淋巴结炎、烧烫伤、痈肿疮疖、跌打损伤。

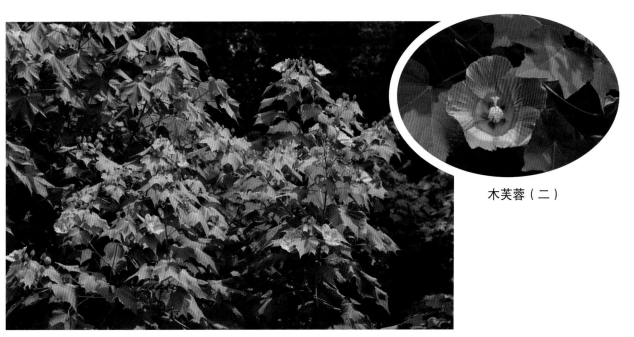

木芙蓉（二）

木芙蓉（一）

锦葵科

/// 木　槿 ///

学名：*Hibiscus syriacus* L.

形态特征：灌木，高 3 ~ 4 m。小枝密被黄色星状绒毛。叶菱形至三角状卵形，具 3 裂或不裂，先端钝，基部楔形，边缘具齿。花单生于枝端腋间，钟状，纯白、淡粉红、淡紫或紫红色，单瓣、复瓣或重瓣；花瓣倒卵形。蒴果卵圆形。花期 7—10 月。

生境分布：各地多栽培。

功效及用途：花、果、根、叶、茎皮和根皮均入药。清热利湿、凉血解毒、杀虫止痒。用于肠风泻血、痔疮出血、肺热咳嗽、疮疖痈肿、烧烫伤、赤白带下、湿疹。

207

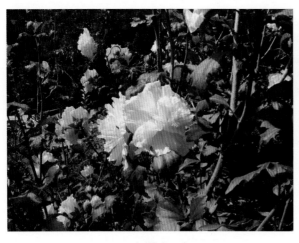

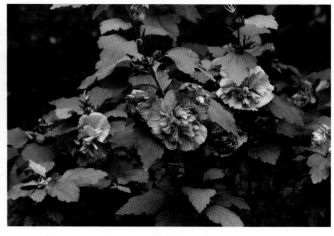

木槿（一）　　　　　　　　　　　　　　木槿（二）

/// 锦 葵 ///

学名： *Malva cathayensis* M. G. Gilbert, Y. Tang et Dorr

形态特征： 草本，高 50 ~ 90 cm，分枝多，疏被粗毛。叶圆心形或肾形，具 5 ~ 7 圆齿状钝裂片，基部近心形至圆形，边缘具圆锯齿。花簇生，花瓣 5，紫红色或白色。果扁圆形，分果片肾形。花期 5—10 月。

生境分布： 各地多栽培。

功效及用途： 花、叶、茎入药。清热利湿、理气通便。用于大小便不畅、淋巴结结核、带下、腹痛。

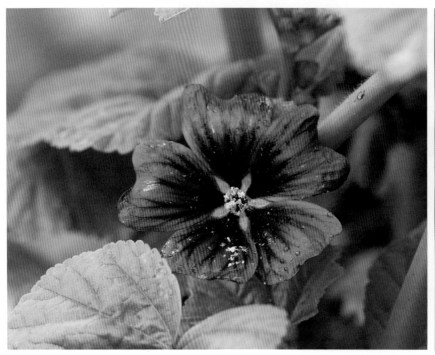

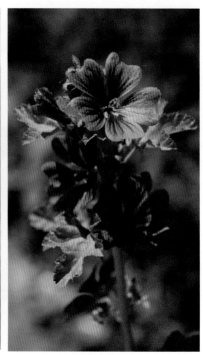

锦葵（一）　　　　　　　　　　　　　　锦葵（二）

/// 冬 葵 ///

学名：*Malva crispa* L.

形态特征：草本，高约1m。叶圆形，常5～7裂或角裂，基部心形，裂片三角状圆形，边缘具细锯齿。花单生或几个簇生于叶腋；花小，白色，花瓣5。果扁球形，分果爿网状，具细柔毛。种子肾形，暗黑色。花期6—9月。

生境分布：各地多栽培

功效及用途：种子（冬葵子）、根、茎、叶入药。种子利尿通淋、下乳、润肠。用于淋证、乳汁不通、乳房胀痛、便秘。根、茎、叶清热解毒、利窍通淋。用于消渴、淋病、二便不利、乳汁少、白带、虫蜇伤。本品用作蔬菜。

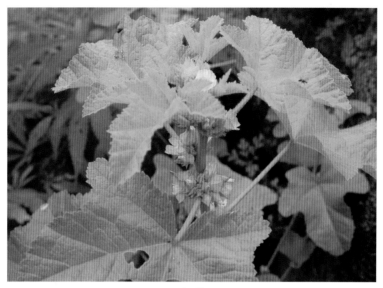

冬葵

猕猴桃科

Actinidiaceae

/// 京梨猕猴桃 ///

学名：*Actinidia callosa* var. *henryi* Maxim.

形态特征：大型藤本。着花小枝皮孔显著。叶卵形、倒卵形或椭圆形，顶端急尖、长渐尖或钝圆形，基部阔楔形至心形，边缘有细齿。花单生或花序有花2～3朵；花白色；花瓣5。果实墨绿色，乳头状至矩圆圆柱形，具宿存萼片。花期5—7月，果期9—11月。

生境分布：生于山谷溪涧边、山坡灌木丛或其他湿润处。

功效及用途：果实、根及藤茎入药。果实解热、止渴、健胃、通淋。用于烦热消渴、肺热干咳、消化不良、湿热黄疸、石淋、痔疮。根及藤茎清热利湿、活血消肿。用于肝炎、痢疾、消化不良、水肿、

猕猴桃科

209

淋浊、风湿痹痛、跌打损伤、疮疖结核。

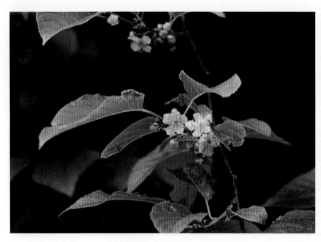

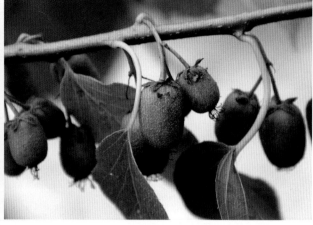

京梨猕猴桃（一）　　　　　　　　　京梨猕猴桃（二）

/// 中华猕猴桃 ///

学名： *Actinidia chinensis* Planch.

形态特征： 大型落叶藤本。幼时全株被毛。叶倒阔卵形、倒卵形或近圆形，边缘具睫状小齿，背面密被星状绒毛。聚伞花序 1～3 花；花黄白色，有香气；花瓣 5；雄蕊极多，花药黄色。浆果卵圆形或长圆形，密生棕褐色长毛。花期 6—7 月，果期 8—9 月。

生境分布： 生于山地林间或灌丛中，常缠绕于他物上。多人工栽培。

功效及用途： 果实、根及藤茎入药。果实解热、止渴、健胃、通淋。用于烦热消渴、肺热干咳、消化不良、湿热黄疸、石淋痔疮。根及藤茎清热利湿、活血消肿。用于肝炎、痢疾、消化不良、水肿、淋浊、风湿痹痛、跌打损伤、疮疖。果实富含维生素，为常见水果。

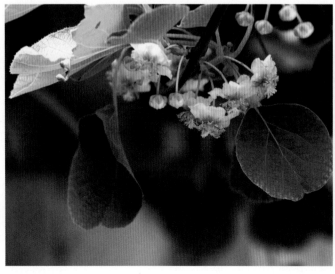

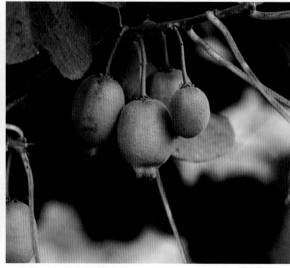

中华猕猴桃（一）　　　　　　　　　中华猕猴桃（二）

山茶科

Theaceae

/// 山 茶 ///

学名：*Camellia japonica* L.

形态特征：灌木或小乔木，高可达 9 m。叶椭圆形，先端略尖或有钝尖头，基部阔楔形，边缘有细齿。花红色或淡红色，亦有白色；苞片及萼片组成杯状苞被；花瓣 6 ～ 7 片。蒴果圆球形，果爿厚木质。种子近球形，暗褐色。花期 4—5 月，果期 9—10 月。

生境分布：各地多人工栽培。

功效及用途：花、根入药。花凉血止血、散瘀消肿。用于吐血衄血、便血痔血、赤白痢、血淋血崩、带下、烫伤、跌扑损伤。根散瘀消肿、消食。用于跌打损伤、食积腹胀。种子榨油，可供食用。

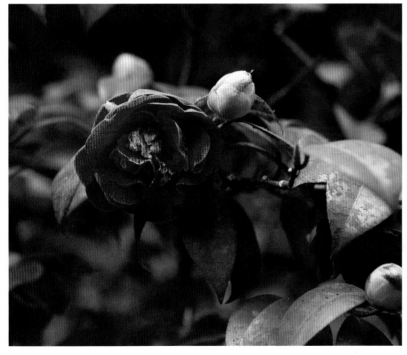 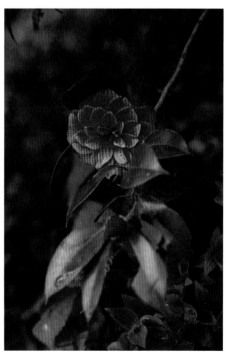

山茶（一）　　　　　　　　　　　　山茶（二）

金丝桃科

Hypericaceae

学名： *Hypericum monogynum* L.

形态特征： 灌木，高 0.5 ~ 1.3 m。叶对生；叶片倒披针形至长圆形，先端锐尖至圆形，具小尖突，基部圆形或渐狭半抱茎，全缘。聚伞状花序；花瓣 5，鲜黄色；雄蕊多数，组成 5 束；花柱合生，柱头 5 裂。蒴果卵圆形。花期 5—8 月，果期 8—9 月。

生境分布： 生于海拔 1 500 m 以下的山坡、路旁或灌丛中。

功效及用途： 全草、果实入药。全草清热解毒、活血祛风。用于肝炎、咽喉肿痛、疮疖肿毒、跌打损伤、风湿腰痛、虫蛇咬伤。果实润肺止咳。用于虚热咳嗽、百日咳。

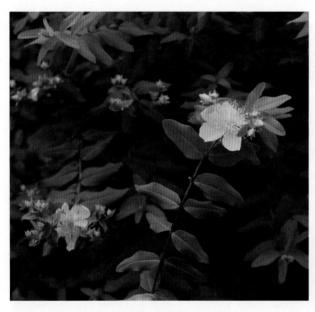

金丝桃（一）

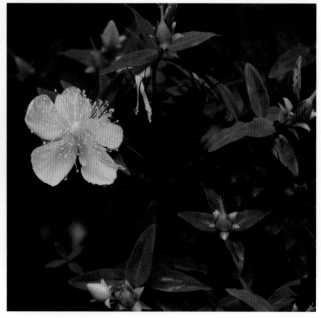

金丝桃（二）

/// 金丝梅 ///

学名： *Hypericum patulum* Thunb. ex Murray

形态特征： 灌木，高 0.3 ~ 1.5 m。叶披针形至卵状长圆形，先端钝圆，基部宽楔形，全缘，具透明腺点。伞房花序；花呈杯状；花瓣金黄色；雄蕊 5 束，每束 50 ~ 70 枚。蒴果宽卵珠形。花期 6—7 月，果期 8—10 月。

生境分布： 生于海拔 300 ~ 2 400 m 的山坡或山谷的疏林下、路旁或灌丛中。

功效及用途： 全草入药。清热利尿、疏肝活络。用于热淋、肝炎、感冒、扁桃体炎、疝气、筋骨疼痛、跌打损伤。

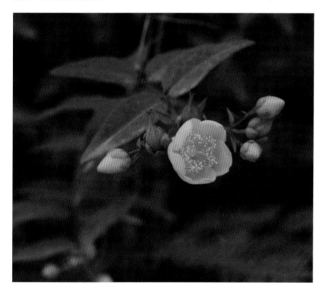
金丝梅（一）

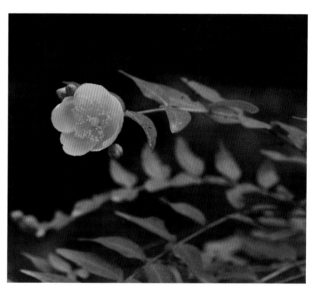
金丝梅（二）

金丝桃科

/// 元宝草 ///

学名： *Hypericum sampsonii* Hance

形态特征： 多年生草本，高 0.2 ~ 0.8 m。叶对生，无柄，两枚叶片基部完全合生为一体而茎贯穿其中心，全缘。伞房花序，多个组成大的圆锥花序；花瓣 5，淡黄色；雄蕊多数，组成 3 束。蒴果卵圆形。花期 5—6 月，果期 7—8 月。

生境分布： 生于海拔 1 200 m 以下的路旁、山坡、草地、灌丛、田边、沟边。

功效及用途： 全草入药。凉血止血、清热解毒、活血调经、祛风通络。用于吐血衄血、创伤出血、肠炎痢疾、乳痈、痈肿疔毒、烫伤、虫蛇咬伤、月经不调、跌打损伤、风湿痹痛；外用于头癣、口疮、目翳。

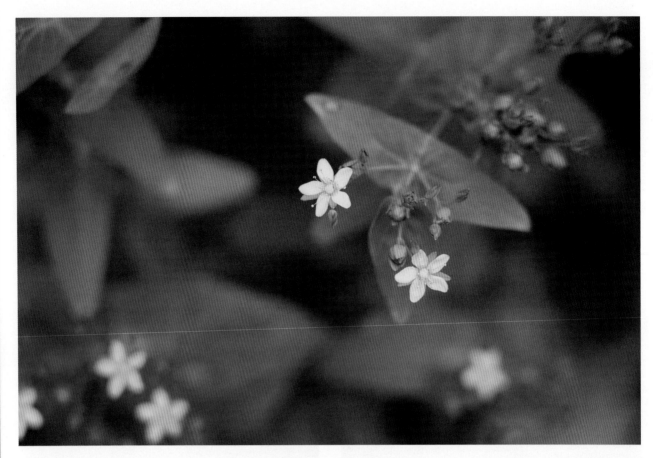

元宝草

堇菜科 / **Violaceae**

/// 犁头草 ///

学名： *Viola japonica* var. *stenopetala* Franch. ex H. Boissieu.

形态特征： 草本，高 9 ~ 60 cm。基生叶倒卵状长圆形，顶端圆钝或急尖，基部抱茎，两侧箭形，边缘具疏齿。总状花序；花淡紫色；上方花瓣与侧方花瓣倒卵形，下方花瓣长倒心形。蒴果椭圆形。花期 3—4 月，果期 5—6 月。

生境分布： 生于林缘、林下开阔草地间、山地草丛、溪谷旁。

功效及用途： 全草入药。清热解毒、化瘀排脓、凉血清肝。用于痈疽肿毒、乳痈、肠痈下血、化脓性骨髓炎、黄疸、目赤肿痛、外伤出血。

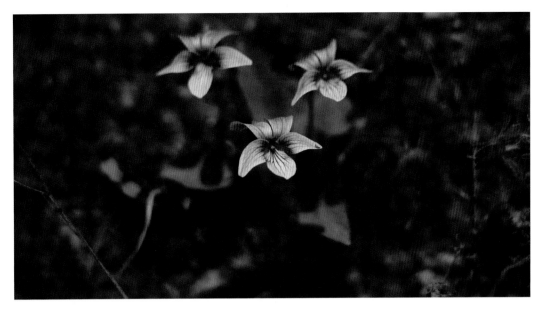

犁头草

/// 紫花地丁 ///

学名： *Viola philippica* Cav.

形态特征： 草本，高 4 ~ 14 cm。叶基生，莲座状；下部叶片三角状卵形或狭卵形，上部叶片长圆形、狭卵状披针形或长圆状卵形，先端圆钝，边缘具圆齿；叶柄具翅。花紫堇色或淡紫色，稀呈白色，喉部有紫色条纹。蒴果长圆形。花果期 4 月中下旬至 9 月。

生境分布： 生于田间、荒地、山坡草丛、林缘或灌丛中。

功效及用途： 全草入药。清热解毒、燥湿凉血。用于疔疮痈疽、乳痈肠痈、湿热泻痢、黄疸、目赤肿痛、毒蛇咬伤。

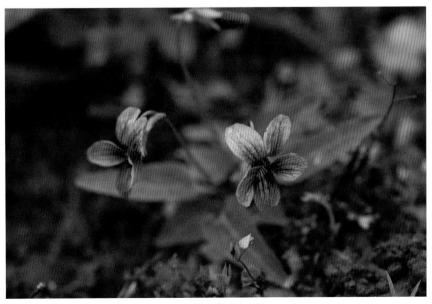

紫花地丁

西番莲科
Passifloraceae

/// 西番莲 ///

学名： *Passiflora caerulea* L.

形态特征： 草质藤本。叶基部近心形，掌状5深裂，全缘。聚伞花序退化仅存1花，与卷须对生；花淡绿色，花瓣长圆形；副花冠裂片丝状；内花冠裂片流苏状，紫红色；柱头肾形，花柱3。果卵球形或近球形，橙色或黄色。花期5—7月，果期7—9月。

生境分布： 各地均有栽培。

功效及用途： 全草入药。祛风除湿、活血止痛。用于感冒头痛、鼻塞流涕、风湿关节痛、疝痛、痛经、神经痛、失眠、下痢、骨折。

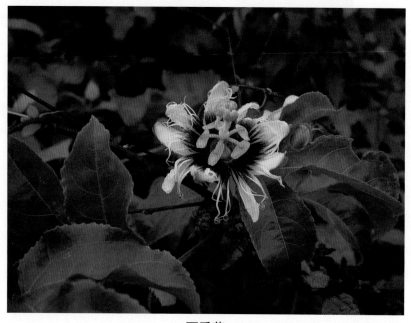

西番莲

秋海棠科
Begoniaceae

/// 中华秋海棠 ///

学名： *Begonia grandis* subsp. *sinensis* (A. DC.) Irmsch.

形态特征： 草本，高20～40（～70）cm。叶椭圆状卵形至三角状卵形，先端渐尖，基部心形，两侧不等。伞房状至圆锥状二歧聚伞花序；花小，雄蕊多数，整体呈球状；柱头呈螺旋状扭曲。蒴果具3不等大之翅。花期7—9月，果期8—10月。

生境分布：生于海拔300～2900 m的山谷阴湿岩石边、疏林阴处、荒坡阴湿处以及山坡林下。

功效及用途：块茎和果入药。凉血止血、散瘀调经。用于吐血、衄血、咳血、崩漏、白带、月经不调、痢疾；外用于跌打损伤。

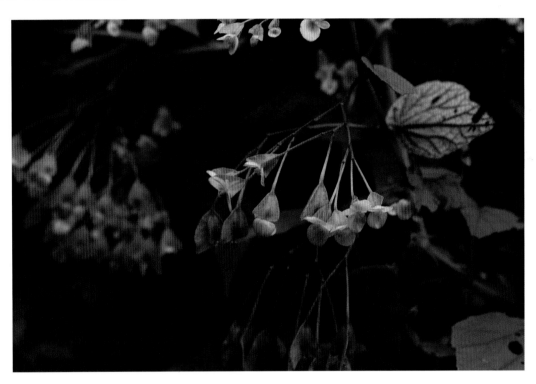

中华秋海棠

旌节花科 / Stachyuraceae

/// 中国旌节花 ///

学名：*Stachyurus chinensis* Franch.

形态特征：灌木，高2～4 m。叶互生，圆状卵形至长圆状椭圆形，先端渐尖至短尾状渐尖，基部钝圆或微心形，边缘具圆锯齿。穗状花序；先叶开放，黄色；萼片4枚，黄绿色，卵形；花瓣4枚，卵形。果实圆球形。花期3—4月，果期5—7月。

生境分布：生于海拔400～3000 m的山坡谷地林中或林缘。

217

功效及用途：茎髓（通草）入药。清热、利水、通乳。用于热病烦渴、急性膀胱炎、肾炎、水肿、小便不利、乳汁不通。

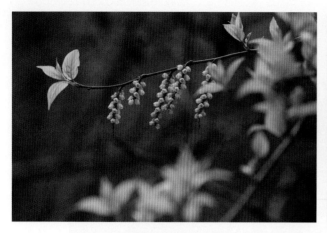

中国旌节花（一）

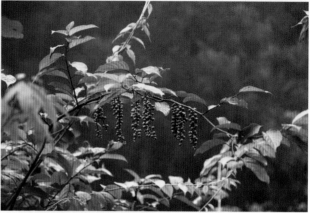

中国旌节花（二）

/// 西域旌节花 ///

　　学名：*Stachyurus himalaicus* Hook. f. et Thoms. ex Benth.

　　形态特征：灌木或小乔木，高3～5 m。叶片披针形至长圆状披针形，先端渐尖至长渐尖，基部钝圆，边缘具细密锐锯齿。穗状花序，通常下垂；花黄色；萼片4枚，宽卵形；花瓣4枚，倒卵形。果实近球形。花期3—4月，果期5—8月。

　　生境分布：生于海拔400～3 000 m的山坡阔叶林下或灌丛中。

　　功效及用途：茎髓（通草）入药。清热、利水、通乳。用于热病烦渴、急性膀胱炎、肾炎、水肿、小便不利、乳汁不通。

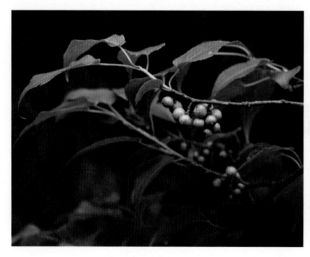

西域旌节花（一）

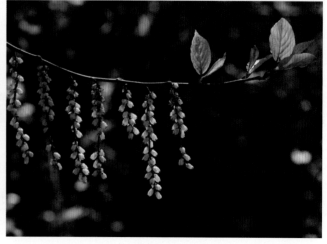

西域旌节花（二）

瑞香科

Thymelaeaceae

/// 铁牛皮 ///

学名：*Daphne limprichtii* H. Winkl.

形态特征：小灌木，高 20 ～ 80 cm。叶于枝顶端互生，披针形、长圆状倒披针形至长圆状椭圆形，先端圆形或微凹，基部渐狭，全缘。花粉红色，芳香，5 ～ 7 朵组成顶生头状花序；花萼圆筒状，裂片 4。果实红色，广椭圆形或卵状椭圆形。花期 11 月至次年 2 月，果期 4—5 月。

生境分布：生于海拔 300 ～ 4 000 m 的林边或疏林中较阴湿处。

功效及用途：茎皮及根入药。祛风除湿、活血止痛、解毒。用于风湿痹痛、劳伤腰痛、跌打损伤、咽喉肿痛、牙痛、疮毒。

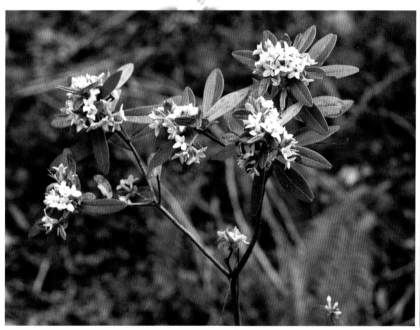

铁牛皮（一）

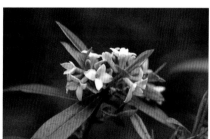

铁牛皮（二）

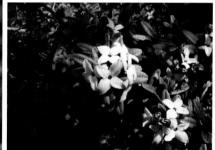

铁牛皮（三）

/// 瑞 香 ///

学名：*Daphne odora* Thunb.

形态特征：灌木。小枝近圆柱形，紫红色或紫褐色。叶互生，长圆形或倒卵状椭圆形，先端钝尖，基部楔形，全缘。头状花序顶生；花具香气，外面淡紫红色，内面肉红色；萼筒管状，裂片 4。果实红色。花期 3—5 月，果期 7—8 月。

生境分布：各地多栽培。

功效及用途：根、茎、叶、花均入药。清热解毒、消肿止痛、活血去瘀。用于咽喉肿痛、牙痛、血疔热疖；外用于无名肿毒、各类皮肤病。

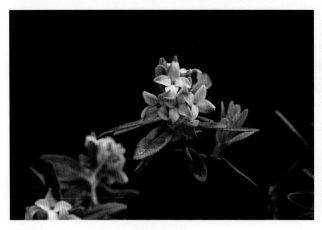

瑞香（一）

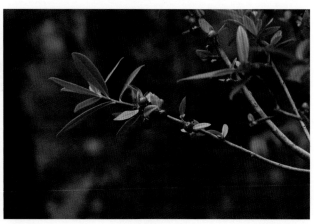

瑞香（二）

/// 结　香 ///

学名：*Edgeworthia chrysantha* Lindl.

形态特征：灌木，高 0.7 ~ 1.5 m。叶在花前凋落，长圆形、披针形至倒披针形，先端短尖，基部楔形或渐狭，两面均被银灰色绢状毛。头状花序具花 30 ~ 50 朵，成绒球状；花芳香，密被白色丝状毛，黄色，顶端 4 裂。果椭圆形。花期冬末春初，果期春夏间。

生境分布：生于阴湿肥沃地。多人工栽培。

功效及用途：全株入药。舒筋活络、消肿止痛。用于跌打损伤、风湿痛。本品茎皮纤维可做高级纸及人造棉原料。

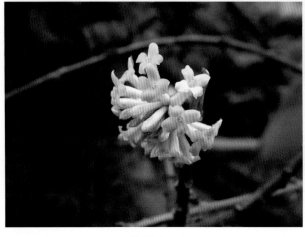

结香（一）

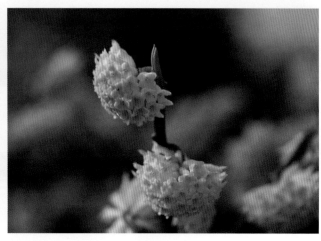

结香（二）

学名：*Stellera chamaejasme* L.

形态特征：草本，高 20 ～ 50 cm。茎丛生，基部木质化。叶披针形或长圆状披针形，稀长圆形，先端渐尖或急尖，基部圆形至楔形，全缘。头状花序顶生，圆球形；花白色、黄色至带紫色；花萼筒基部略膨大，裂片 5。果实圆锥形，花萼宿存。花期 4—6 月，果期 7—9 月。

生境分布：生于海拔 2 600 ～ 4 200 m 的干燥而向阳的高山草坡、草坪或河滩台地。

功效及用途：根入药。散结、逐水、止痛、杀虫。用于水气肿胀、淋巴结核；外用于疥癣。本品有大毒。

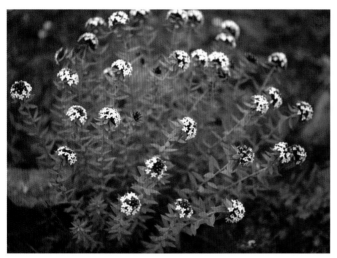

狼毒（一）

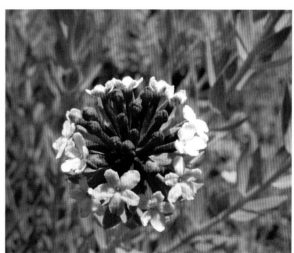

狼毒（二）

胡颓子科
Elaeagnaceae

/// 胡颓子 ///

学名：*Elaeagnus pungens* Thunb.

形态特征：灌木，高 3 ～ 4 m。茎枝具刺。叶椭圆形或阔椭圆形，稀矩圆形，两端钝形或基部圆形，边缘微反卷或皱波状，下面密被银白色和少数褐色鳞片。花白色或淡白色；萼筒圆筒形或漏斗状，裂片三角形。果实椭圆形，红色。花期 9—12 月，果期次年 4—6 月。

生境分布：生于海拔 1 000 m 以下的向阳山坡或路旁。

功效及用途：果实、根、叶入药。收敛止泻、健脾消食、止咳平喘、止血。果实用于泄泻、痢疾、食欲不振、消化不良、咳嗽气喘、崩漏、痔疮下血。根用于吐血、疮疥。叶用于肺虚短气。

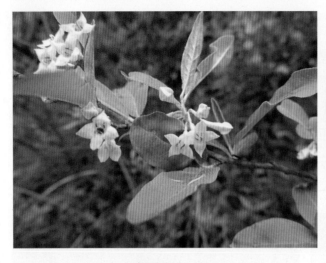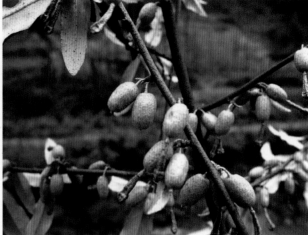

胡颓子（一）　　　　　　　　　　　　胡颓子（二）

/// 牛奶子 ///

学名：*Elaeagnus umbellata* Thunb.

形态特征：灌木，高 1 ~ 4 m。多分枝，具刺。叶椭圆形、卵状椭圆形或倒卵状披针形，顶端钝或渐尖，基部圆形至楔形，全缘或波状，下面密被银白色和散生少数褐色鳞片。花先叶开放，黄白色，密被银白色盾形鳞片；萼筒圆筒状漏斗形，裂片卵状三角形。果实球形或卵圆形，红色。花期 4—5 月，果期 7—8 月。

生境分布：生长于海拔 20 ~ 3 000 m 的向阳林缘、灌丛中、荒坡上和沟边。

功效及用途：果实、叶、根入药。止咳平喘、活血止痛。用于咳嗽气喘、跌打损伤、风湿关节痛、痔疮。

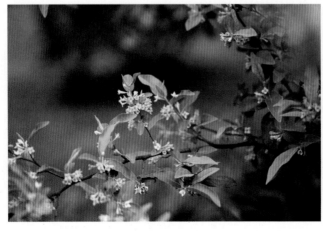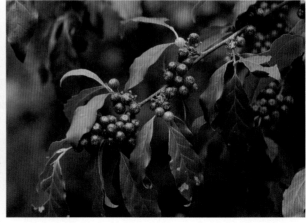

牛奶子（一）　　　　　　　　　　　　牛奶子（二）

学名： *Hippophae rhamnoides* L.

形态特征： 灌木或乔木，高 1 ～ 5 m，可达 18 m。茎、枝棘刺较多。叶近对生，狭披针形或矩圆状披针形，两端钝形或基部近圆形，上面初被白色盾形毛或星状柔毛，下面银白色或淡白色，被鳞片。花雌雄异株。果实圆球形，橙黄色或橘红色。花期 4—5 月，果期 9—10 月。

生境分布： 生于海拔 800 ～ 3 600 m 的向阳山嵴、山坡、谷地、河床砾石地或沙壤地。

功效及用途： 果实入药。健脾消食、止咳祛痰、活血祛瘀。用于咳嗽痰多、消化不良、血瘀经闭。本品果实富含维生素，可食用。

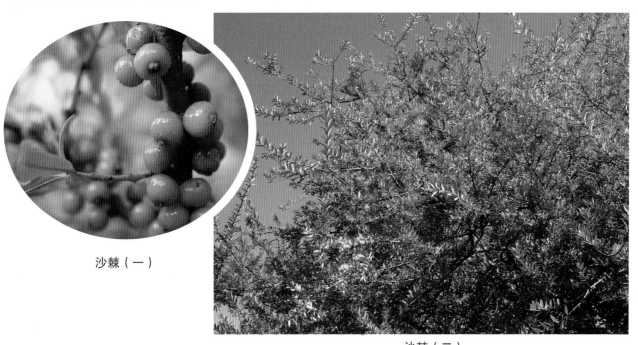

沙棘（一）

沙棘（二）

千屈菜科 / Lythraceae

千屈菜科

学名： *Lagerstroemia indica* L.

形态特征： 灌木或小乔木，高达 7 m。树皮平滑。枝干多扭曲，小枝具 4 棱。叶椭圆形、阔矩圆形或倒卵形，顶端短尖或钝形，基部阔楔形或近圆形。花淡红色或紫色、白色，常组成顶生圆锥花序；花瓣6，皱缩，具长爪。蒴果椭圆状球形或阔椭圆形。花期6—9月，果期9—12月。

生境分布：生于肥沃湿润的土壤上。多人工栽培。

功效及用途：树皮、叶及花入药。清热解毒、利湿祛风、散瘀止血。用于无名肿毒、乳痈、咽喉肿痛、肝炎、疥癣、跌打损伤、内外伤出血、崩漏带下。

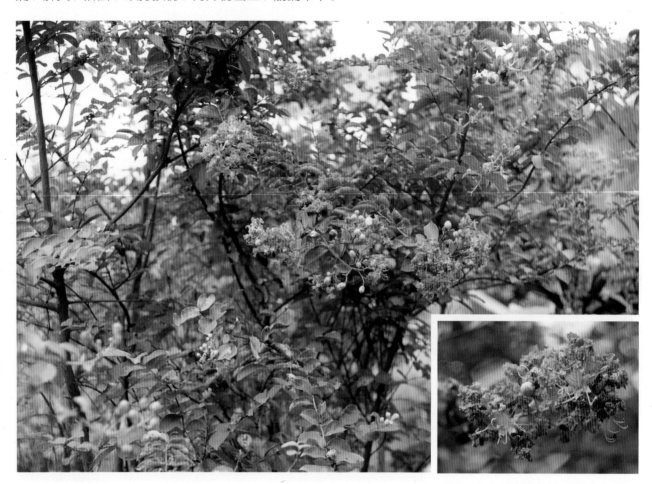

紫薇（一）　　　　　　　　　紫薇（二）

/// 千屈菜 ///

学名： *Lythrum salicaria* L.

形态特征：草本，高30～100 cm。茎直立，多分枝，枝常具4棱。叶对生或三叶轮生，披针形或阔披针形，顶端钝形或短尖，基部圆形或心形，全缘。聚伞花序簇生；花瓣6，红紫色或淡紫色，有短爪，稍皱缩。蒴果椭圆形。花期7—8月。

生境分布：生于河岸、湖畔、溪沟边和潮湿草地。

功效及用途：全草入药。清热凉血、破瘀通经。用于肠炎、痢疾、溃疡、血瘀经闭。

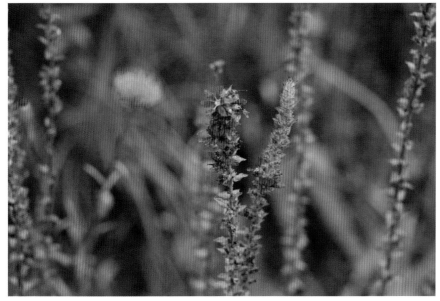
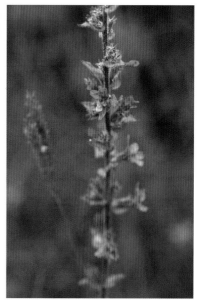

千屈菜（一）　　　　　　　　　千屈菜（二）

野牡丹科 / Melastomataceae

/// 多花野牡丹 ///

学名：*Melastoma affine* D. Don

形态特征：灌木，高约 1 m。茎钝四棱形或近圆柱形，分枝多，密被鳞片状糙伏毛。叶披针形、卵状披针形或近椭圆形，顶端渐尖，基部圆形或近楔形，全缘，被糙伏毛及密短柔毛。伞房花序；花瓣粉红色至红色，倒卵形。蒴果坛状球形。花期 2—5 月，果期 8—12 月。

生境分布：生于海拔 300 ~ 1 830 m 的山坡、山谷林下或疏林下湿润或干燥的地方，或刺竹林下灌草丛中、路边、沟边。

功效及用途：根、叶入药。清热利湿、消肿止痛、散瘀止血。根用于消化不良、肠炎、痢疾、肝炎、衄血、便血、血栓闭塞性脉管炎。叶外用于跌打损伤、外伤出血。

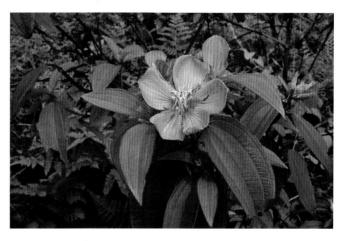

多花野牡丹

学名：*Osbeckia opipara* C. Y. Wu et C. Chen

形态特征：灌木，高 0.3 ~ 1.2 m。茎四棱形或稀六棱形，被糙伏毛。叶片卵形至卵状披针形，顶端渐尖，基部钝或圆形，全缘，被糙伏毛及柔毛，具透明腺点。聚伞花序组成圆锥花序；花瓣深红色至紫色，卵形。蒴果长卵形，花萼宿存，被刺毛状星状毛。花果期 7—9 月。

生境分布：生于海拔 250 ~ 800 m 的山坡、山谷、水边、路旁、疏林中或灌木丛中。

功效及用途：根、果枝入药。补虚益肾、收敛止血。用于痨伤咳嗽、吐血、痢疾、下肢酸软、筋骨拘挛、小便失禁、白浊白带。

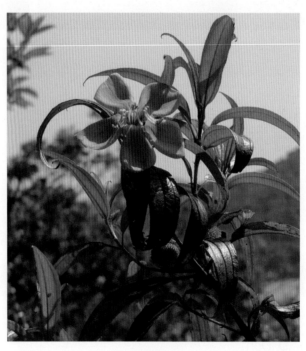

朝天罐

柳叶菜科
Onagraceae

学名：*Chamerion angustifolium* (L.) Holub

形态特征：草本，高 20 ~ 130 cm。叶螺旋状互生；叶片线状披针形至倒卵形，先端渐狭，基部钝圆或有时宽楔形，全缘或具稀疏浅齿。总状花序；萼片紫红色；花瓣粉红至紫红色，稀白色。蒴果圆柱形，密被白灰色柔毛。花期6—9月，果期8—10月。

生境分布：生于海拔500～4 700 m的山区较湿润草坡灌丛、火烧地、高山草甸、河滩、砾石坡。

功效及用途：全草入药。消肿利水、下乳、润肠。用于乳汁不足、气虚浮肿。

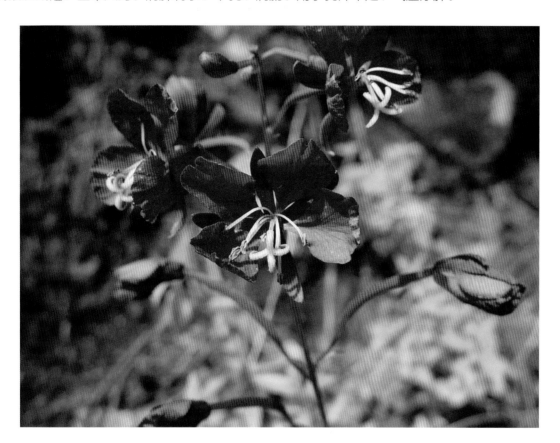

柳兰

/// 柳叶菜 ///

学名：*Epilobium hirsutum* L.

形态特征：草本，高25～120（～250) cm。茎上部叶多少抱茎，披针状至椭圆形，先端锐尖至渐尖，基部近楔形，边缘具细齿，被长柔毛，背面有时混生腺毛。总状花序；花管喉部有一圈长白毛；花瓣玫瑰红、粉红、紫红色。蒴果。花期6—8月，果期7—9月。

生境分布：生于海拔150～3 500 m的河谷沙地、石砾地及灌丛、荒坡、路旁，常成片生长。

功效及用途：全草入药。清热解毒、利湿止泻、消食理气、活血生肌。用于湿热泻痢、食积、脘腹胀痛、牙痛、月经不调、经闭带下、跌打骨折、疮肿疥癣、烧烫伤。

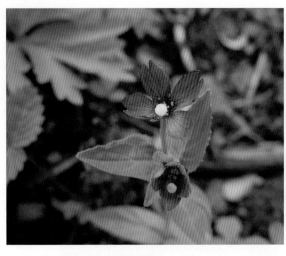 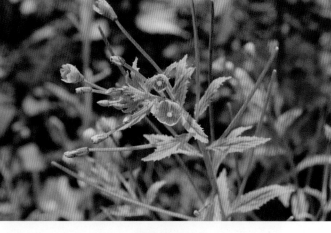

柳叶菜（一）　　　　　　　　　柳叶菜（二）

/// 倒挂金钟 ///

学名： *Fuchsia hybrida* Hort. ex Sieb. et Voss.

形态特征： 半灌木，高 50 ~ 200 cm。茎多分枝。叶片卵形或狭卵形，先端渐尖，基部浅心形或钝圆，边缘具浅齿或齿突。花两性，单一，下垂；花梗纤细；花管红色，筒状；萼片 4，红色，开放时反折；花瓣紫红色、红色、粉红色、白色，宽倒卵形。果紫红色。花期 4—12 月。

生境分布： 各地多栽培。

功效及用途： 全草、根入药。活血化瘀、凉血除风。用于月经不调、经闭癥瘕、产后乳肿、皮肤瘙痒、痤疮。

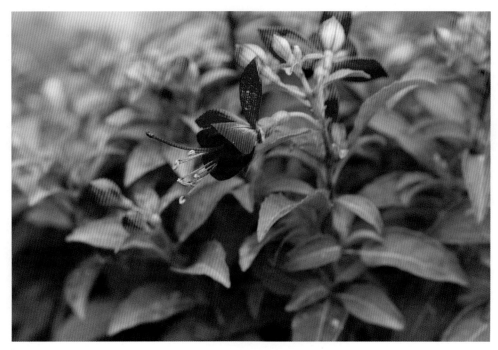

倒挂金钟

石榴科

Punicaceae

/// 石 榴 ///

学名： *Punica granatum* L.

形态特征： 灌木或乔木，高 3 ~ 5 m，稀达 10 m。枝顶常成尖锐长刺。叶矩圆状披针形，顶端短尖、钝尖或微凹，基部短尖至稍钝形。花萼筒红色或淡黄色；花瓣 6，多为红色。浆果近球形；果皮肥厚。种子钝角形；外种皮肉质，半透明，多汁。花期 5—6 月。果期 7—8 月。

生境分布： 各地多栽培。

功效及用途： 果皮、根及根皮入药。果皮涩肠止泻、杀虫、收敛止血。用于久泻久痢、虫积腹痛、崩漏、便血。根及根皮驱虫、涩肠、止带。用于肠道寄生虫、久泻久痢、赤白带下。本品为常见果树。

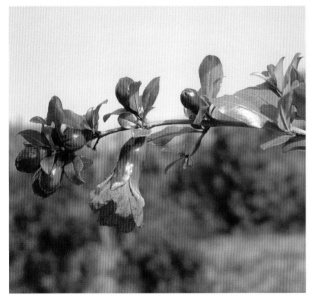

石榴（一）

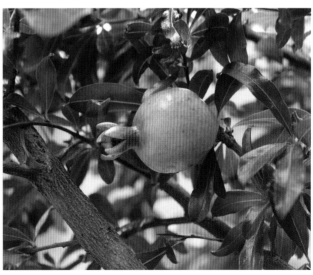

石榴（二）

五加科

Araliaceae

学名：*Acanthopanax giraldii* var. *hispidus* Hoo

形态特征：灌木，高 1～3 m。小枝灰棕色，密生直刺，稀无刺。小叶多为 5 枚；叶片倒卵状长圆形，稀卵形，先端尖或短渐尖，基部狭楔形，边缘有细重锯齿。伞形花序单个顶生；花白色，花瓣 5，卵形。果实球形，具 5 棱，黑色。花期 6—7 月，果期 8—10 月。

生境分布：生于海拔 2 300～3 500 m 的灌木林中。

功效及用途：树皮入药。祛风湿、通关节、强筋骨。用于拘挛疼痛、风寒湿痹、足膝无力、水肿、湿气。

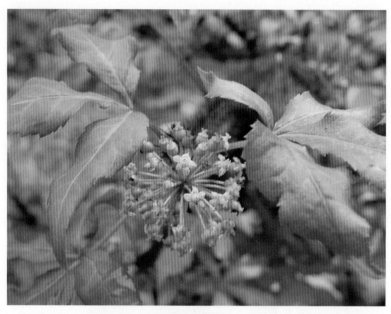

红毛五加

学名：*Acanthopanax gracilistylus* Smith

形态特征：灌木，高 2～3 m。枝下垂，蔓生状，灰棕色，节上常疏生扁刺。小叶 5，稀 3～4；小叶片倒卵形至倒披针形，先端尖至短渐尖，基部楔形，边缘有细钝齿。伞形花序；花黄绿色，花瓣 5，长圆状卵形。果实扁球形，黑色。花期 4—8 月，果期 6—10 月。

生境分布：生于灌木丛林、林缘、山坡路旁和村落中。

功效及用途：根皮（五加皮）入药。祛风湿、强筋骨。用于风湿痹证、筋骨痿软、小儿行迟、体虚乏力、水肿、脚气。

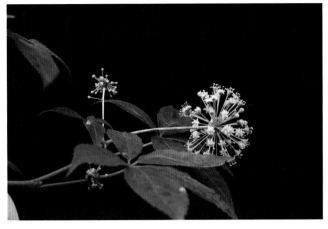
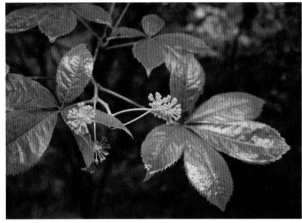

细柱五加（一）　　　　　　　　　　　　　　　细柱五加（二）

/// 刺 楸 ///

学名：*Kalopanax septemlobus* (Thunb.) Koidz.

形态特征：乔木，高约 10 m，最高可达 30 m。树皮暗灰棕色。小枝淡黄棕色或灰棕色，散生粗刺。叶片圆形或近圆形，掌状 5 ~ 7 裂，裂片阔三角状卵形至长圆状卵形，边缘有细齿。圆锥花序顶生；花白色或淡绿黄色。果实球形。花期 7—10 月，果期 9—12 月。

生境分布：生于腐殖质较多的密林，及林缘、灌丛、向阳山坡、岩质山地。

功效及用途：树皮、根及根皮入药。祛风除湿、凉血活血、杀虫。用于风湿痹痛、腰膝酸痛、跌打损伤、痈疽、疥癣。

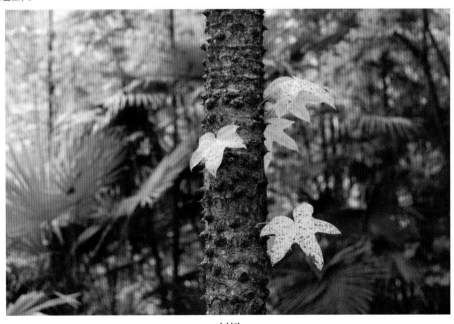

刺楸

五加科

231

/// 狭叶假人参 ///

学名：*Panax pseudo-ginseng* var. *angustifolius* (Burkill) Li

形态特征：草本，高约 40 cm。根状茎竹鞭状，有圆柱形肉质根。掌状复叶，4 枚轮生于茎顶；小叶片 3 ~ 4，倒卵状椭圆形至倒卵状长圆形，先端长渐尖，基部渐狭，边缘有重锯齿。伞形花序单个顶生或有数朵小花序，花 20 ~ 50 朵。果实扁球形，红色。花期 4—6 月，果期 7—9 月。

生境分布：生于海拔 2 000 ~ 3 000 m 的山区灌木丛中。

功效及用途：根状茎（竹节参）入药。散瘀止血、活血止痛、解毒消肿。用于咯血衄血、尿血便血、崩漏、产后出血、瘀血腹痛、经闭、跌打瘀肿、疮疡肿毒。

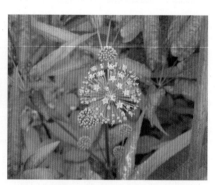

狭叶假人参（二）

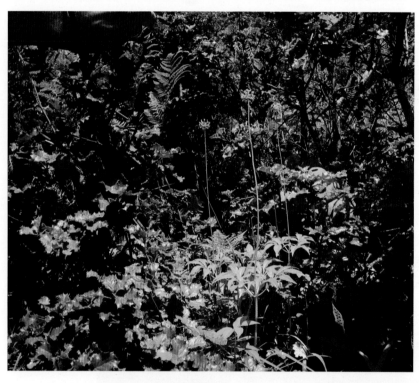

狭叶假人参（一）

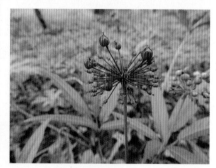

狭叶假人参（三）

/// 羽叶三七 ///

学名：*Panax pseudo-ginseng* var. *bipinnatifidus* (Seem.) Li

形态特征：草本，高达 70 cm。根茎细长，多呈串珠状，稀竹节状。掌状复叶，3 ~ 6 枚轮生茎端；小叶片 5 ~ 7，二回羽状分裂，裂片先端长渐尖，基部下延成楔形，边缘有锯齿。伞形花序单一，顶生；花淡绿色。核果浆果状，红色。花期 5—6 月，果期 8—9 月。

生境分布：生于海拔 1 900 ~ 3 200 m 的山区树林下。

功效及用途：根状茎入药。化瘀止血、消肿定痛。用于咯血衄血、尿血便血、血痢崩漏、外伤出血、月经不调、产后瘀血、跌打肿痛、劳伤腰痛、胸胁痛、胃脘痛、疮疡。

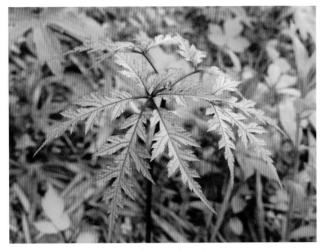
羽叶三七（一）

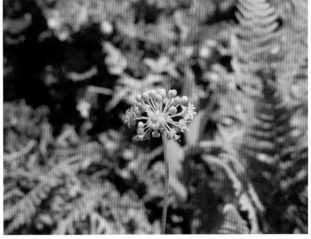
羽叶三七（二）

/// 大叶三七 ///

　　学名：_Panax pseudo-ginseng_ var. _japonicus_ (C. A. Mey.) Hoo et Tseng

　　形态特征：草本。根状茎细长，节部膨大，呈串珠状。掌状复叶，3～4枚轮生于茎顶；小叶5～7，倒卵状椭圆形或菱状椭圆形，先端长渐尖，基部楔形、圆形或近心形，边缘有锯齿。伞形花序单个顶生；花瓣黄绿色。核果浆果状，红色。花期4—6月，果期7—9月。

　　生境分布：生于海拔1 200～4 000 m的阴坡林下、灌丛、草坡中。

　　功效及用途：根状茎入药。祛瘀生新、止痛止血。用于跌打损伤、风湿关节痛、胃痛；外用于外伤出血。

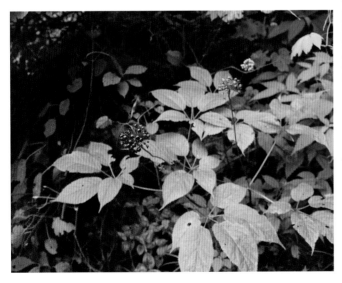
大叶三七（一）

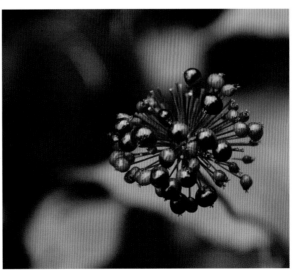
大叶三七（二）

233

伞形科

Apiaceae

/// 川白芷 ///

学名： *Angelica dahurica* (Fisch. ex Hoffm.) Benth. et Hook. f. ex Franch. et Sav.

形态特征： 草本，高 1 ~ 2.5 m。根圆柱形，黄褐色至褐色，有浓烈气味。茎中空，有纵长沟纹。基生叶一回羽状分裂，叶柄下部有管状抱茎膜质叶鞘；茎上部叶二至三回羽状分裂。复伞形花序；花白色，花瓣倒卵形。双悬果长圆形至卵圆形。花期 7—8 月，果期 8—9 月。

生境分布： 多人工栽培。

功效及用途： 根入药。祛风除湿、排脓生肌、活血止痛。用于风寒感冒、伤风头痛、关节疼痛、腰膝酸痛、鼻窦炎、牙痛、痈疽肿毒、赤白带下。

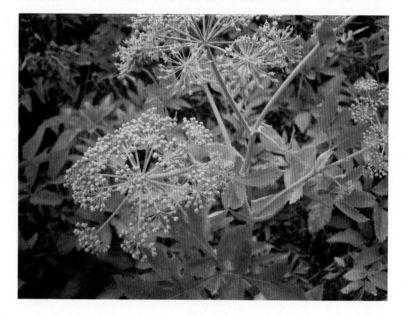

川白芷

/// 峨 参 ///

学名： *Anthriscus sylvestris* (L.) Hoffm.

形态特征： 草本，高 0.6 ~ 1.5 m。茎多分枝。基生叶有长柄，基部具叶鞘；叶片轮廓卵形，二回羽状分裂。复伞形花序；花白色，通常带绿或黄色。双悬果长卵形至线状长圆形。花果期 4—5 月。

生境分布： 生于从低山丘陵至海拔 4 500 m 高山间的山坡林下、路旁及山谷溪边石缝中。

功效及用途： 根入药。益气健脾、活血止痛。用于脾虚腹胀、乏力食少、肺虚咳嗽、体虚自汗、夜尿频数、气虚水肿、劳伤腰痛、头痛、痛经、跌打瘀肿。

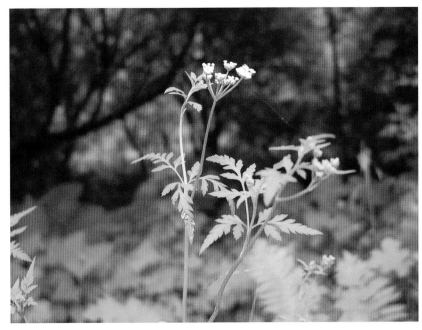
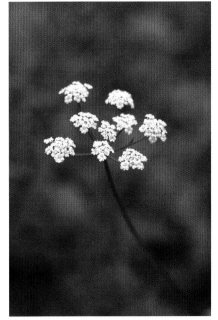

峨参（一）　　　　　　　　　峨参（二）

/// 竹叶柴胡 ///

学名： *Bupleurum marginatum* Wall. ex DC.

形态特征： 草本，高 50 ~ 120 cm。根木质化，外皮深红棕色。茎基部常木质化。叶片长披针形或线形，顶端急尖或渐尖，基部微收缩抱茎。复伞形花序；小伞形花序有花 6 ~ 12 朵；花瓣 5，浅黄色。双悬果长圆形。花期 6—9 月，果期 9—11 月。

生境分布： 生于海拔 750 ~ 2 300 m 的山坡草地或林下。

功效及用途： 根入药。解表退热、疏肝解郁、升举阳气。用于表证发热、肝郁气滞、气虚下陷、脏器脱垂、疟疾。

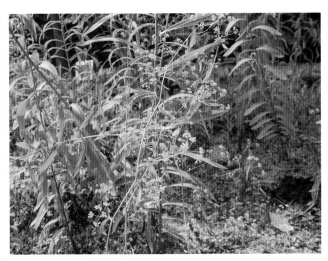
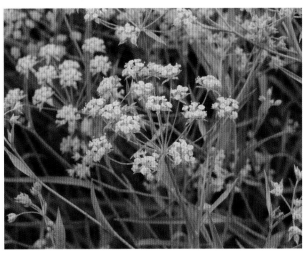

竹叶柴胡（一）　　　　　　　　　竹叶柴胡（二）

/// 蛇 床 ///

学名： *Cnidium monnieri* (L.) Cuss.

形态特征： 草本，高 10 ~ 60 cm。茎多分枝，中空，表面具深条棱。叶片轮廓卵形至三角状卵形，二至三回三出羽状全裂，末回裂片线形至线状披针形。复伞形花序；花瓣白色，先端具内折小舌片。双悬果长圆状，主棱 5，扩大成翅。花期 4—7 月，果期 6—10 月。

生境分布： 生于田边、路旁、草地及河边湿地。

功效及用途： 果实（蛇床子）入药。燥湿、杀虫止痒、壮阳，用于皮肤湿疹、阴道滴虫、肾虚阳痿。

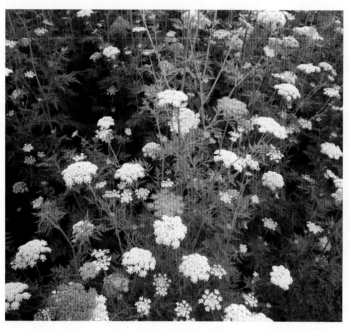

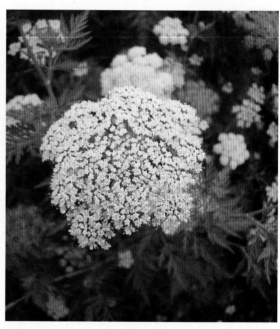

蛇床（一）　　　　　　　　　　　　蛇床（二）

/// 芫 荽 ///

学名： *Coriandrum satium* L.

形态特征： 草本，高 20 ~ 100 cm，有强烈气味。茎圆柱形，多分枝。根生叶叶片一或二回羽状全裂；羽片边缘有钝锯齿；茎生叶三回以至多回羽状分裂，末回裂片狭线形。伞形花序；花白色或带淡紫色，花瓣倒卵形，顶端有内凹的小舌片。双悬果圆球形。花果期 4—11 月。

生境分布： 各地多栽培。

功效及用途： 果实入药。祛风透疹、开胃消郁。用于麻疹不透、感冒无汗、饮食乏味、痢疾、痔疮。茎叶作蔬菜和调味香料，可健胃消食。

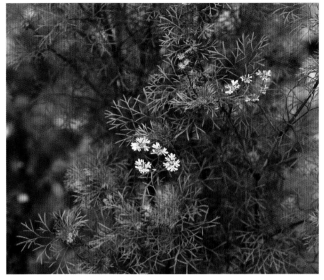
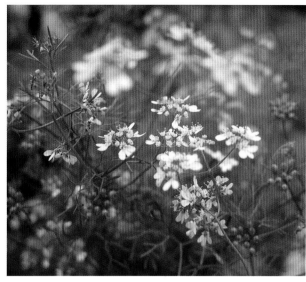

芫荽（一）　　　　　　　　　　　　芫荽（二）

/// 野胡萝卜 ///

学名： *Daucus carota* L.

形态特征： 草本，高 15 ~ 120 cm。基生叶二至三回羽状全裂；茎生叶末回裂片小或细长。复伞形花序；总苞苞片羽状分裂，裂片线形；伞辐多数，结果时外缘伞辐向内弯曲；花通常白色，有时带淡红色；花瓣 5，先端凹陷。双悬果圆卵形，果棱上有白色刺毛。花期 5—7 月。

生境分布： 生于山坡路旁、旷野或田间。

功效及用途： 果实（南鹤虱）、根入药。果实驱虫、消积、止痒。用于虫积腹痛、小儿疳积、阴痒。根健脾化滞、凉肝止血、清热解毒。用于脾虚食少、腹泻、惊风、血淋、咽喉肿痛。

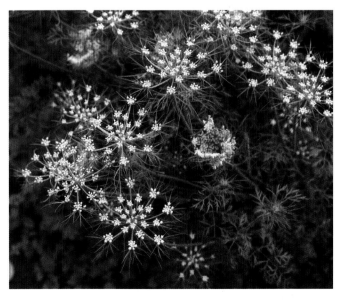
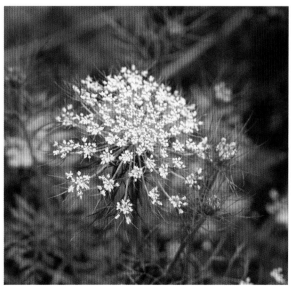

野胡萝卜（一）　　　　　　　　　　野胡萝卜（二）

237

/// 茴 香 ///

学名：*Foeniculum vulgare* Mill.

形态特征：草本，高 0.4 ~ 2 m。茎多分枝。叶片轮廓阔三角形，四至五回羽状全裂，末回裂片线形。复伞形花序；小伞形花序有花 14 ~ 39；花瓣黄色，倒卵形或近倒卵圆形，先端有内折的小舌片。双悬果长圆形。花期 5—6 月，果期 7—9 月。

生境分布：各地多栽培。

功效及用途：果实入药。行气止痛、健胃散寒。用于胃寒痛、小腹冷痛、痛经、疝痛、睾丸鞘膜积液。

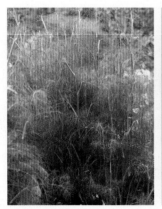 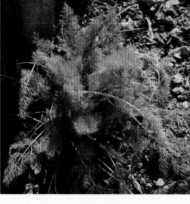 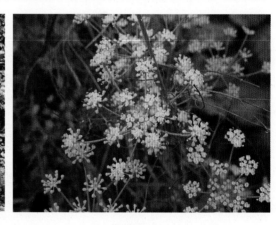

茴香（一）　　　　　　　茴香（二）　　　　　　　茴香（三）

/// 白亮独活 ///

学 名：*Heracleum candicans* Wall. ex DC.

形态特征：草本，高 1 ~ 1.5 m。植株被白色柔毛或绒毛。根粗大。茎多分枝，中空，表面具深条棱。叶片轮廓卵形至三角状卵形，羽状浅裂，末回裂片长卵形，下表面密被灰白色软毛或绒毛。复伞形花序；花瓣白色，二型。双悬果倒卵形。花期 4—7月，果期 6—10 月。

生境分布：生于海拔 2 000 ~ 4 200 m 的山坡林下及路旁。

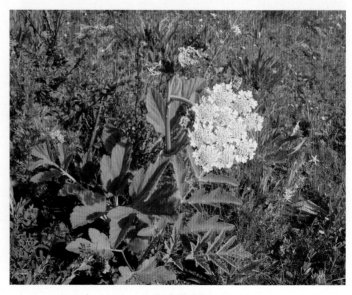

白亮独活

中国瓦屋山常见药用植物图鉴

功效及用途： 根入药。散风止咳、除湿止痛。用于感冒、咳嗽、头痛、牙痛、风湿痹痛、湿疹。

学名： *Heracleum hemsleyanum* Diels

形态特征： 草本，高 1 ～ 2 m。根圆锥形，淡黄色。茎圆筒形，中空，具纵沟纹。叶二回三出式羽状全裂，广卵形；茎生叶叶柄基部膨大成长管状、半抱茎的叶鞘；末回裂片边缘有尖锯齿或重锯齿。复伞形花序；每小伞形花序有花约 20 朵；花瓣白色，二型。双悬果近圆形。花期 5—7 月，果期 8—9 月。

生境分布： 生于山坡阴湿的灌丛林下。

功效及用途： 根入药。祛风湿、止痛、解表。用于风湿痹痛、腰膝酸痛、关节炎、痈肿、头痛、皮肤瘙痒。

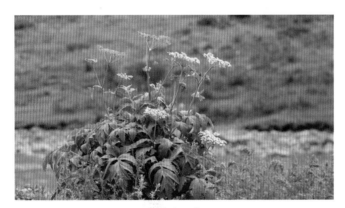

独活（一）

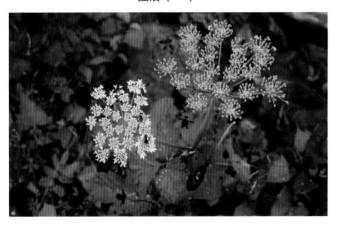

独活（二）

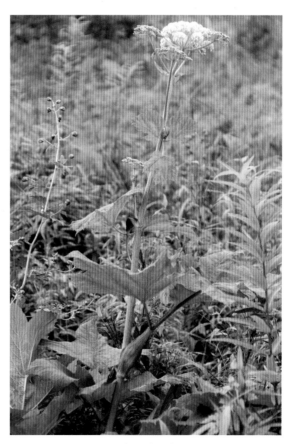

独活（三）

伞形科

学名： *Ligusticum chuanxiong* Hort.

形态特征： 草本，高 40 ～ 60 cm。根茎形成不规则的结节状拳形团块，具香气。茎圆柱形，具纵条纹。茎下部叶柄基部扩大成鞘；叶片轮廓卵状三角形，三至四回三出式羽状全裂，末回裂片线状披针形至长卵形。复伞形花序；花瓣白色。花期 7—8 月，果期 9—10 月。

生境分布：栽培植物。

功效及用途：根茎入药。行气开郁、祛风燥湿、活血止痛。用于头痛眩晕、胁痛腹疼、风湿痹痛、经闭、痛疽疮疡。

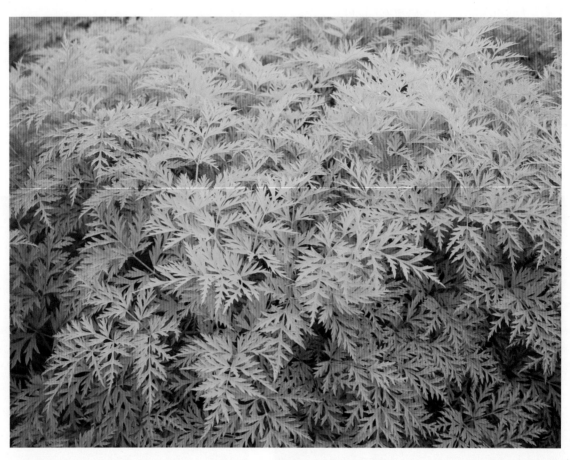

川芎

/// 羌 活 ///

学名：*Notopterygium incisum* Ting ex H. T. Chang

形态特征：草本，高 60 ~ 120 cm。根茎粗壮，呈竹节状，颈部有枯萎叶鞘。茎圆柱形，中空，有纵条纹，带紫色。基生叶及茎下部叶具柄；三出三回羽状复叶，末回裂片长圆状卵形至披针形，边缘缺刻状浅裂至羽状深裂。复伞形花序；花瓣白色，卵形至长圆状卵形。双悬果长圆状。花期 7 月，果期 8—9 月。

生境分布：生长于海拔 2 000 ~ 4 000 m 的林缘及灌丛内。

功效及用途：根茎及根入药。解表散寒、祛风胜湿、止痛。用于风寒感冒、风寒湿痹、头痛无汗、疮疡肿毒。

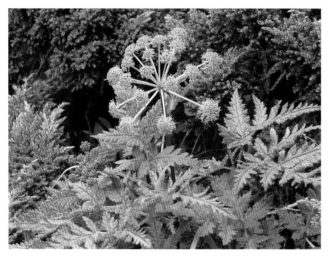

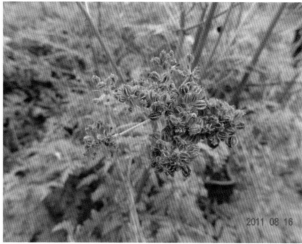

羌活（一）　　　　　　　　　　　羌活（二）

/// 前　胡 ///

学名： *Peucedanum praeruptorum* Dunn

形态特征： 草本，高 60 ～ 100 cm。根颈有枯鞘纤维。基生叶叶片三出式二至三回分裂；茎上部叶叶片三出分裂。复伞形花序；小伞形花序有花 15 ～ 20；花瓣卵形，小舌片内曲，白色。双悬果卵圆形。花期 8—9 月，果期 9—11 月。

生境分布： 生于海拔 250 ～ 2 000 m 的山坡林缘、路旁或半阴性的山坡草丛中。

功效及用途： 根入药。散风清热、降气化痰。用于风热咳嗽痰多、痰热喘满、咯痰黄稠。

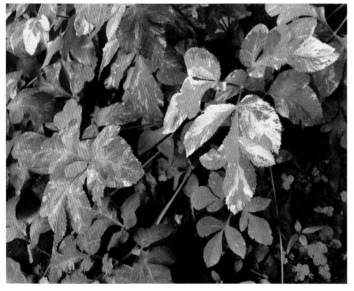

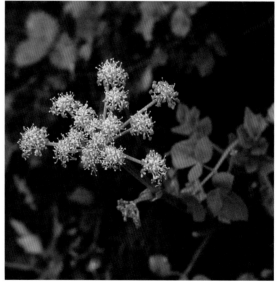

前胡（一）　　　　　　　　　　　前胡（二）

山茱萸科
Cornaceae

/// 灯台树 ///

学名：*Cornus controversa* Hemsley

形态特征：乔木，高 6 ~ 20 m。树皮暗灰色或带黄灰色。叶互生，阔卵形、阔椭圆状卵形或披针状椭圆形，先端突尖，基部圆形或急尖，全缘，下面密被淡白色平贴短柔毛。伞房状聚伞花序顶生；花小，白色。核果球形，紫红色至蓝黑色。花期 5—6 月，果期 7—8 月。

生境分布：生于海拔 250 ~ 2 600 m 的常绿阔叶林或针阔叶混交林中。

功效及用途：根、叶、树皮入药。清热平肝、消肿止痛。用于头痛、眩晕、咽喉肿痛、关节酸痛、跌打损伤。

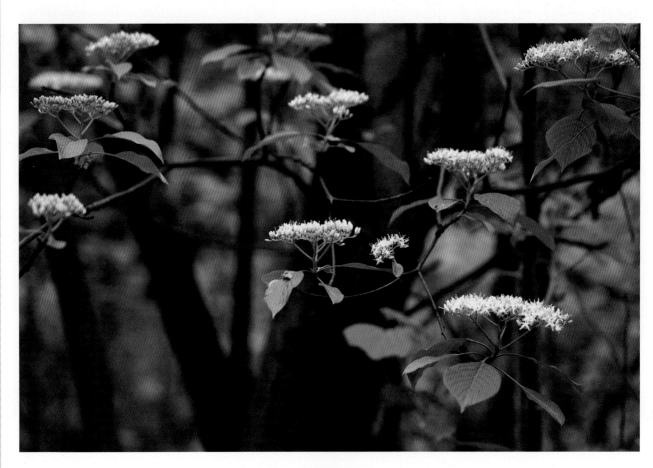

灯台树

/// 山茱萸 ///

学名： *Cornus officinalis* Sieb. et Zucc.

形态特征： 乔木或灌木，高 4 ~ 10 m。叶卵状披针形或卵状椭圆形，先端渐尖，基部宽楔形或近圆形，全缘，下面稀被白色贴生短柔毛。伞形花序生于枝侧，花两性，先叶开放；花瓣 4，舌状披针形，黄色。核果长椭圆形，红色至紫红色。花期 3—4 月；果期 9—10 月。

生境分布： 生于海拔 400 ~ 2 100 m 的林缘或森林中。有人工栽培。

功效及用途： 果肉（萸肉，又称枣皮）入药。补肝肾、健脾胃、益气血。用于血压高、腰膝酸痛、眩晕耳鸣、阳痿遗精、月经过多。

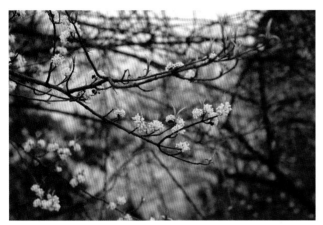
山茱萸（一）

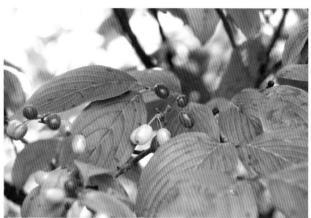
山茱萸（二）

/// 青荚叶 ///

学名： *Helwingia japonica* (Thunb.) Dietr.

形态特征： 灌木，高可达 2 m。叶卵形、卵圆形，稀椭圆形，先端渐尖，极少数先端为尾状渐尖，基部阔楔形或近于圆形，边缘具刺状细锯齿；雌雄异株；花小，黄绿色，生于叶面中央的主脉上，故又名"叶上珠"。核果球形，黑色。花期 4—5 月，果期 8—9 月。

生境分布： 生于海拔 3 300 m 以下的林中，喜阴湿及肥沃的土壤。

功效及用途： 全株入药。清热、解毒、活血、消肿。用于水肿、小便淋沥、尿频尿急、乳少、乳汁不下。

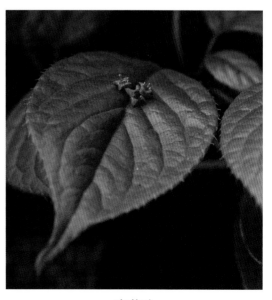
青荚叶

243

鹿蹄草科
Pyrolaceae

/// 鹿蹄草 ///

学名： *Pyrola calliantha* H. Andr.

形态特征： 草本，高 10 ~ 30 cm。叶基生，4 ~ 7 枚，椭圆形或卵圆形，先端圆钝，基部阔楔形或近圆形，边缘近全缘或有疏齿。总状花序；花冠白色，有时稍带淡红色；花瓣倒卵状椭圆形或倒卵形。蒴果扁球形。花期 6—8 月，果期 8—9 月。

生境分布： 生于海拔 700 ~ 4 100 m 的山地针叶林、针阔叶混交林或阔叶林下。

功效及用途： 全草入药。强筋壮骨、祛风除湿。用于虚弱咳嗽、劳伤吐血、风湿关节痛、崩漏白带、外伤出血。

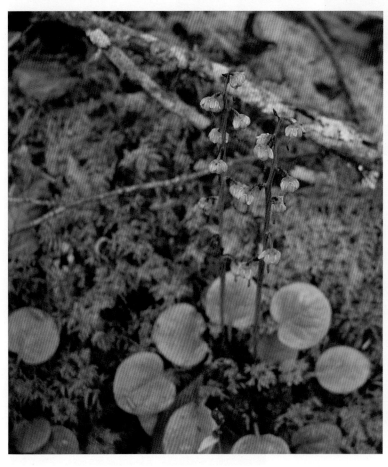

鹿蹄草（一）

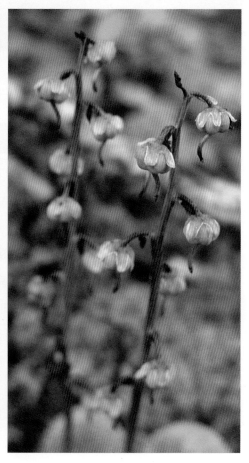

鹿蹄草（二）

杜鹃花科
Ericaceae

学名：*Rhododendron molle* (Blum) G. Don

形态特征：灌木，高 0.5 ~ 2 m。叶片长圆形至长圆状披针形，先端钝，具短尖头，基部楔形，边缘具睫毛。总状伞形花序顶生；花冠阔漏斗形，先端 5 裂，黄色或金黄色，内有深红色斑点。蒴果圆锥状长圆形。花期 3—5 月，果期 6—8 月。

生境分布：生于海拔 1 000 m 左右的山坡草地、丘陵地带灌丛或山脊杂木林下。

功效及用途：全株入药，花又称"闹羊花"。祛风除湿、镇痉镇痛、杀虫。用于风湿痹痛、神经痛、跌扑肿痛、龋齿疼痛、皮肤顽癣。本品可作麻醉药使用，有毒，慎用。

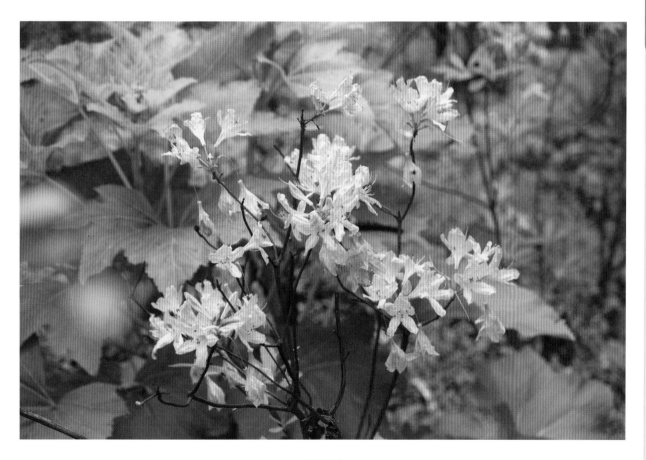

羊踯躅

杜鹃花科

245

学名：*Rhododendron simsii* Planch.

形态特征：灌木，高2～5 m。分枝密被亮棕褐色扁平糙伏毛。叶卵形、椭圆状卵形、倒卵形至倒披针形，先端短渐尖，基部楔形或宽楔形，边缘具细齿，两面被糙伏毛。花簇生枝顶；花冠阔漏斗形，玫瑰色、鲜红色或暗红色，裂片5。蒴果卵球形。花期4—5月，果期6—8月。

生境分布：生于海拔500～2 500 m的山地疏灌丛或松林下。多人工栽培。

功效及用途：全株入药。止咳平喘、和血止血、祛风湿。用于慢性支气管炎、咳嗽痰多、月经不调、吐血衄血、跌打损伤、风湿痛。

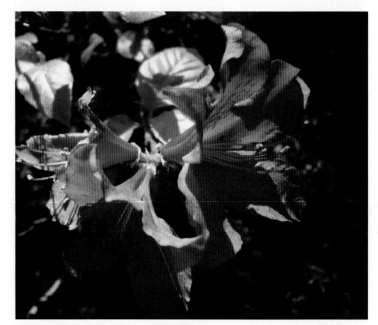

杜鹃

紫金牛科 / **Myrsinaceae**

学名：*Ardisia crenata* Sims

形态特征：灌木，高1～2 m。叶片椭圆形、椭圆状披针形至倒披针形，顶端急尖或渐尖，基部楔形，边缘具皱波状或波状齿，具腺点。伞形花序或聚伞花序；花瓣白色，稀略带粉红色，盛开时反卷。果球形，鲜红色。花期5—6月，果期10—12月。

生境分布：生于海拔90～2 400 m的林下阴湿灌木丛中。

功效及用途：根、叶入药。祛风除湿、散瘀止痛、通经活络。用于咳嗽气喘、咽喉肿痛、痢疾、肾炎、风湿性关节炎、病毒感染、跌打损伤。

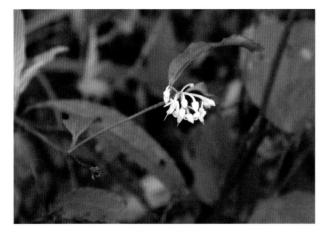

朱砂根（一）

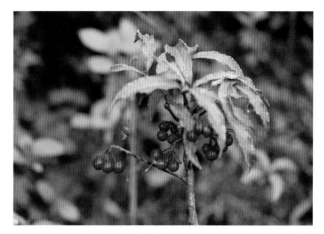

朱砂根（二）

/// 紫金牛 ///

学名： *Ardisia japonica* (Thunb.) Blume

形态特征： 灌木，近蔓生，高达 40 cm。叶椭圆形至椭圆状倒卵形，顶端急尖，基部楔形，边缘具细锯齿，具腺点。亚伞形花序腋生，有花 3～5 朵；花瓣粉红色或白色，广卵形。果球形，鲜红色转黑色。花期 5—6 月，果期 11—12 月。

生境分布： 生于海拔 1 200 m 以下的山间林下、竹林下阴湿处。

功效及用途： 全株、根入药。止咳化痰、祛风解毒、活血止痛。用于支气管炎、大叶性肺炎、小儿肺炎、肺结核、肝炎、痢疾、急性肾炎、尿路感染、痛经、跌打损伤、风湿筋骨酸痛；外用于皮肤瘙痒。

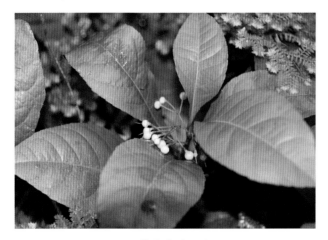

紫金牛（一）

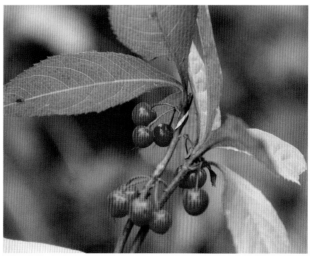

紫金牛（二）

报春花科 / Primulaceae

/// 狼尾花 ///

学名： *Lysimachia barystachys* Bunge

形态特征： 草本，高 30 ~ 100 cm，全株密被卷曲柔毛。叶长圆状披针形、倒披针形至线形，先端钝或锐尖，基部楔形。总状花序顶生，花常转向一侧；花冠白色。蒴果球形。花期 5—8 月，果期 8—10 月。

生境分布： 生于海拔 2 000 m 以下的草甸、山坡路旁灌丛间。

功效及用途： 全草或根、叶入药。祛风除湿、解毒杀虫。用于感冒头痛、风湿痹痛、泻痢腹痛、脚气、痈疮肿毒。

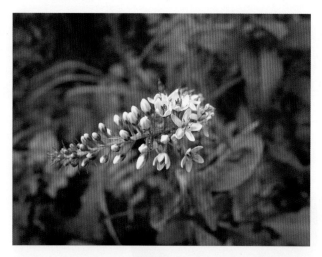

狼尾花（一）

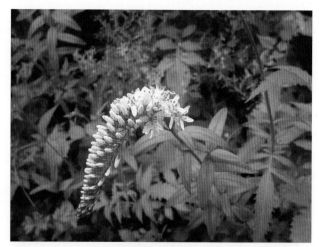

狼尾花（二）

/// 过路黄 ///

学名： *Lysimachia christinae* Hance

形态特征： 草本。茎柔弱，平卧延伸，长 20 ~ 60 cm。叶对生，卵圆形、近圆形以至肾圆形，先端锐尖、圆钝至圆形，基部截形至浅心形。花单生叶腋；花冠黄色，裂片狭卵形至近披针形。蒴果球形。花期 5—7 月，果期 7—10 月。

生境分布：生于海拔 2 300 m 以下的沟边、路旁和山坡林下阴湿处。

功效及用途：全草（金钱草）入药。清热解毒、利尿排石。用于胆囊炎、黄疸性肝炎、泌尿系统结石、肝胆结石、跌打损伤、毒蛇咬伤；外用于化脓性炎症、烧烫伤。

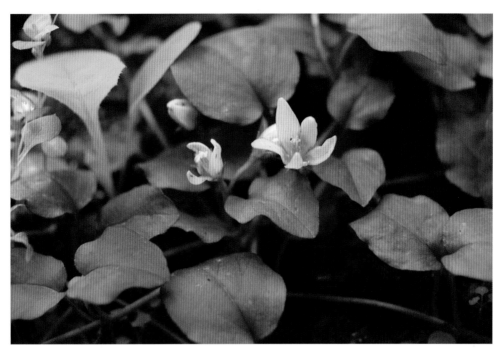

过路黄

/// 临时救 ///

学名：*Lysimachia congestiflora* Hemsl.

形态特征：草本。茎下部匍匐，密被多细胞卷曲柔毛。叶片卵形、阔卵形以至近圆形，先端锐尖或钝，基部近圆形或截形，稀心形，两面被糙伏毛，近边缘有腺点。花 2 ~ 4 朵集生成总状花序；花冠黄色，内面基部紫红色，5 裂。蒴果球形。花期 5—6 月，果期 7—10 月。

生境分布：生于海拔 2 100 m 以下的沟边、山坡林缘、草地等湿润处。

功效及用途：全草入药。消积散瘀、健脾和中。用于风寒头痛、咽喉肿痛、肾炎水肿、肾结石、小儿疳积、疔疮、毒蛇咬伤。

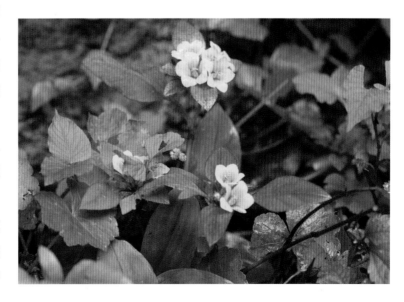

临时救

学名： *Lysimachia omeiensis* Hemsl.

形态特征： 草本，高 30 ~ 60 cm。茎基部匍匐生根，上部直立，圆柱形。叶对生，卵圆形或退化成鳞片状，先端渐尖，基部圆形，两面均有红色或黑色粒状腺点。花单生于叶腋；花冠金黄色，裂片卵状椭圆形至椭圆状披针形。蒴果褐色。花期 6 月，果期 10 月。

生境分布： 生于海拔 1 500 ~ 3 500 m 的山坡林缘草丛中和山谷溪边。

功效及用途： 全草入药。清热解毒、散瘀消肿、祛风散寒。用于感冒咳嗽、头痛身疼、腹泻。

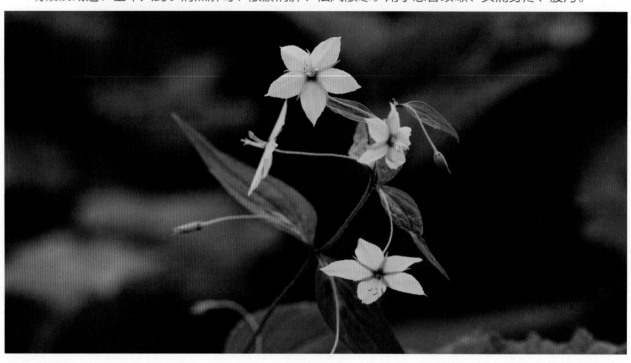

峨眉过路黄

百花丹科
Plumbaginaceae

学名： *Ceratostigma minus* Stapf ex Prain

形态特征： 落叶灌木，高 30 ~ 150 cm。叶倒卵形、匙形或近菱形，先端钝或圆，下部渐狭成柄。

中国瓦屋山常见药用植物图鉴

花序顶生和侧生；花冠筒部紫色，裂片蓝色，近心状倒三角形，先端缺凹处伸出一丝状短尖。蒴果卵形，带绿黄色。花期 7—10 月，果期 7—11 月。

生境分布：生于干热河谷的岩壁和砾石或砂质基地上，多见于山麓、路边、河边向阳处。

功效及用途：全草入药。杀虫止痒、腐蚀疣痣。用于体癣、头癣、手足癣、神经性皮炎、疣痣。

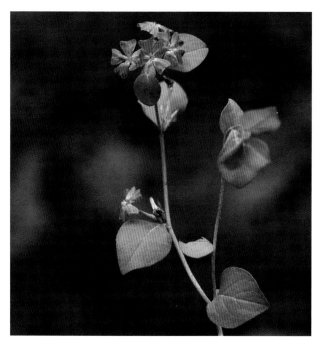
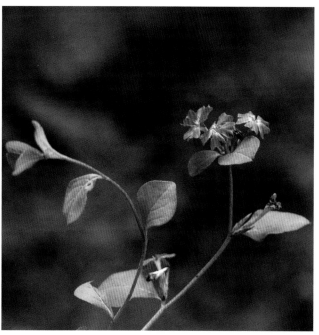

小蓝雪花（一）   小蓝雪花（二）

柿树科

Ebenaceae

/// 柿 ///

学名：*Diospyros kaki* Thunb.

形态特征：乔木，高在 14 m 以上。树皮鳞片状开裂，灰黑色。叶互生；叶片椭圆形至倒卵形，先端渐尖，基部阔楔形，全缘。花杂性，雄花成聚伞花序，雌花单生叶腋；花黄白色；花冠钟形，4 裂。浆果卵圆球形，橙黄色或鲜黄色，具宿存萼片。花期 5—6 月，果期 9—10 月。

生境分布：各地多栽培。

功效及用途：宿存花萼（柿蒂）、果实加工品（柿饼、柿霜）入药。柿蒂下气止呃。用于呃逆、夜尿症。柿饼润脾补胃、润肺止血。用于补虚、解酒、止咳、利肠、除热、止血。柿霜润肺生津、祛痰镇咳。用于肺热燥咳、咽干喉痛、口舌生疮、吐血咯血。本品果实为常见水果，柿饼并可充饥。

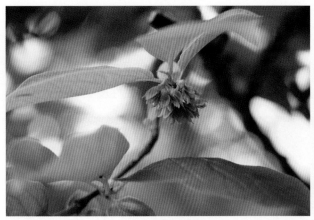
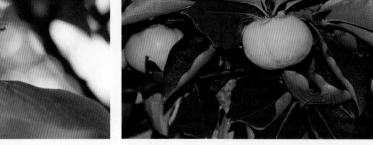

柿（一）　　　　　　　　　　　柿（二）

山矾科

Symplocaceae

/// 山　矾 ///

学名： *Symplocos sumuntia* Buch. –Ham. ex D. Don

形态特征： 乔木。叶卵形、狭倒卵形、倒披针状椭圆形，先端常呈尾状渐尖，基部楔形或圆形，近全缘或具浅齿。总状花序被展开的柔毛；花冠白色，5 深裂几达基部。核果卵状坛形。花期 2—3 月，果期 6—7 月。

生境分布： 生于海拔 200 ~ 1 500 m 的山林中。

功效及用途： 根、花、叶入药。清热利湿、理气化痰。用于黄疸、咳嗽、关节炎；外用于急性扁桃体炎、鹅口疮。

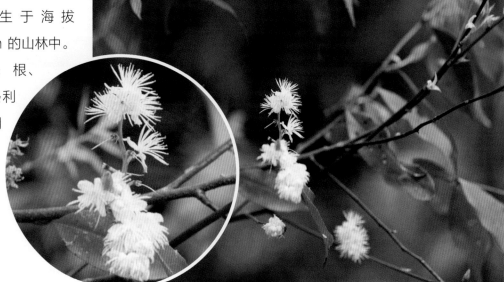

山矾

安息香科 / Styracaceae

/// 野茉莉 ///

学名： *Styrax japonicus* Sieb. et Zucc.

形态特征： 灌木或小乔木，高 4 ~ 10 m。叶椭圆形、长圆状椭圆形至卵状椭圆形，顶端急尖或渐尖，基部楔形，近全缘或上部具疏锯齿。总状花序；花白色；花冠裂片卵形、倒卵形或椭圆形，被星状细柔毛。果实卵形，密被灰色星状绒毛。花期 4—7 月，果期 9—11 月。

生境分布： 生于海拔 400 ~ 1 800 m 的林中，喜生于酸性、土质疏松肥沃土壤。

功效及用途： 花、叶、果、虫瘿入药。花清火。用于喉痛、牙痛。叶、果、虫瘿祛风除湿。用于风湿痹痛。

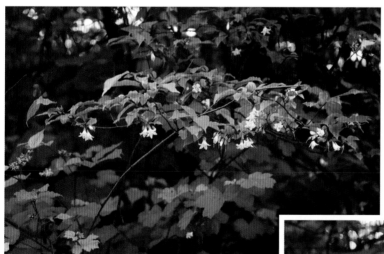

野茉莉（一）

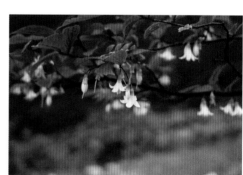

野茉莉（二）

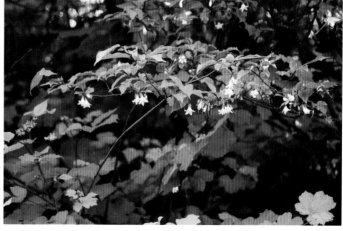

野茉莉（三）

木樨科

Oleaceae

/// 连 翘 ///

学名：*Forsythia suspensa* (Thunb.) Vahl

形态特征：灌木。枝开展或下垂，小枝略呈四棱形。叶为单叶或 3 裂至三出复叶；叶片卵形至椭圆形，先端锐尖，基部圆形至楔形，叶缘具锯齿。花先叶开放；花冠黄色，4 裂，裂片卵圆形。蒴果狭卵形略扁，成熟时 2 瓣裂。花期 3—5 月，果期 7—8 月。

生境分布：生于海拔 250 ~ 2 200 m 的山坡灌丛、草丛，或山谷、山沟疏林中。各地多栽培。

功效及用途：果实入药。清热解毒、消肿散结、疏散风热。用于疮痈肿毒、风热外感、高热烦渴、神昏发斑、热淋涩痛。

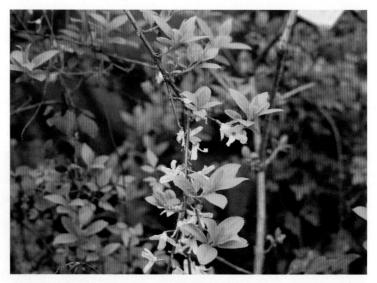

连翘

/// 白蜡树 ///

学名：*Fraxinus chinensis* Roxb.

形态特征：乔木，高 10 ~ 12 m。树皮灰褐色，纵裂。羽状复叶；小叶卵形、倒卵状长圆形至披针形，先端锐尖至渐尖，基部钝圆或楔形，叶缘具锯齿。花雌雄异株；雄花密集，花萼小，钟状；雌花疏离，花萼大，桶状。翅果匙形。花期 4—5 月，果期 7—9 月。

生境分布：生于海拔 800 ~ 1 600 m 的山地杂木林中。各地多栽培。

功效及用途：树皮、花入药。树皮调经解毒。用于月经不调、小儿头疮。花止咳定喘。用于咳嗽、哮喘。本品的主要经济用途为放养白蜡虫生产白蜡，供工业及医药用。

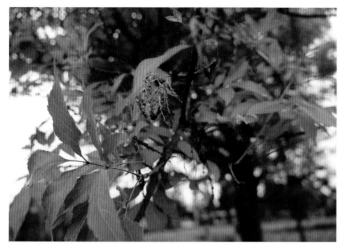

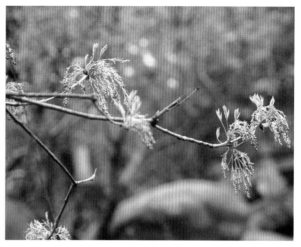

白蜡树（一）　　　　　　　　　　白蜡树（二）

/// 探春花 ///

学名：*Jasminum floridum* Bunge

形态特征：直立或攀援灌木，高 0.4 ~ 3 m。小枝扭曲，四棱。复叶互生，小叶 3 或 5 枚，稀 7 枚；小叶片卵形、卵状椭圆形至椭圆形，先端急尖，基部楔形或圆形。聚伞花序或伞状聚伞花序顶生；花冠黄色，近漏斗状，裂片卵形或长圆形。果长圆形或球形。花期 5—9 月，果期 9—10 月。

生境分布：生于海拔 2 000 m 以下的坡地、山谷或林中。

功效及用途：根入药。清热解毒、散瘀、消食。用于咽喉肿痛、疮疡肿毒、跌打损伤、烫伤、刀伤、食积腹胀。

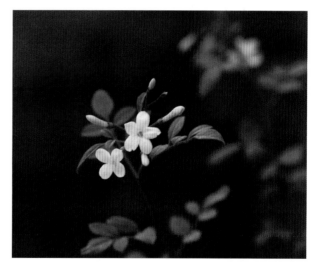

探春花

/// 迎春花 ///

学名：*Jasminum nudiflorum* Lindl.

形态特征：灌木，高 0.3 ~ 5 m。枝梢扭曲，下垂；小枝四棱形，棱上具狭翼。三出复叶对生，叶轴具狭翼；小叶片卵形、长卵形至狭椭圆形，先端锐尖或钝，具短尖头，基部楔形，叶缘反卷。花先叶开放；花冠黄色，裂片 5 ~ 6，长圆形或椭圆形。花期 2—4 月。

生境分布：各地多栽培。

功效及用途： 花、叶入药。花解表发汗、清热利尿。用于发热、头痛、小便疼痛。叶活血解毒、消肿止痛。用于疮疡肿毒、跌打损伤、创伤出血。

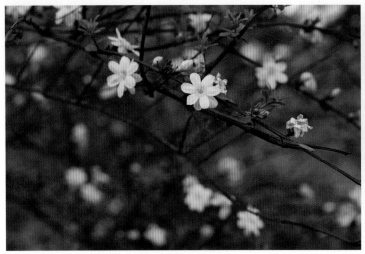

迎春花（一）

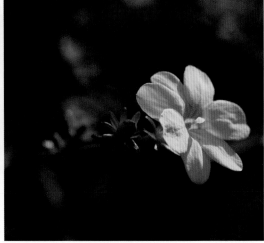

迎春花（二）

/// 女 贞 ///

　　学名： *Ligustrum lucidum* Ait.

　　形态特征： 灌木或乔木，高可达 25 m。树皮灰褐色。叶片卵形、长卵形至宽椭圆形，先端锐尖、渐尖或钝，基部圆形至楔形。圆锥花序顶生；花冠管裂片反折。果肾形或近肾形。花期 5—7 月，果期 7 月至翌年 5 月。

　　生境分布： 生于海拔 2 900 m 以下的疏、密林中。各地多栽培。

　　功效及用途： 果实（女贞子）入药。滋补肝肾、明目乌发。用于眩晕耳鸣、腰膝酸软、须发早白、目暗不明。本品枝、叶上放养白蜡虫，可生产白蜡，供工业及医药用。

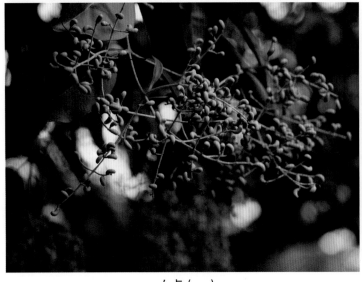

女贞（一）

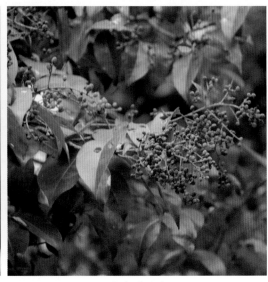

女贞（二）

/// 小 蜡 ///

学名：*Ligustrum sinense* Lour.

形态特征：灌木或小乔木，高 2 ~ 7 m。叶对生；叶片卵形、长圆状椭圆形至披针形，先端尖或钝而微凹，基部近圆形或楔形。圆锥花序；花冠白色，裂片 4，长圆状椭圆形或卵状椭圆形。核果近球形，蓝黑色。花期 3—6 月，果期 9—11 月。

生境分布：生于低山区的路边、林缘、溪边土壤较深厚处。

功效及用途：树皮、叶入药。清热降火、抑菌抗菌、去腐生肌。用于吐血、牙痛、口疮、咽喉痛、外感咳嗽。

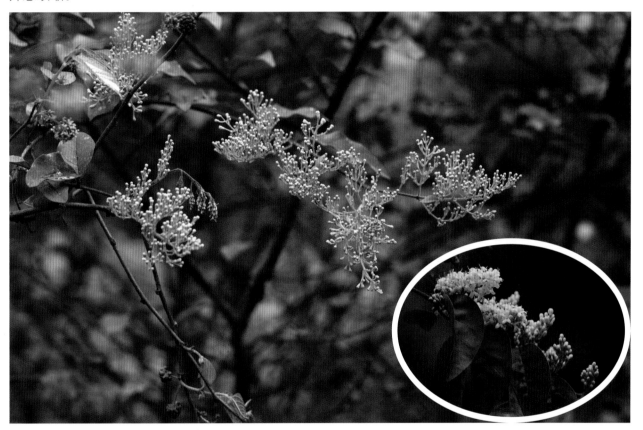

小蜡

/// 木 樨 ///

学名：*Osmanthus fragrans* (Thunb.) Lour.

形态特征：乔木或灌木，高 3 ~ 5 m，最高可达 18 m。叶片椭圆形至椭圆状披针形，先端渐尖，基部楔形，全缘或上半部有细锯齿，具腺点。聚伞花序；花芳香；花冠黄白色、淡黄色、黄色或橘红色。果实椭圆形至卵球形，紫黑色。花期 9—10 月，果期翌年 3 月。

生境分布：各地多栽培。

功效及用途：花、果、根入药。花散寒破结、化痰止咳。用于牙痛、咳喘痰多、经闭腹痛。果暖胃、平肝、散寒。用于虚寒胃痛。根祛风湿、散寒。用于筋骨疼痛、风湿腰痛、肾虚牙痛。本品又称桂花树，为著名观赏植物，由于花的色彩不同，有金桂、银桂、丹桂等不同名称。

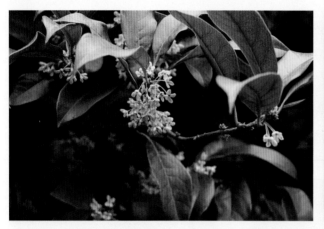

木樨（一）

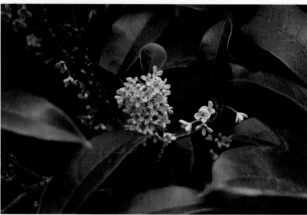

木樨（二）

马钱科

Loganiaceae

/// 大叶醉鱼草 ///

学名：*Buddleja davidii* Franch.

形态特征：灌木，高 1～5 m。全株密被灰白色星状绒毛。叶片狭卵形至卵状披针形，顶端渐尖，

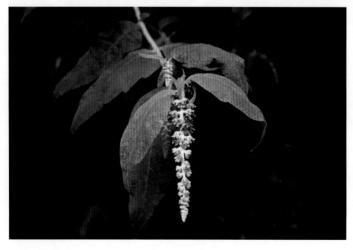

大叶醉鱼草

基部宽楔形，边缘具细齿。总状或圆锥状聚伞花序顶生；花冠淡紫色，后变黄白色至白色，花冠管喉部橙黄色，裂片近圆形。蒴果狭椭圆形或狭卵形。花期 5—10 月，果期 9—12 月。

生境分布：生于海拔 800～3 000 m 的山坡、沟边灌木丛中。

功效及用途：根皮及枝叶入药。祛风散寒、活血止痛。用于风湿关节疼痛、跌打损伤、骨折；外用于脚癣。

/// 醉鱼草 ///

学名： *Buddleja lindleyana* Fort.

形态特征： 灌木，高 1 ~ 3 m。小枝具四棱，棱上有窄翅。全株密被星状短绒毛和腺毛。叶片卵形、椭圆形至长圆状披针形，顶端渐尖，基部宽楔形至圆形，全缘或具波状齿。穗状聚伞花序顶生；花紫色；花冠细长管状，裂片阔卵形。蒴果椭圆形。花期 4—10 月，果期 8 月至翌年 4 月。

生境分布： 生于海拔 200 ~ 2 700 m 的山地路旁、河边灌木丛中或林缘。

功效及用途： 花、叶及根入药。祛风除湿、止咳化痰、杀虫。用于流行性感冒、咳嗽哮喘、风湿关节痛、蛔虫病、钩虫病、跌打损伤、外伤出血。

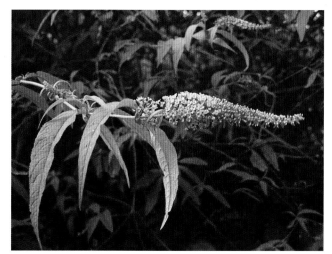

醉鱼草（一）

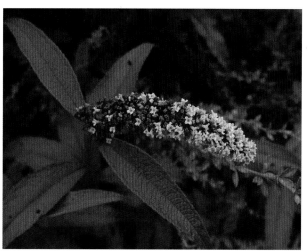

醉鱼草（二）

/// 密蒙花 ///

学名： *Buddleja officinalis* Maxim.

形态特征： 灌木，高 1 ~ 4 m。全株密被灰白色星状短绒毛。叶对生；叶片狭椭圆形至长圆状披针形，顶端渐尖、急尖或钝，基部楔形，边缘稀有疏锯齿。顶生聚伞圆锥花序；花冠紫堇色，后变白色或淡黄白色，喉部橘黄色。蒴果椭圆状。花期 3—4 月，果期 5—8 月。

生境分布： 生于海拔 200 ~ 2 800 m 的向阳山坡、河边、村旁灌木丛中或林缘。

功效及用途： 全株入药。祛风凉血、清肝明

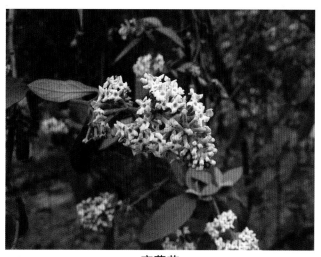

密蒙花

目。用于目赤肿痛、目生翳膜、肝虚目暗、视物昏花。

龙胆科

Gentianaceae

/// **粗茎秦艽** ///

学名： *Gentiana crassicaulis* Duthie ex Burk.

形态特征： 草本，高 30～40 cm。须根多条，扭结或黏结成一个粗的根。基生叶莲座状；茎生叶卵状椭圆形至卵状披针形，先端钝至急尖，基部钝，边缘微粗糙。花在茎顶簇生呈头状；花冠筒部黄白色，冠檐蓝紫色或深蓝色，内面有斑点，壶形。蒴果椭圆形。花果期 6—10 月。

生境分布： 生于海拔 2 100～4 500 m 的高山草甸、河滩、路旁、沟边、山坡草地、林下及林缘。

功效及用途： 根入药。祛风湿、清湿热、止痹痛、退虚热。用于风湿关节痛、中风半身不遂、筋脉拘挛、骨节酸痛、湿热黄疸、骨蒸潮热、小儿疳积发热。

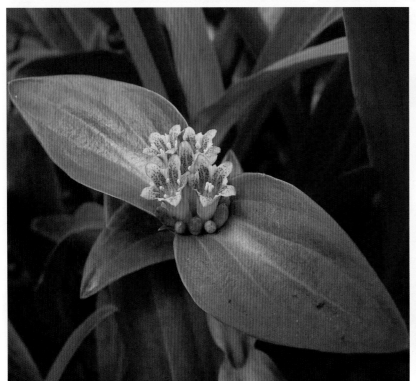

粗茎秦艽（一）

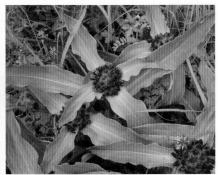

粗茎秦艽（二）

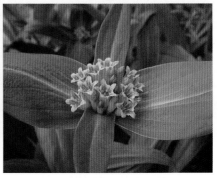

粗茎秦艽（三）

/// 深红龙胆 ///

学名：*Gentiana rubicunda* Franch.

形态特征：草本，高 8 ~ 15 cm。茎紫红色或草黄色。基生叶卵形或卵状椭圆形；茎生叶卵状椭圆形、矩圆形或倒卵形。花单生于小枝顶端；花冠紫红色，裂片卵形，边缘啮蚀形或全缘。蒴果矩圆形，具翅。花果期 3—10 月。

生境分布：生于海拔 520 ~ 3 300 m 的荒地、路边、溪边、山坡草地、林下、岩边及山沟。

功效及用途：全草入药。化瘀、健胃。用于跌打损伤、消化不良。

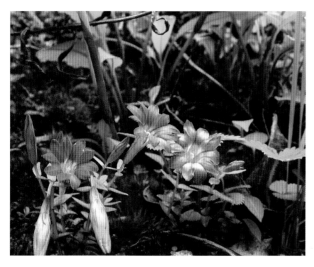
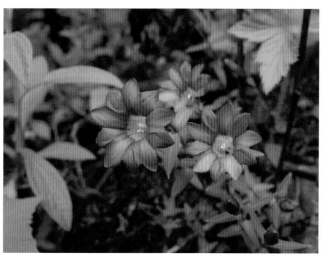

深红龙胆（一）　　　　　　　　　　　　深红龙胆（二）

/// 麻花艽 ///

学名：*Gentiana straminea* Maxim.

形态特征：草本，高 10 ~ 35 cm。主根粗壮，圆锥形。基生叶多丛生；叶片宽披针形或卵状椭圆形；茎生叶线状披针形至线形。聚伞花序；花萼筒膜质，黄绿色；花冠漏斗形，黄绿色，喉部具多数绿色斑点，先端 5 裂。蒴果椭圆状披针形。花果期 7—10 月。

生境分布：生于海拔 2 000 ~ 4 950 m 的高山草甸、灌丛、林下、林间

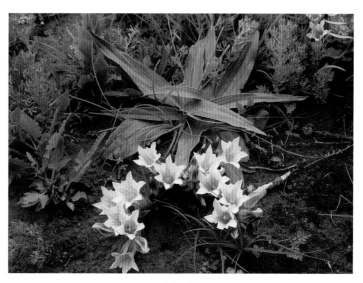

麻花艽

龙胆科

261

空地、山沟、多石山坡及河滩等地。

功效及用途： 根入药。祛风湿、清湿热、止痹痛、退虚热。用于风湿痹痛、中风半身不遂、筋脉拘挛、骨节酸痛、湿热黄疸、骨蒸潮热、小儿疳积发热。

/// 椭圆叶花锚 ///

学名： *Halenia elliptica* D. Don

形态特征： 草本，高 15 ~ 60 cm。茎四棱形。茎生叶卵形至卵状披针形，先端圆钝或急尖，基部圆形或宽楔形，全缘。聚伞花序；花冠钟状，淡黄色至蓝紫色，4 深裂达中部以下，裂片基部有窝孔，延伸成一长距，形似船锚。蒴果宽卵形。花果期 7—9 月。

生境分布： 生于海拔 700 ~ 4 100 m 的高山林下及林缘、山坡草地、灌丛中、山谷水沟边。

功效及用途： 全草入药。清热、解毒、凉血止血。用于肝炎、脉管炎。

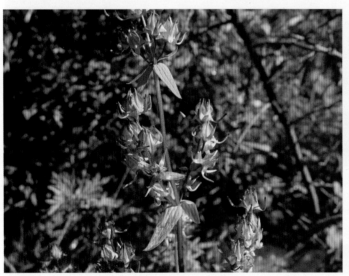

椭圆叶花锚（一）

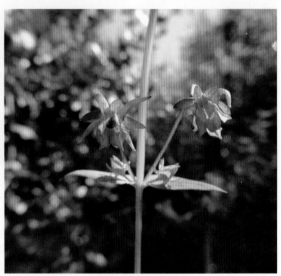

椭圆叶花锚（二）

/// 獐牙菜 ///

学名： *Swertia bimaculata* (Sieb. et Zucc.) Hook. f. et Thoms. ex C. B. Clarke

形态特征： 草本，高 0.3 ~ 1.4 m。根棕黄色。茎圆形，中空。茎生叶片椭圆形至卵状披针形，先端长渐尖，基部钝。圆锥状复聚伞花序；花冠黄色，5 深裂，上部具多数紫色小斑点，中部具 2 个黄绿色、半圆形的大腺斑。蒴果狭卵形。花果期 6—11 月。

生境分布： 生于海拔 250 ~ 3 000 m 的河滩、山坡草地、林下、灌丛、沼泽地。

功效及用途： 全草入药。清热、健胃、利湿。用于消化不良、咽喉肿痛、牙龈肿痛、尿路感染、肠胃炎、小儿口疮。

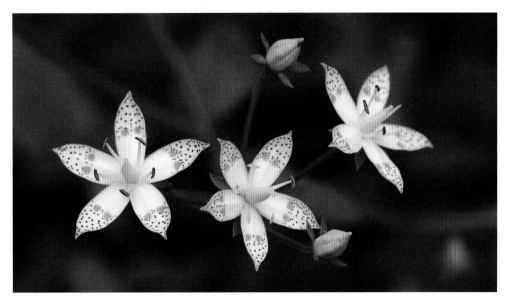

獐牙菜

/// 紫红獐牙菜 ///

学名： *Swertia punicea* Hemsl.

形态特征： 草本，高 15～80 cm。茎四棱形，具窄翅。茎生叶线状披针形至狭椭圆形，先端急尖或渐尖，基部狭缩。圆锥状复聚伞花序；花 5 数，稀 4 数；花冠暗紫红色，裂片披针形，基部具 2 个矩圆形腺窝，边缘具长柔毛状流苏。蒴果卵状矩圆形。花果期 8—11 月。

生境分布： 生于海拔 400～3 800 m 的山坡草地、河滩、林下、灌丛中。

功效及用途： 全草入药。清热除湿、利胆。用于黄疸型肝炎、胆囊炎、风热感冒、风火牙痛、热淋。

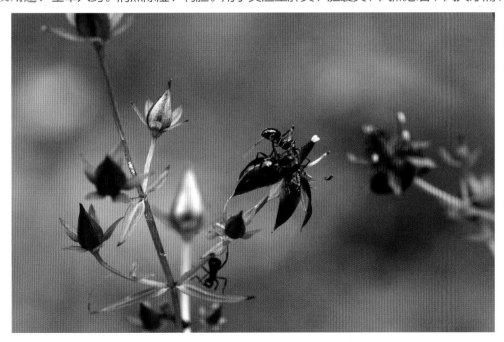

紫红獐牙菜

夹竹桃科
Apocynaceae

/// 长春花 ///

学名： *Catharanthus roseus* (L.) G. Don

形态特征： 亚灌木，高达 60 cm。叶倒卵状长圆形，先端浑圆，有短尖头，基部楔形渐狭而延成叶柄。聚伞花序；花冠高脚碟状，裂片宽倒卵形，粉红色、红色。蓇葖果圆柱形。花期、果期几乎全年。

生境分布： 各地多栽培。

功效及用途： 全草入药。凉血降压、镇静安神。用于高血压、烧烫伤、恶性淋巴瘤、绒毛膜上皮癌、单核细胞性白血病。

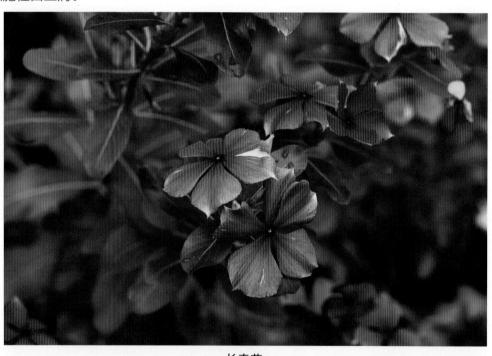

长春花

/// 络 石 ///

学名： *Trachelospermum jasminoides* (Lindl.) Lem.

形态特征： 木质藤本，长达 10 m，具乳汁。叶椭圆形至卵状椭圆形或宽倒卵形，先端锐尖至渐尖或钝，基部渐狭至钝，全缘。聚伞花序；花白色；花冠5裂，裂片长椭圆状披针形，右向旋转排列。蓇葖果长圆柱形。花期3—7月，果期7—12月。

生境分布：生于山野、溪边、路旁、林缘或杂木林中，常缠绕于树上或攀援于墙壁上、岩石上。亦有移栽于园圃。

功效及用途：带叶藤茎入药。祛风通络、凉血消肿。用于风湿热痹、筋脉拘挛、腰膝酸痛、喉痹、痈肿、跌扑损伤。

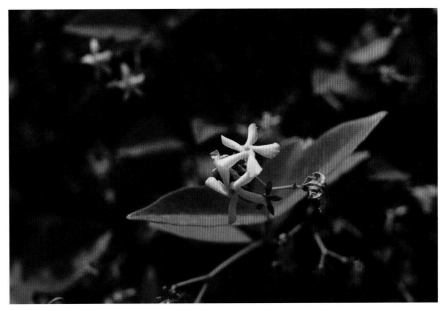

络石

萝摩科

Asclepiadaceae

/// 牛皮消 ///

学名：*Cynanchum auriculatum* Royle ex Wight

形态特征：蔓性半灌木。块根肥厚。叶对生，宽卵形至卵状长圆形，顶端短渐尖，基部心形。聚伞花序伞房状；花冠白色，辐状，裂片反折；副花冠浅杯状，裂片椭圆形，肉质。蓇葖披针形。花期6—9月，果期7—11月。

生境分布：生于从低海拔的沿海地区直到3500 m的山坡林缘、路旁灌木丛中或河流、水沟边潮湿处。

功效及用途：块根入药。解毒消肿、健胃消积、养阴清热、通经下乳、消痰散结。用于食积腹痛、虚损劳伤、小儿疳积、产后乳少、痢疾、肾炎、水肿；外用于虫蛇咬伤、疔疮。

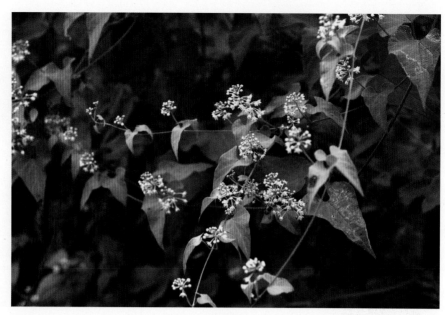

牛皮消

/// 青羊参 ///

学名： *Cynanchum otophyllum* Schneid.

形态特征： 草质藤本。叶对生，卵状披针形，顶端长渐尖，基部深耳状心形，叶耳圆形，下垂，两面均被柔毛。伞形聚伞花序；花冠白色，裂片长圆形；副花冠杯状。蓇葖短披针形。花期 6—10 月，果期 8—11 月。

生境分布： 生于海拔 1 500 ~ 2 800 m 的山地、溪谷疏林中或山坡路边。

功效及用途： 根入药。祛风除湿、解毒镇痉。用于风湿骨痛、风疹瘙痒、癫痫、毒蛇咬伤。本品有毒，慎用。

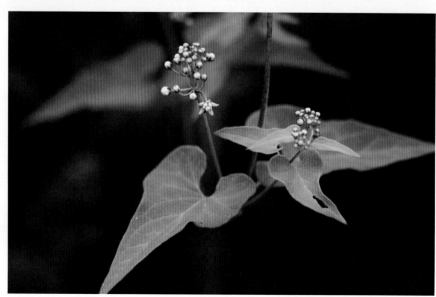

青羊参

学名：*Periploca forrestii* Schltr.

形态特征：藤状灌木，长可达 10 m，具乳汁。茎多分枝，无毛。叶披针形，顶端渐尖，基部楔形。聚伞花序着花 1 ~ 3 朵；花冠黄绿色，近辐状，花冠筒短，裂片长圆形；副花冠丝状。蓇葖长圆柱形。花期 3—4 月，果期 6—7 月。

生境分布：生于海拔 2 000 m 以下的山地疏林向阳处、阴湿的杂木林下或灌木丛中。

功效及用途：全株入药。舒筋活络、祛风除湿。用于风湿性关节炎、跌打损伤、胃痛、消化不良、闭经、疟疾。

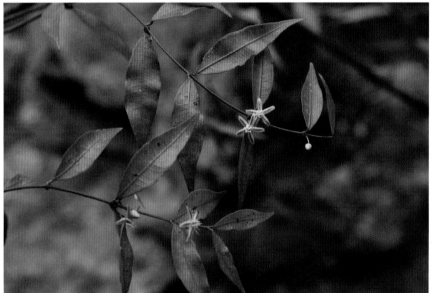

黑龙骨（一）　　　　　　　　　　　　　黑龙骨（二）

旋花科

旋花科

Convolvulaceae

/// 菟丝子 ///

学名：*Cuscuta chinensis* Lam.

形态特征：寄生草本。茎纤细，缠绕，黄色，无叶。花簇生于叶腋，苞片及小苞片鳞片状；花萼杯状，5裂，裂片三角状；花冠白色，壶形，裂片三角状卵形，顶端锐尖或钝，向外反折，宿存。蒴果球形。种子卵形，淡褐色。花期7—9月，果期8—10月。

生境分布：生于海拔200～3 000 m的田边、荒地及灌丛中，常寄生于豆科、菊科等植物上。

功效及用途：种子入药。滋补肝肾、固精缩尿、安胎、明目、止泻。用于阳痿遗精、遗尿尿频、腰膝酸软、目昏耳鸣、胎动不安。

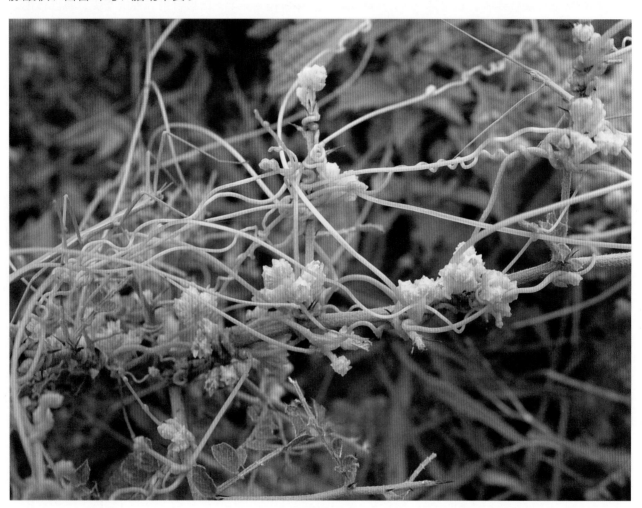

菟丝子

/// 金灯藤 ///

学名： *Cuscuta japonica* Choisy

形态特征：寄生缠绕草本。茎肉质，黄色，常带紫红色瘤状斑点，多分枝，无叶。穗状花序；花萼碗状，肉质；花冠钟状，淡红色或绿白色，顶端5浅裂，裂片卵状三角形。蒴果卵圆形。种子卵形，褐色。花期8月，果期9月。

生境分布：寄生于草本或灌木上。分布于我国南北各省区。

功效及用途：种子入药。功效同菟丝子。

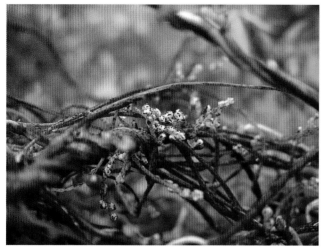
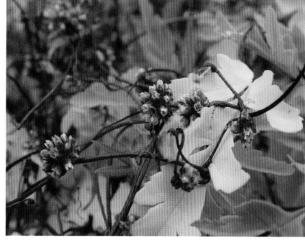

金灯藤（一）　　　　　　　　　　　金灯藤（二）

/// 圆叶牵牛 ///

学名： *Pharbitis purpurea* (L.) Voigt

形态特征： 缠绕草本。叶圆心形或宽卵状心形，顶端锐尖、骤尖或渐尖，基部心形，通常全缘，疏或密被刚伏毛。花腋生；花冠漏斗状，紫红色、红色或白色，花冠管通常白色。蒴果近球形，3瓣裂。种子卵状三棱形，黑褐色或米黄色。花期5—10月，果期8—11月。

生境分布： 生于低海拔至海拔2 800 m的田边、路边、宅旁或山谷林内，栽培或逸为野生。

功效及用途： 种子（牵牛子、黑白丑）入药。泄水通便、消痰涤饮、杀虫攻积。用于水肿胀满、二便不通、痰饮积聚、气逆喘咳、虫积腹痛、蛔虫、绦虫病。

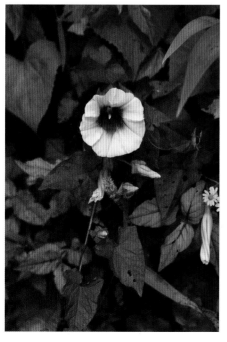
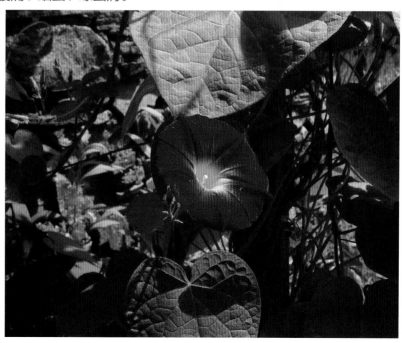

圆叶牵牛（一）　　　　　　　　　　　圆叶牵牛（二）

269

紫草科 / **Boraginaceae**

学名： *Cynoglossum amabile* Stapf et Drumm.

形态特征： 草本，高 15 ~ 60 cm。茎密生贴伏短柔毛。叶长圆状披针形或披针形，两面密生短柔毛。花序锐角分枝，分枝向上直伸集为圆锥状；花冠蓝色，稀白色，檐部裂片圆形，有明显网脉，喉部具 5 个梯形附属物。小坚果卵形。花果期 5—9 月。

生境分布： 生于山坡草地、山地灌丛、干旱路边及林缘。

功效及用途： 根、全草入药。清热利湿、散瘀止血、止咳。用于疟疾、肝炎、痢疾、尿痛、白带、肺结核咳嗽；外用于创伤出血、骨折、关节脱臼。

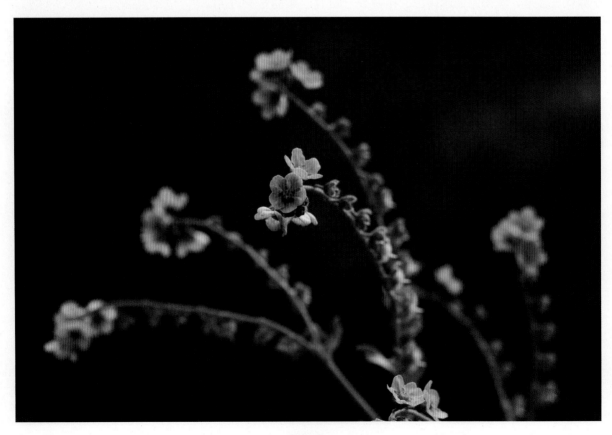

倒提壶

学名：*Cynoglossum furcatum* Wall.

形态特征：草本，高 40 ～ 60 cm，稀达 80 cm。茎密被贴黄褐色糙伏毛。叶长圆形或长圆状披针形，先端钝，基部渐狭，密生贴伏的伏毛。花序分枝钝角叉状分开；花冠蓝色，漏斗状，裂片长圆形，喉部有 5 个梯形附属物。小坚果卵球形，密生锚状刺。花果期 5—10 月。

生境分布：生于海拔 300 ～ 3 040 m 的林间草地、向阳山坡及路边。

功效及用途：根、叶入药。清热解毒、利尿消肿、活血调经。用于疮疖痈肿、跌打损伤、毒蛇咬伤、黄疸、痢疾、尿痛、肺结核咳嗽。

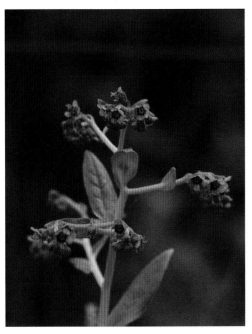 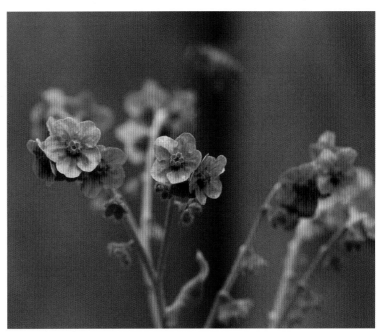

| 琉璃草（一） | 琉璃草（二） |

学名：*Trigonotis cavaleriei* (Lévl.) Hand.-Mazz.

形态特征：草本，高 20 ～ 50 cm。通常不分枝。基生叶叶片宽卵形或椭圆形，先端急尖，基部圆形或微心形，上面密生糙伏毛；茎上部叶狭卵形。花序果期伸长；花冠蓝色或白色，檐部裂片近圆形，喉部附属物 5，先端凹缺。小坚果 4，深褐色。花果期 5—8 月。

生境分布：生于海拔 700 ～ 2 000 m 的山地林下或林缘、溪谷湿地、路旁。

功效及用途：全草入药。健胃止痛、解毒消肿。用于胃痛吐酸、手脚麻木、遗尿、热毒痈肿、湿疮。

紫草科

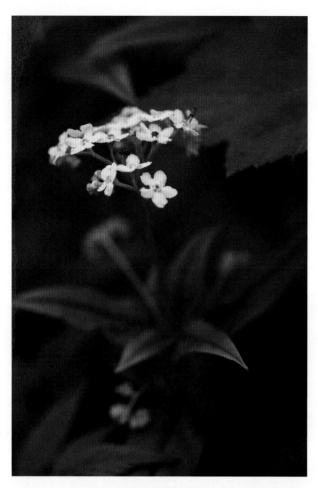

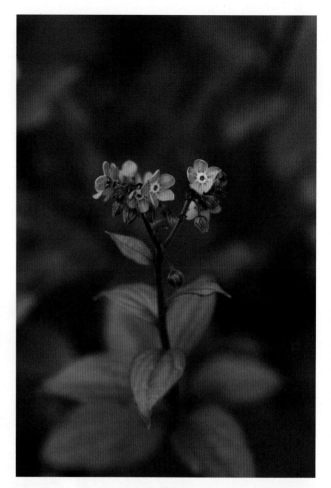

西南附地菜（一）　　　　　　　　　　西南附地菜（二）

马鞭草科 / Verbenaceae

/// 臭牡丹 ///

学名：*Clerodendrum bungei* Steud.

形态特征：灌木，高 1 ~ 2 m，植株有臭味。花序轴、叶柄密被柔毛。叶片宽卵形或卵形，顶端尖或渐尖，基部宽楔形、截形或心形，边缘具锯齿。聚伞花序顶生；花冠淡红色、红色或紫红色，裂片倒卵形。核果近球形，蓝黑色。花果期 5—11 月。

生境分布：生于海拔 2 500 m 以下的山坡、林缘、沟谷、路旁、灌丛润湿处。

功效及用途：根、茎、叶入药。祛风解毒、消肿止痛。根、茎用于高血压、风湿疼痛。叶用于关节炎、湿疹、痔疮、牙疼。

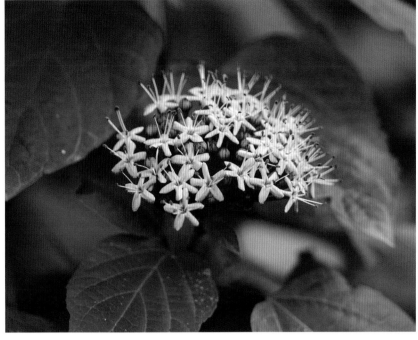

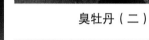
臭牡丹（二）

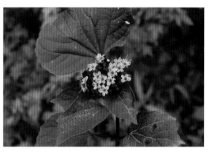

臭牡丹（一）

臭牡丹（三）

/// 海州常山 ///

学名：*Clerodendrum trichotomum* Thunb.

形态特征：灌木或小乔木，高 1.5 ～ 10 m。叶片卵形至三角状卵形，顶端渐尖，基部截形，偶有心形，全缘或具波状齿。伞房状聚伞花序；花萼蕾时绿白色，后紫红色，基部合生，中部略膨大，有 5 棱脊，顶端 5 深裂；花冠白色或带粉红色，顶端 5 裂。核果近球形，蓝紫色。花果期 6—11 月。

生境分布：生于海拔 2 400 m 以下的山坡灌丛中。

功效及用途：嫩枝、叶入药。祛风除湿、降血压。用于风湿性关节炎、高血压、痢疾、疟疾。

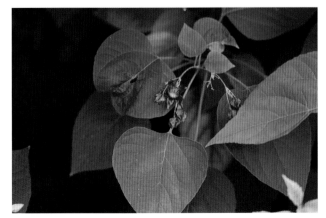

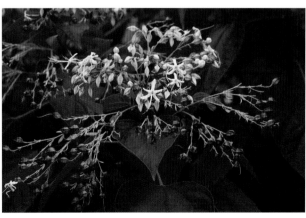

海州常山（一）

海州常山（二）

273

学名：*Verbena officinalis* L.

形态特征：草本，高 30 ～ 120 cm。茎四方形，节和棱上有硬毛。叶片卵圆形至倒卵形或长圆状披针形；茎生叶多数 3 深裂，边缘有锯齿，两面有硬毛。穗状花序；花蓝紫色；花冠微呈二唇形。小坚果长圆形。花期 6—8 月，果期 7—10 月。

生境分布：生于低至高海拔的路边、山坡、溪边或林旁。

功效及用途：全草入药。清热解毒、凉血散瘀、利水消肿。用于外感发热、湿热黄疸、痢疾、疟疾、白喉、经闭、痈肿疮毒。

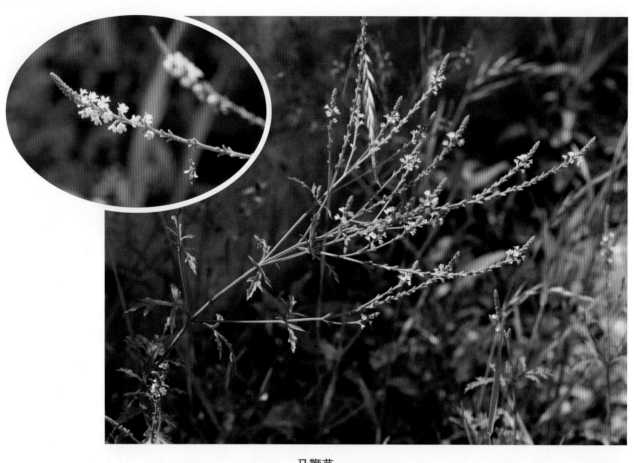

马鞭草

学名：*Vitex negundo* var. *cannabifolia* (Sieb. et Zucc.) Hand.-Mazz.

形态特征：灌木或小乔木。小枝四棱形。掌状复叶，小叶 5，少有 3；小叶片披针形或椭圆状披针形，顶端渐尖，基部楔形，边缘有粗锯齿，常被柔毛。圆锥花序顶生；花冠淡紫色，二唇形，先端 5

裂。果实近球形，黑色。花期 6—7 月，果期 8—11 月。

　　生境分布：生于山坡路边灌丛中。

　　功效及用途：果实、茎叶入药。果实除湿解毒、止咳化痰、理气和胃、祛风解表。用于咳嗽痰喘、吐泻痢疾、胃痛腹痛、痈肿癣疮、风寒感冒。茎叶治久痢。花和枝叶可提取芳香油。

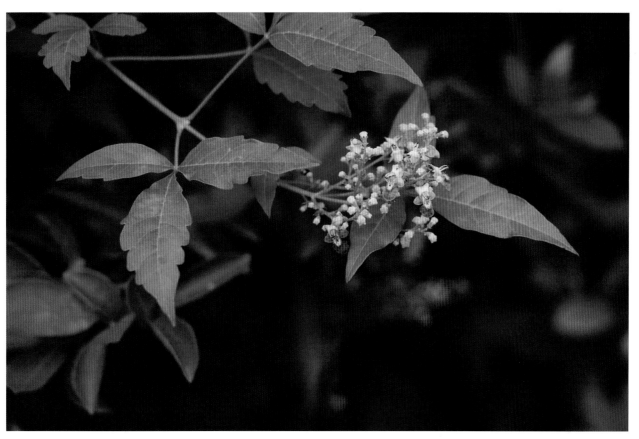

牡荆

唇形科

Labiatae

/// 风轮菜 ///

　　学名：*Clinopodium chinense* (Benth.) O. Ktze.

　　形态特征：草本。茎基部匍匐生根，上部上升，多分枝，高可达 1 m，四棱形，密被短柔毛及腺毛。叶卵圆形，先端急尖或钝，基部圆形呈阔楔形，边缘具圆齿。轮伞花序多花密集，半球状；花冠紫红色，冠檐二唇形。小坚果倒卵形。花期5—8月，果期8—10月。

生境分布：生于海拔1 000 m以下的山坡、草丛、路边、沟边、灌丛、林下。

功效及用途：全草入药。疏风清热、解毒消肿、止血。用于感冒发热、中暑、咽喉肿痛、急性胆囊炎、肝炎、肠炎、痢疾、乳腺炎、疔疮肿毒、过敏性皮炎、结膜炎、尿血、崩漏、牙龈出血、外伤出血。

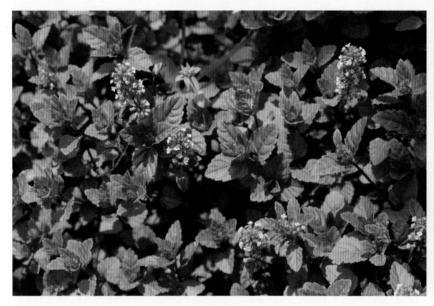

风轮菜（一）　　　　　　　　风轮菜（二）

/// 香 薷 ///

学名： *Elsholtzia ciliata* (Thunb.) Hyland.

形态特征：草本，高0.3～0.5 m。茎钝四棱形，具槽。叶卵形或椭圆状披针形，先端渐尖，基部楔状下延成狭翅，边缘具锯齿。穗状花序，偏向一侧。花冠淡紫色，喉部被疏柔毛，冠檐二唇形。小坚果长圆形。花期7—10月，果期10月至翌年1月。

生境分布：生于海拔3 400 m以下的路旁、山坡、荒地、林内、河岸。

功效及用途：全草入药。发

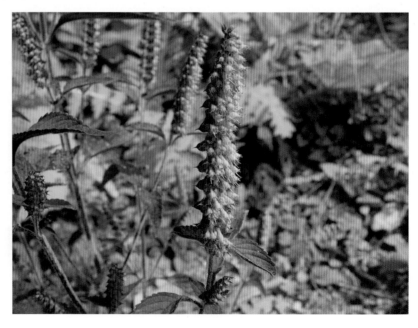

香薷

汗解表、化湿和中、利水消肿。用于急性肠胃炎、腹痛吐泻、夏秋阳暑、头痛发热、恶寒无汗、水肿、鼻衄。

学名：*Elsholtzia densa* Benth.

形态特征：草本，高 20 ~ 60 cm。茎及枝均四棱形。叶长圆状披针形至椭圆形，先端急尖或微钝，基部宽楔形或近圆形，边缘在基部以上具锯齿。穗状花序，密被紫色串珠状长柔毛；花冠淡紫色，冠檐二唇形。小坚果卵珠形。花、果期 7—10 月。

生境分布：生于海拔 1 800 ~ 4 100 m 的林缘、高山草甸、河边及山坡荒地。

功效及用途：植株地上部分入药。发汗解表、化湿和中、利水消肿。用于风寒感冒、水肿脚气。

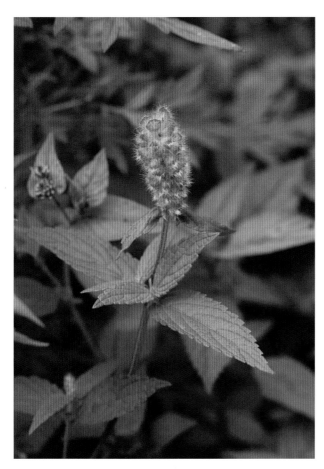

密花香薷（一）

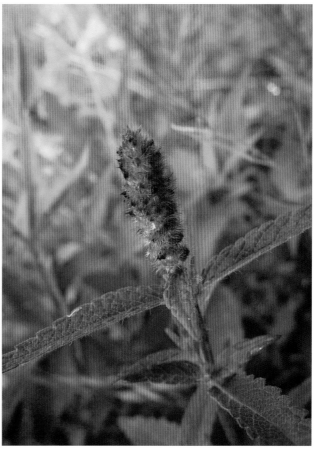

密花香薷（二）

唇形科

277

/// 鸡骨柴 ///

学名： *Elsholtzia fruticosa* (D. Don) Rehd.

形态特征： 灌木，高 0.8 ~ 2 m。茎多分枝，钝四棱形。叶披针形或椭圆状披针形，先端渐尖，基部狭楔形，边缘具粗锯齿。穗状花序；花冠白色至淡黄色，外面被卷曲柔毛，间夹有金黄色腺点，冠檐二唇形。小坚果长圆形。花期 7—9 月，果期 10—11 月。

生境分布： 生于海拔 1 200 ~ 3 200 m 的山谷侧边、谷底、路旁、开阔山坡及草地中。

功效及用途： 枝叶、花序入药。发表透疹、解毒止痒。用于麻疹痘毒、湿热身痒。

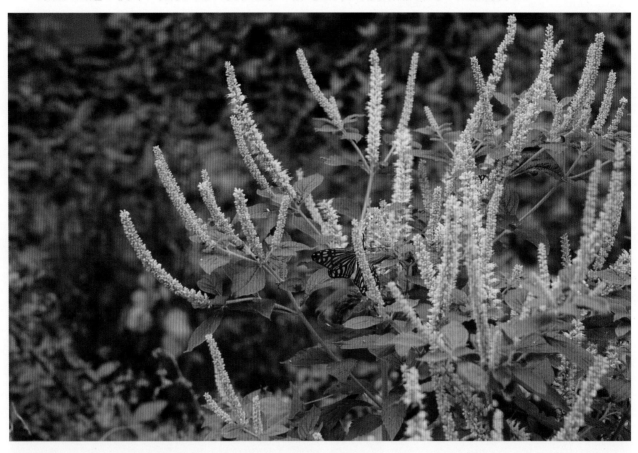

鸡骨柴

/// 活血丹 ///

学名： *Glechoma longituba* (Nakai) Kupr.

形态特征： 草本，高 10 ~ 30 cm。茎四棱形，基部通常呈淡紫红色。叶片心形或近肾形，先端急尖或钝三角形，基部心形，边缘具圆齿，上面被疏粗伏毛或微柔毛。轮伞花序；花冠淡蓝、蓝至紫色，冠檐二唇形。小坚果长圆状卵形。花期 4—5 月，果期 5—6 月。

生境分布：生于海拔 50 ~ 2 000 m 的林缘、疏林下、草地中、溪边等阴湿处。

功效及用途：全草入药。利湿通淋、清热解毒、散瘀消肿。用于湿热黄疸、疮痈肿痛、跌扑损伤。

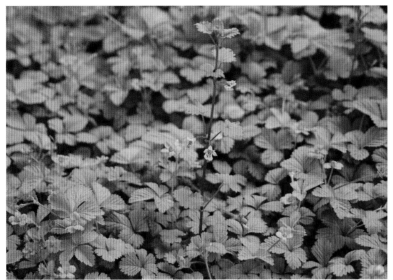
活血丹（一）

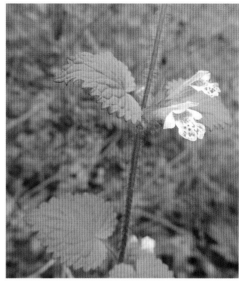
活血丹（二）

/// 益母草 ///

学名：*Leonurus japonicus* Houtt.

形态特征：草本，高 30 ~ 120 cm。茎钝四棱形，被糙伏毛。叶轮廓变化很大；茎下部叶轮廓卵形，掌状 3 裂，裂片再分裂；茎中部叶轮廓菱形，常分裂成长圆状线形。轮伞花序；花冠粉红至淡紫红色，冠檐二唇形。小坚果长圆状三棱形。花期 5—9 月，果期 9—10 月。

生境分布：生于海拔 3 400 m 以下的多种生境，尤以阳处为多。

功效及用途：全草（益母草）、果实（茺蔚子）入药。全草活血调经、利尿消肿、清热解毒。用于月经不调、痛经经闭、恶露不尽、水肿尿少、疮疡肿毒。果实活血调经、清肝明目。用于月经不调、痛经闭经、产后瘀滞腹痛、头痛头晕、目赤肿痛、目生翳障。

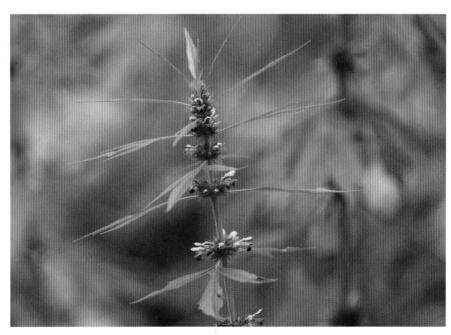
益母草

学名：*Nepeta cataria* L.

形态特征：草本，高 40～150 cm。茎四棱形，多分枝，被白色短柔毛。叶卵状至三角状心形，先端钝至锐尖，基部心形至截形，边缘具粗齿。聚伞花序，上部组成顶生分枝圆锥花序；花冠白色，冠檐二唇形。小坚果卵形，略三棱状。花期 7—9 月，果期 9—10 月。

生境分布：生于海拔 2 500 m 以下的宅旁或灌丛中。

功效及用途：全草入药。祛风解表、透疹消疮、止血。用于外感风寒、麻疹不透、风疹瘙痒、吐衄下血。

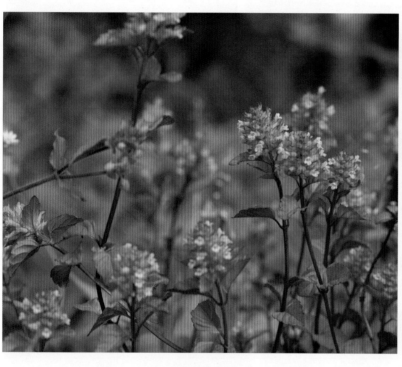
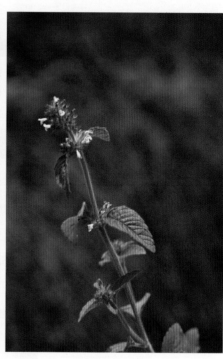

荆芥（一）   荆芥（二）

学名：*Perilla frutescens* (L.) Britt.

形态特征：草本，高 60～180 cm，有特异芳香。茎四棱形，有长柔毛。叶片宽卵形或圆卵形，先端渐尖或尾状尖，基部圆形或广楔形，边缘具粗齿，两面紫色或绿色，或面青背紫。轮伞花序组成假总状花序；花冠白色至紫红色。小坚果近球形。花期 8—11 月，果期 8—12 月。

生境分布：生于房前屋后、沟边、地边。各地均有栽培。

中国瓦屋山常见药用植物图鉴

功效及用途：茎叶（紫苏梗、紫苏叶）、果实（紫苏子）入药。茎叶发汗解表、理气宽中、安胎。用于风寒感冒、脾胃气滞、胸闷呕吐，胎动不安、痰凝气滞。果实降气化痰、止咳平喘。用于咳嗽气喘、肠燥便秘。

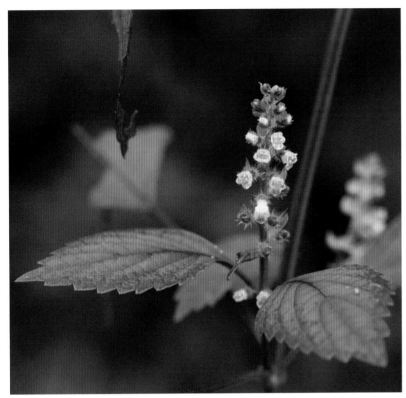

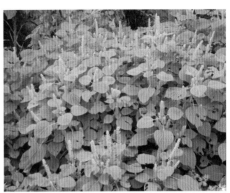

紫苏（二）

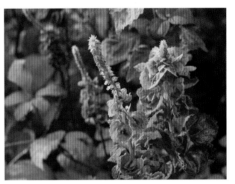

紫苏（一）

紫苏（三）

/// 萝卜秦艽 ///

学名：*Phlomis medicinalis* Diels

形态特征：多年生草本，高 20 ~ 75 cm。茎略呈四棱形，常染紫红色。基生叶卵形或卵状长圆形，先端圆形，基部深心形，边缘具粗圆齿；茎生叶卵形或三角形。轮伞花序多花；苞片线状钻形；花冠紫红色或粉红色，冠檐二唇形，上唇边缘齿缺，被髯毛；下唇平展，具红条纹，3 圆裂。小坚果顶端被微鳞毛。花期 5—7 月。

生境分布：生于海拔 1 700 ~ 3 600 m 的山坡草甸、灌丛中。

功效及用途：块根入药。疏风清热、止咳化痰、生肌敛疮。用于风热感冒、咳嗽痰多、疮疡久溃不敛。

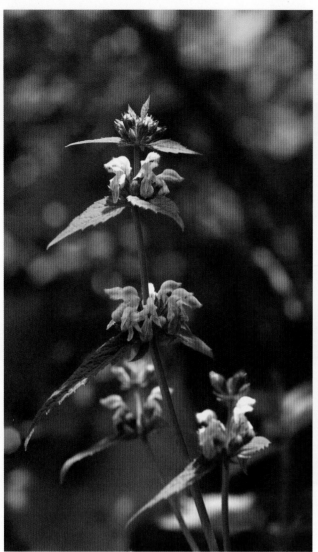

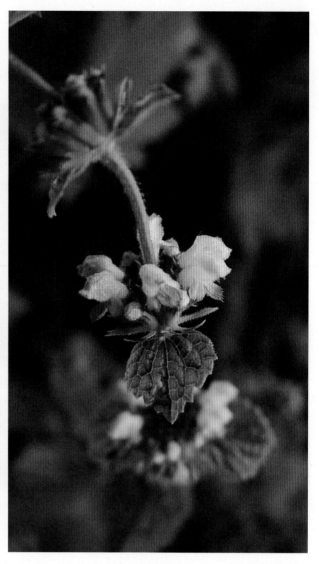

萝卜秦艽（一）　　　　　　　　　　　　萝卜秦艽（二）

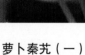

/// 夏枯草 ///

学名：*Prunella vulgaris* L.

形态特征：多年生草本。高 20 ~ 30 cm。茎多分枝，钝四棱形，紫红色。叶卵状长圆形或卵圆形，先端钝，基部圆形、截形至宽楔形，下延成狭翅，边缘具波状齿或几近全缘。轮伞花序密集组成顶生的穗状花序；花冠紫、蓝紫或红紫色，冠檐二唇形。小坚果。花期 4—6 月，果期 7—10 月。

生境分布：生于海拔高可达 3 000 m 的荒坡、草地、溪边及路旁等湿润地上。

功效及用途：全草入药。清热泻火、明目、散结消肿。用于目赤肿痛、头痛眩晕、乳痈肿痛。

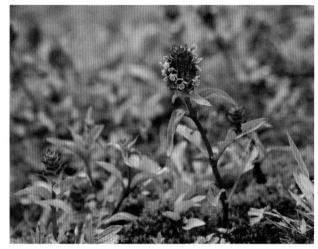

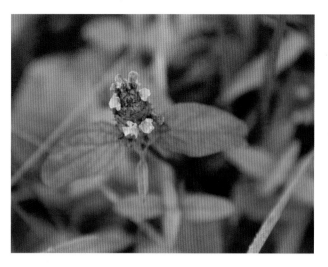

夏枯草（一）　　　　　　　　　　　夏枯草（二）

/// 丹　参 ///

学名： *Salvia miltiorrhiza* Bunge

形态特征： 多年生草本，高 40 ~ 80 cm。根肥厚，肉质，外面朱红色，内面白色。茎四棱形，多分枝，密被长柔毛。叶常为奇数羽状复叶；小叶卵圆形、椭圆状卵圆形或宽披针形，先端锐尖或渐尖，基部圆形或偏斜，边缘具圆齿。轮伞花序；花冠紫蓝色，冠檐二唇形，上唇镰刀状，向上竖立，下唇 3 裂。小坚果。花期 4—8 月，花后见果。

生境分布： 生于海拔 120 ~ 1 300 m 的山坡、林下草丛或溪谷旁。

功效及用途： 根入药。活血祛瘀、安神宁心、凉血止痛。用于心绞痛、月经不调、痛经、经闭、血崩带下、癥瘕积聚、瘀血腹痛、骨节疼痛、惊悸不眠、恶疮肿毒。

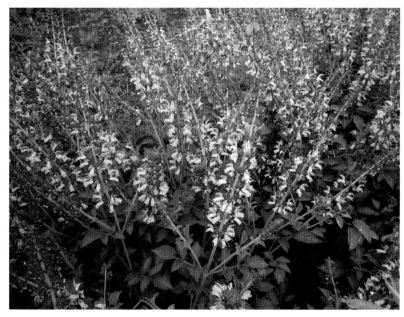

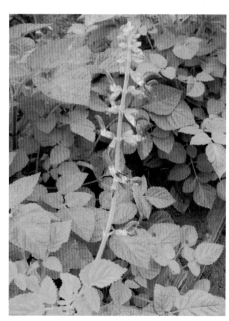

丹参（一）　　　　　　　　　　　丹参（二）

学名：*Scutellaria barbata* D. Don

形态特征：多年生草本。茎直立，四棱形。叶片三角状卵圆形或卵圆状披针形，先端急尖，基部宽楔形或近截形，边缘有浅齿。花单生于茎或分枝上部叶腋内；花冠紫蓝色，外被短柔毛；冠筒基部囊大；冠檐二唇形，上唇盔状，半圆形，下唇中裂片梯形，二侧裂片三角状卵圆形。小坚果。花果期4—7月。

生境分布：生于海拔2 000 m以下的水田边、溪边或湿润草地上。

功效及用途：全草入药。清热解毒、散瘀止血、利尿消肿。用于热毒痈肿、咽喉疼痛、肺痈肠痈、跌打损伤、吐血衄血、水肿、腹水、癌症早期。

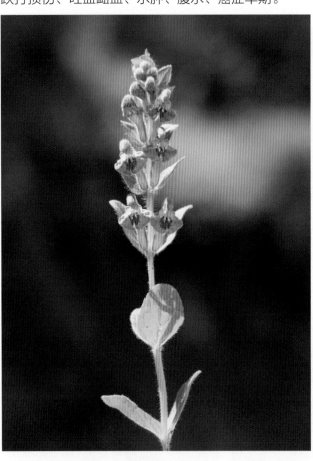
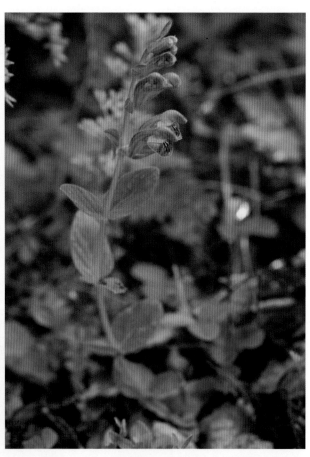

半枝莲（一）　　　　　　　　　　　　半枝莲（二）

学名：*Scutellaria orthocalyx* Hand.-Mazz.

形态特征：多年生草本，高6～25 cm。茎直立，锐四棱形。叶卵圆状披针形至卵圆形，顶端钝或圆形，基部圆形或阔楔形，全缘。花序总状；花冠紫至蓝紫色，外面被具腺的短柔毛；冠筒近基部前方膝曲，向喉部逐渐增大；冠檐二唇形，上唇盔状，下唇中裂片卵圆形，二侧裂片三角状卵圆形。小坚果。花期6—8月，果期8—10月。

生境分布： 生于海拔1 200 ~ 3 300 m的草坡或松林中。

功效及用途： 全草入药。泻火平喘、解毒消肿。用于肺热咳喘、热毒泻痢、肝炎、肠痈、痈疽肿毒、咽喉肿痛、痔疮、疥癣、蛇虫咬伤。

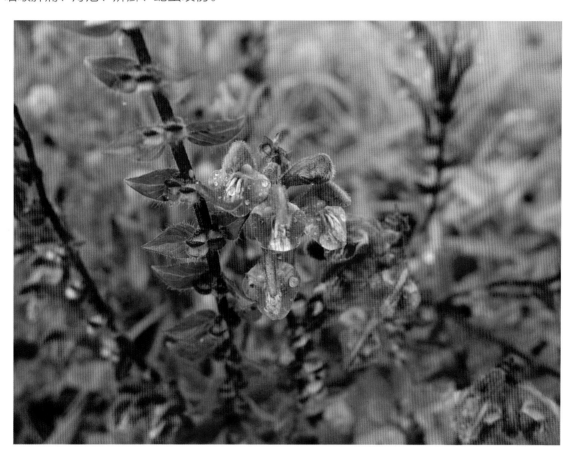

直萼黄芩

/// 甘露子 ///

学名： *Stachys sieboldii* Miq.

形态特征： 多年生草本，高30 ~ 120 cm。茎四棱形。茎生叶卵圆形或长椭圆状卵圆形，先端微锐尖或渐尖，基部平截至浅心形，有时宽楔形或近圆形，边缘有圆齿。轮伞花序通常6花，组成顶生穗状花序。花冠粉红至紫红色，冠檐二唇形，上唇长圆形，直伸而略反折，下唇3裂，有紫斑。小坚果黑褐色。花期7—8月，果期9月。

生境分布： 生于海拔3 200 m以下的湿润地及积水处。

功效及用途：全草入药。祛风清热、活血散瘀、利湿。用于风热感冒、湿热黄疸、小便短涩；外用治疮痈肿毒、蛇虫咬伤。

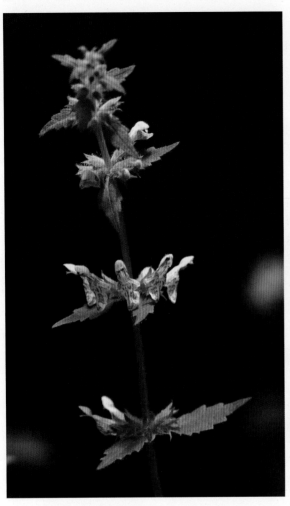

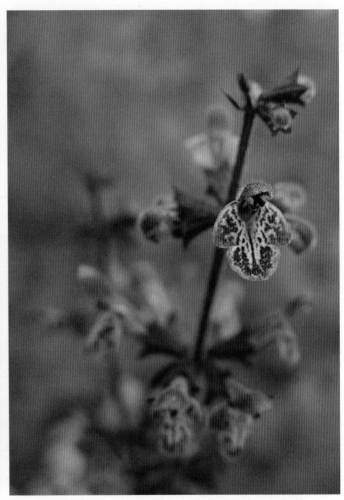

甘露子（一）　　　　　　　　　　甘露子（二）

/// 藿 香 ///

　　学名： *Agastache rugosa* (Fisch. et Mey.) O. Ktze.

　　形态特征：草本。茎四棱形。叶心状卵形至长圆状披针形，边缘具粗齿。轮伞花序多花，在主茎或侧枝上组成顶生密集的圆筒形穗状花序。花冠淡紫蓝色，冠檐二唇形，上唇直伸，先端微缺，下唇3裂。小坚果卵状长圆形，褐色。花期6—9月，果期9—11月。

　　生境分布：各地广泛分布，常见栽培。

　　功效及用途：地上部分入药。化湿、止呕、解暑。用于发热倦怠、胸闷不舒、寒湿闭暑、腹痛吐泻、鼻渊头痛。

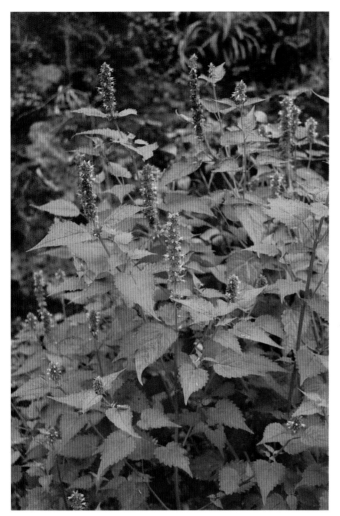 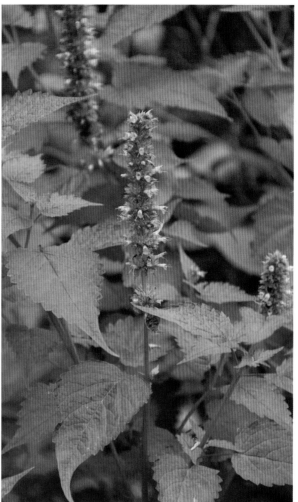

藿香（一）   藿香（二）

/// 筋骨草 ///

学名：*Ajuga ciliata* Bunge

形态特征：多年生草本，高25～40 cm。茎四棱形，基部略木质化，紫红色或绿紫色。叶卵状椭圆形至狭椭圆形，先端钝或急尖，基部楔形下延，边缘具不整齐的双重牙齿，具缘毛。花冠紫色，具蓝色条纹，冠檐二唇形，上唇短，下唇伸长，3裂。小坚果背部具网状皱纹。花期4—8月，果期7—9月。

生境分布：生于海拔340～1 800 m的山谷溪旁、阴湿草地、林下湿润处及路旁草丛中。

功效及用途：全草入药。清热解毒、凉血消肿。用于咽喉肿痛、肺热咯血、跌打肿痛、扁桃体炎、咽喉炎。

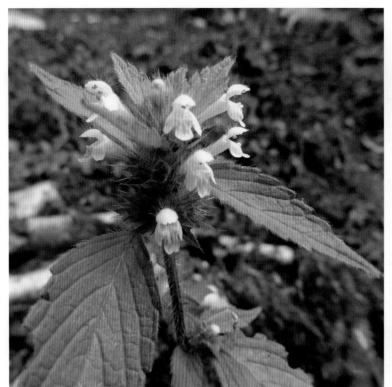

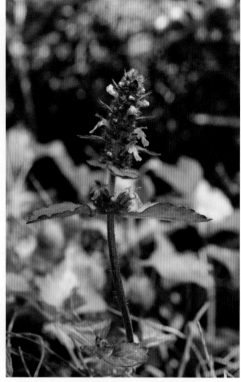

筋骨草（一）　　　　　　　　　　　　筋骨草（二）

/// 痢止蒿 ///

学学名： *Ajuga forrestii* Diels

形态特征： 草本，高 6 ~ 30 cm。茎基部木质化，具分枝，密被灰白色短柔毛或长柔毛。叶披针形至卵形或披针状长圆形，先端钝或圆形，基部楔形下延，边缘具波状锯齿或圆齿，两面密被灰白色短柔毛或长柔毛。轮伞花序组成的穗状聚伞花序顶生；花冠淡紫色、紫蓝色或蓝色，冠檐二唇形，上唇顶端微缺，下唇3裂，中裂片具深紫色条

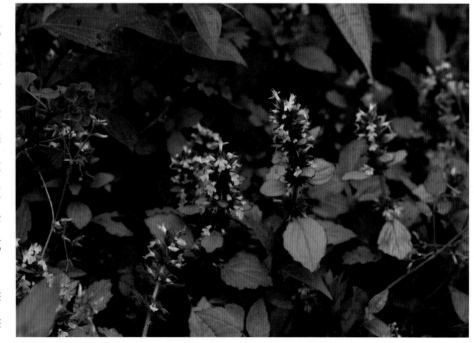

痢止蒿

纹。小坚果。花期 4—8 月，果期 5—10 月。

生境分布：生于海拔 1 700 ~ 4 000 m 的路旁、溪边等潮湿的草地、矮草丛中。

功效及用途：全草入药。清热解毒、止痢、驱虫。用于痢疾、乳腺炎、寄生虫病；外敷治乳腺炎。

/// 薄 荷 ///

学名：*Mentha haplocalyx* Briq.

形态特征：草本，高 30 ~ 60 cm，芳香。锐四棱形。叶片长圆状披针形、披针形、椭圆形或卵状披针形，先端锐尖，基部楔形至近圆形，边缘在基部以上疏生粗大锯齿。轮伞花序；花冠淡紫色，冠檐4 裂。小坚果卵珠形，黄褐色。花期 7—9 月，果期 10 月。

生境分布：生于海拔 3 500 m 以下的山坡、山谷、平地、水旁潮湿处。

功效及用途：全草入药。疏散风热、清利头目、利咽透疹、疏肝行气。用于风热感冒、风热头痛、目赤多泪、咽喉肿痛、麻疹不透、风疹瘙痒、肝郁气滞、胸闷胁痛。从薄荷全草中提炼出的结晶称为薄荷脑，可疏风、清热。

唇形科

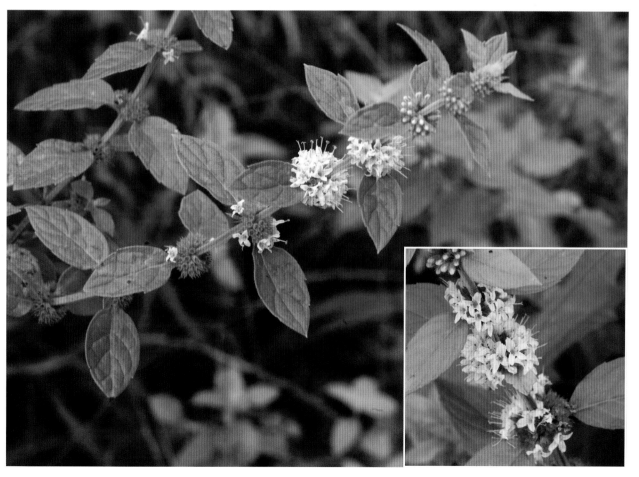

薄荷

学名：*Origanum vulgare* L.

形态特征：草本或半灌木，高 25 ~ 60 cm。茎四棱形。叶卵圆形或长圆状卵圆形，先端钝或稍钝，基部宽楔形至近圆形或微心形，全缘或有小锯齿。伞房状圆锥花序；花冠紫红、淡红至白色，管状钟形，冠檐二唇形，上唇卵圆形，先端 2 浅裂，下唇 3 裂。小坚果。花期 7—9 月，果期 10—12 月。

生境分布：生于海拔 500 ~ 3 600 m 的路旁、山坡、林下及草地。

功效及用途：全草入药。解表、理气、清暑、利湿。用于感冒发热、中暑、胸膈胀满、腹痛吐泻、痢疾、黄疸、水肿、带下、小儿疳积、麻疹、皮肤瘙痒、疮疡肿痛、跌打损伤。

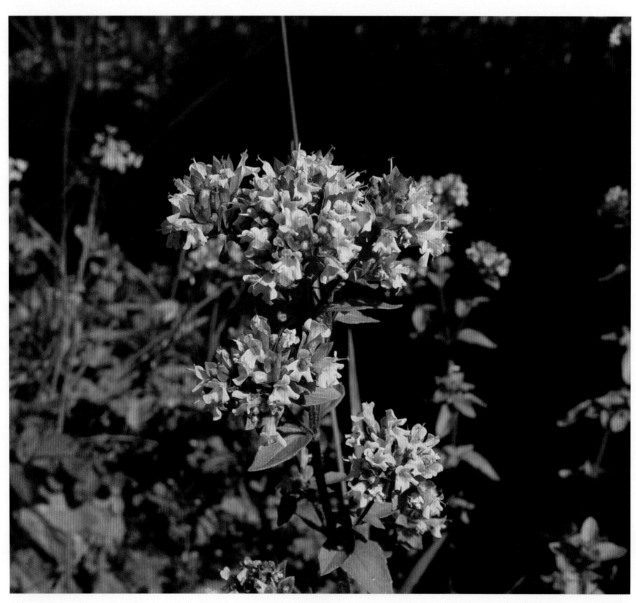

牛至

中国瓦屋山 常见药用植物图鉴

茄 科
Solanaceae

/// 枸 杞 ///

学名: *Lycium chincnse* Mill.

形态特征: 灌木,高 0.5 ~ 1 m。茎多分枝,枝条弓状弯曲或俯垂,有棘刺。单叶互生或 2 ~ 4 枚簇生;叶片卵形、卵状菱形、长椭圆形、卵状披针形,顶端急尖,基部楔形。花单生或双生于叶腋,或同叶簇生:花冠漏斗状,淡紫色,檐部 5 深裂。浆果红色,卵状。种子扁肾脏形。花果期 6—11 月。

生境分布: 生于山坡、荒地、丘陵地、河滩地、路旁及村边宅旁。

功效及用途: 果实(功用同宁夏枸杞)、根皮(地骨皮)入药。果实滋补肝肾、益精明目。用于肝肾阴虚、腰膝酸软、阳痿遗精、头晕目眩、视物不清、虚劳咳嗽、消渴。根皮凉血除蒸、清肺降火。用于阴虚发热、盗汗骨蒸、肺热咳嗽、血热出血。

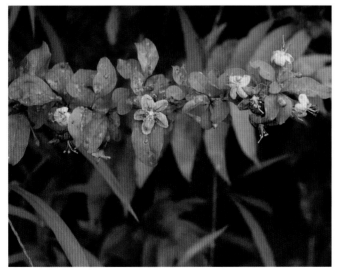

枸杞(一)

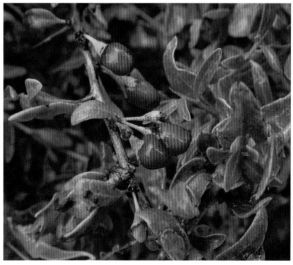

枸杞(二)

/// 龙 葵 ///

学名： *Solanum nigrum* L.

形态特征： 草本，高 30 ~ 120 cm。茎多分枝。叶互生；叶片卵状长圆形，先端渐尖，基部楔形下延至叶柄而成翅，近全缘。聚伞花序着生花 4 ~ 10 朵，花冠白色，冠檐 5 裂，裂片卵状披针形。浆果球形，黑紫色。全年均可开花结果。

生境分布： 生于山野、荒地、路旁、屋旁、林边及溪边阴湿处。

功效及用途： 全株入药。散瘀消肿、清热解毒。用于疮痈肿毒、皮肤湿疹、小便不利、慢性气管炎、前列腺炎、痢疾、白带过多；外用于炎症、肿痛。

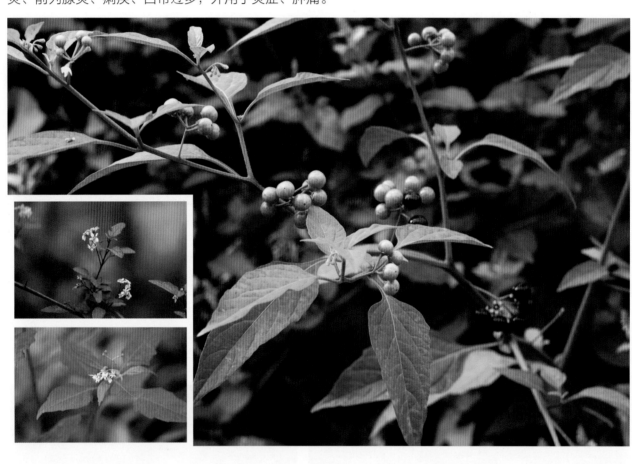

龙葵

/// 假酸浆 ///

学名： *Nicandra physaloides* (L.) Gaertn.

形态特征： 草本，高 50 ~ 80 cm。茎圆柱形，有纵棱，上部三叉状分枝。单叶互生；叶片卵形或椭圆形，先端渐尖，基部阔楔形下延，边缘有锯齿成皱波状。花单生于叶腋，淡紫色；花萼 5 深裂，花冠漏斗状，花筒内面基部有 5 个紫斑。蒴果球形。种子细小，淡褐色。花果期夏秋季。

生境分布：原产南美洲，现逸为野生。生于田边、荒地或住宅区。

功效及用途：全草、花入药。全草清热解毒、利尿、祛风、消炎。用于感冒发热、风湿性关节炎、痈肿疮疖。花祛风、消炎。用于鼻渊。四川等地夏季食用的冰粉，其主要原料为假酸浆种子。

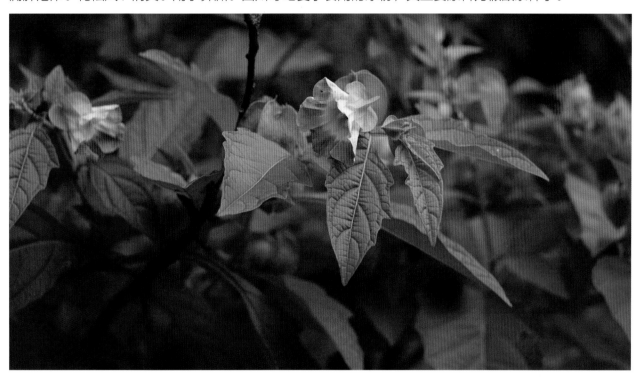

假酸浆（一）

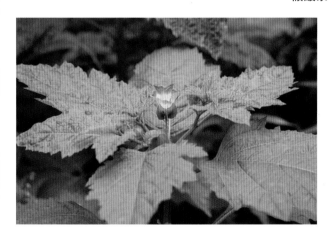

假酸浆（二）

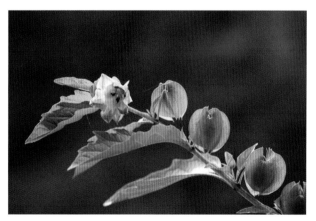

假酸浆（三）

/// 酸 浆 ///

学名：*Physalis alkekengi* L.

形态特征：草本，高 40 ~ 80 cm。茎有纵棱，茎节膨大。叶互生；叶片长卵形至阔卵形，先端渐尖，基部楔形，全缘或有粗锯齿。花冠辐射状，白色；花萼阔钟状，花后自膨大成卵囊状，基部稍内凹，成熟时橙红色或火红色。浆果球状，橙红色。种子肾形，淡黄色。花期5—9月，果期6—10月。

生境分布：常生长于空旷地或山坡。

功效及用途：全草入药。清热、解毒、利尿。用于咽喉肿痛、肺热咳嗽、痢疾、水肿、小便淋涩、大便不通、湿疹。

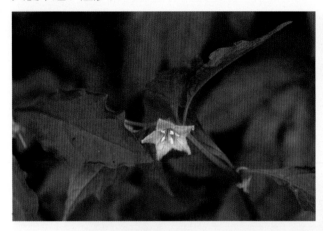

酸浆（一）　　　　　　　　　　　　　　　　　酸浆（二）

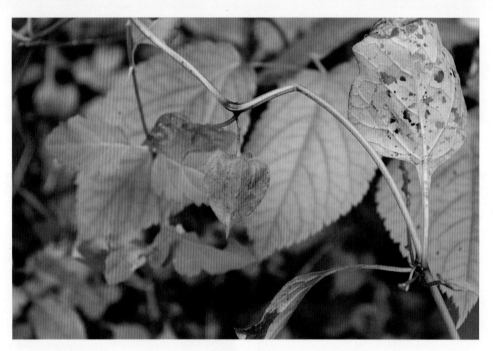

酸浆（三）

/// 颠 茄 ///

学名： *Atropa belladonna* L.

形态特征：草本，高0.5～2 m。茎上部叉状分枝。叶互生或在枝上部双生；叶片卵形、卵状椭圆形或椭圆形，顶端渐尖或急尖，基部楔形并下延到叶柄。花萼裂片三角形，花后稍增大，果时成星芒状向外开展；花冠筒状钟形，下部黄绿色，上部淡紫色，5浅裂。浆果球状，紫黑色。种子扁肾脏形。花果期6—9月。

　　生境分布：原产欧洲，生于温暖湿润地区，怕寒冷，忌高温。各地多栽培，并逸为野生。

　　功效及用途：全草、根入药。全草解痉镇痛、止分泌、扩瞳。用于盗汗、流涎、支气管分泌过多、胃酸过多、贲门及幽门部痉挛、痉挛性咳嗽。根用于盗汗、散瞳。

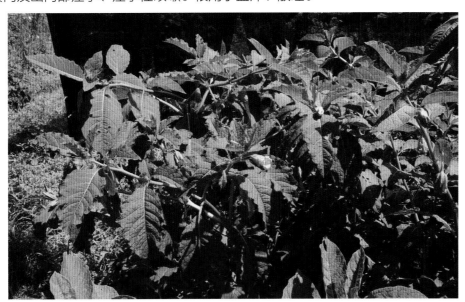

颠茄（一）

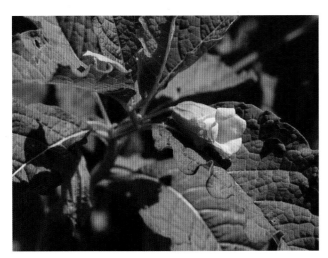

颠茄（二）

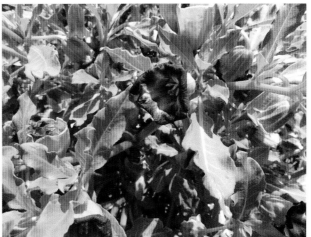

颠茄（三）

/// 洋金花 ///

　　学名：*Datura metel* L.

　　形态特征：草本或呈半灌木状，高 0.5 ~ 1.5 m。叶卵形或广卵形，顶端渐尖，基部不对称圆形、截形或楔形，全缘或具短齿。花单生于枝杈间或叶腋；花萼筒状，果时宿存；花冠白色、黄色或浅紫色，长漏斗状，裂片顶端有小尖头。蒴果近球状或扁球状，疏生粗短刺，不规则 4 瓣裂。种子淡褐色。

295

花果期 3—12 月。

生境分布：生于向阳的山坡草地或住宅旁，各地普遍栽培，现常逸为野生。

功效及用途：花入药。平喘止咳、镇痛、解痉。用于哮喘咳嗽、脘腹冷痛、风湿痹痛、小儿慢惊、外科麻醉。本品全株有毒，而以种子为最。

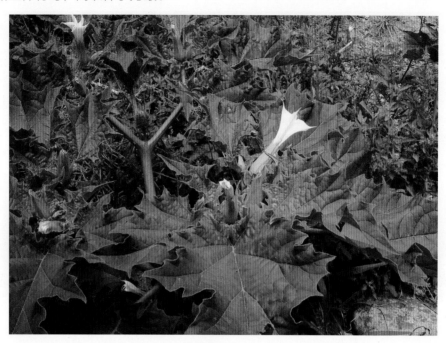

洋金花（一）

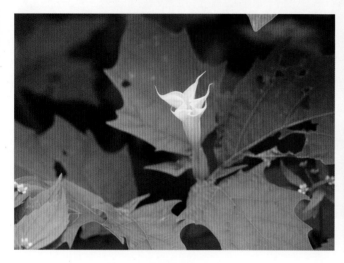

洋金花（二）

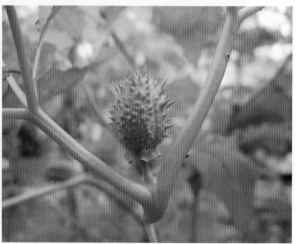

洋金花（三）

/// 天仙子 ///

学名：*Hyoscyamus niger* L.

形态特征：草本，高 50 ~ 100 cm。植株被星状绒毛，密生针状皮刺。叶卵状长圆形，先端钝或尖，基部近心形或不相等，边缘 5 ~ 9 裂或羽状深裂，裂片边缘波状。聚伞花序；花蓝紫色；萼钟形，先端 5 裂：花冠辐状，先端 5 裂。浆果球形，初时绿色并具深绿色条纹，成熟时为淡黄色；种子近圆盘形。花期冬到夏季，果熟期夏季。

生境分布： 生于海拔 125 ~ 1 100 m 的干旱河谷地带。

功效及用途： 种子入药。解痉止痛、安神定喘。用于胃痉挛疼痛、喘咳、癫狂。本品又名莨菪，富含莨菪碱、东莨菪碱等化学成分，可作镇咳药及麻醉剂。

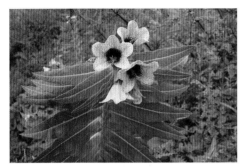

天仙子（一）

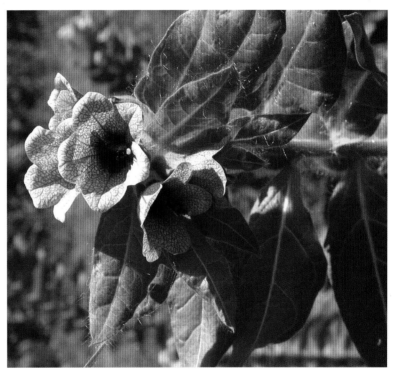

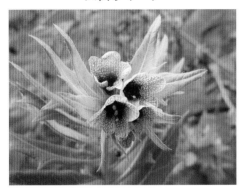

天仙子（二）

天仙子（三）

玄参科

Scrophulariaceae

/// 岩白翠 ///

学名： *Mazus omeiensis* Li

形态特征： 草本，高 10 ~ 30 cm。叶全部基生，莲座状，倒卵状匙形至匙形，顶端圆形或钝头，基部渐狭成有翅的柄，边缘疏具粗圆齿。总状花序；花冠淡蓝紫色，上唇顶端圆钝，下唇裂片顶端凹缺，有啮状细齿。蒴果卵圆形。花期 4—7 月，果期 7—9 月。

生境分布：生于海拔 500 ~ 2 000 m 的岩壁阴湿处。

功效及用途：全草入药。止痛、健胃、解毒。用于偏头痛、消化不良；外用于疮疡、烫伤。

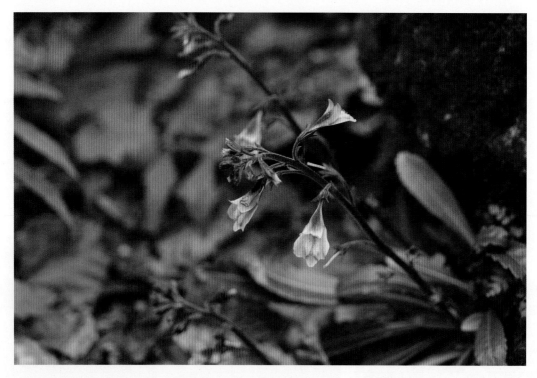

岩白翠

/// 通泉草 ///

学名：*Mazus pumilus* (N. L. Burman) Steenis

形态特征：草本，高 3 ~ 30 cm。茎直立，上升或俯卧状上升，着地部分节上常有不定根。叶片倒卵状匙形至卵状倒披针形。总状花序生于茎、枝顶端；花萼钟状；花冠白色、紫色或蓝色，上唇裂片卵状三角形，下唇中裂片倒卵圆形。蒴果球形。花果期 3—10 月。

生境分布：生于海拔 2 500 m 以下的湿润草坡、沟边、路旁及林缘。

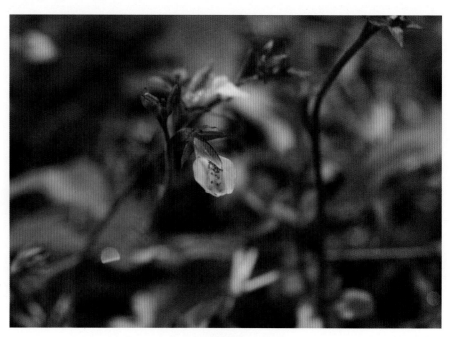

通泉草

功效及用途：全草入药。止痛、健胃、解毒。用于偏头痛、消化不良；外用于疮疡、烫伤。

/// 四川沟酸浆 ///

学名： *Mimulus szechuanensis* Pai

形态特征： 草本，高达 60 cm。茎 4 棱。叶对生；叶片卵形，顶端尖，基部宽楔形，渐狭成短柄，叶缘有疏齿。花单生于茎上部叶腋；花萼圆筒形，果期膨大成囊苞状，萼口斜形，萼齿 5，后方一枚较大；花冠黄色，喉部有紫斑。蒴果长椭圆形。花期 6—8 月。

生境分布： 生于海拔 1 300 ~ 2 800 m 的林下阴湿处、水沟边、溪旁。

功效及用途： 全草入药。清热解毒、利湿消肿、收敛止泻。用于灼热疼痛、脾虚泄泻、白带。

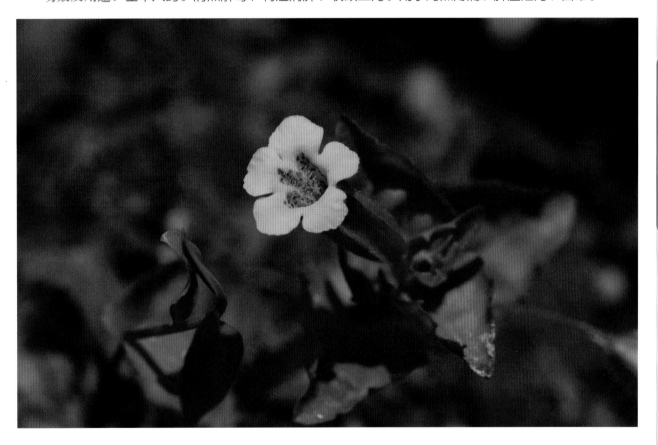

四川沟酸浆

/// 川泡桐 ///

学名： *Paulownia fargesii* Franch.

形态特征： 乔木，高达 20 m。小枝紫褐色至褐灰色，有圆形皮孔。叶片卵圆形至卵状心形，顶端长渐尖成锐尖头，全缘或浅波状。圆锥花序宽大；小聚伞花序有花 3 ~ 5 朵；花冠近钟形，白色有紫色条

玄参科

299

纹至紫色。蒴果椭圆形或卵状椭圆形。花期4—5月，果期8—9月。

生境分布：生于海拔1 200～3 000 m的林中及坡地。

功效及用途：根、果、花及叶入药。根祛风、解毒、消肿、止痛。用于风湿骨痛、肠风下血、痔疮肿痛、跌打骨折。果化痰止咳、平喘。用于慢性气管炎。花及叶捣烂外敷用于疮癣肿毒。

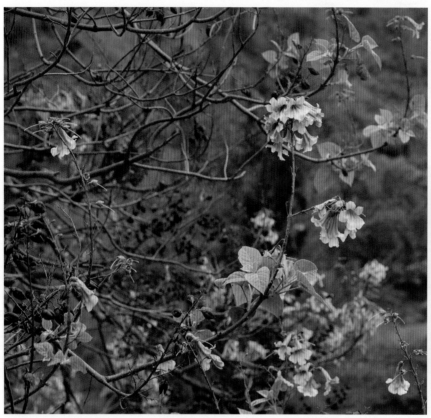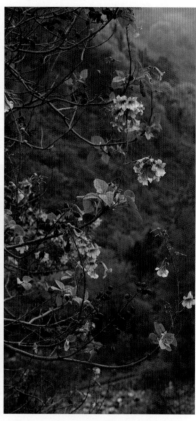

川泡桐（一）　　　　　　　　　　　　　　　　川泡桐（二）

/// 白花泡桐 ///

学名：_Paulownia fortunei_ (Seem.) Hemsl.

形态特征：乔木，高达30 m。植株各部被黄褐色星状绒毛。叶片卵状心形至长卵状心形，顶端长渐尖或锐尖头，下面密被绒毛。小聚伞花序有花3～8朵；花冠管状漏斗形，白色仅背面稍带紫色或浅紫色。蒴果长圆形或长圆状椭圆形。花期3—4月，果期7—8月。

生境分布：生于中低海拔的山坡、林中、山谷及荒地。

功效及用途：根、果入药。根祛风、解毒、消肿、止痛。用于筋骨疼痛、疮疡肿毒、红崩白带。果化痰止咳。用于气管炎。

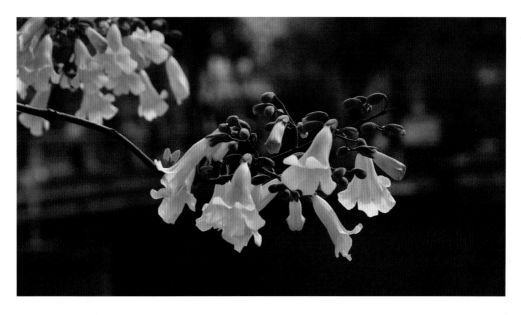

白花泡桐

/// 极丽马先蒿 ///

学名： *Pedicularis decorissima* Diels

形态特征： 草本，高约 15 cm。叶片边缘羽状深裂，裂片多者达 9 对。花冠浅红色，管较长，盔直立部分与直上而后几以直角转向前方的背缝线组成近三角形的含有雄蕊部分，前方细缩成为卷成大半环而端反指向前上方的喙，生有鸡冠状凸起，喙端二裂。

生境分布： 生于海拔 2 900 ~ 3 500 m 的高山草地、河谷、阳坡灌丛。

功效及用途： 全草、花入药。清热解毒。用于急性胃肠炎、食物中毒。

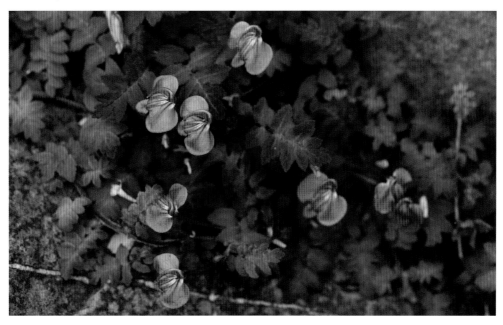

极丽马先蒿

学名：*Scrophularia ningpoensis* Hemsl.

形态特征：草本，高可在 1 m 以上。支根纺锤形或胡萝卜状膨大。茎四棱形。叶在茎下部多对生而具柄；叶片卵形、卵状披针形至披针形，基部楔形、圆形或近心形，边缘具细齿。聚伞圆锥花序：花褐紫色；冠筒多球形，裂片圆形。蒴果卵圆形。花期 6—10 月，果期 9—11 月。

生境分布：生于海拔 1 700 m 以下的竹林、溪旁、丛林及草丛中。

功效及用途：根入药。清热凉血、滋阴降火、解毒散结。用于身热烦渴、虚烦不寐、津伤便秘、目涩昏花、咽喉肿痛、痈疽疮毒。

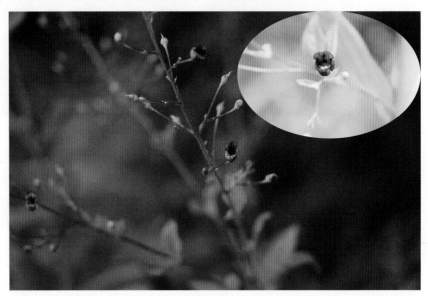

玄参

学名：*Veronica polita* Fries

形态特征：草本，铺散而多分枝，高 10 ~ 25 cm。叶片心形至卵形，边缘具 2 ~ 4 个深圆齿，两面被白色长柔毛。总状花序；花冠淡紫色、蓝色、粉色或白色，裂片圆形至卵形。蒴果近肾形。花期 3—10 月。

生境分布：生于路边、墙角、荒草坪或菜园中。

功效及用途：全草入药。补肾壮阳、凉血止血、理气止痛。

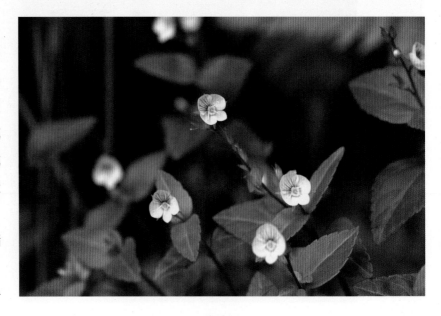

婆婆纳

用于肾虚腰痛、疝气、睾丸肿痛、妇女白带、痈肿。

苦苣苔科
Gesneriaceae

/// **短柄珊瑚苣苔** ///

学名：*Corallodiscus plicatus* var. *lineatus* (Craib) K. Y. Pan

形态特征：草本。根状茎短而粗。叶全基生，莲座状；叶片菱状卵形或菱状长圆形，顶端钝或微尖，基部楔形，边缘具细圆齿，叶面呈扇状皱褶。聚伞花序 2 ~ 3 次分枝；花冠筒状，淡紫色，上唇 2 裂，下唇 3 裂。蒴果线形。花期 6—7 月，果期 7—8 月。

生境分布：生于海拔 1 500 ~ 3 100 m 的山坡阴湿石灰岩上。

功效及用途：全草入药。健脾、止血、化瘀。用于小儿疳积、跌打损伤。

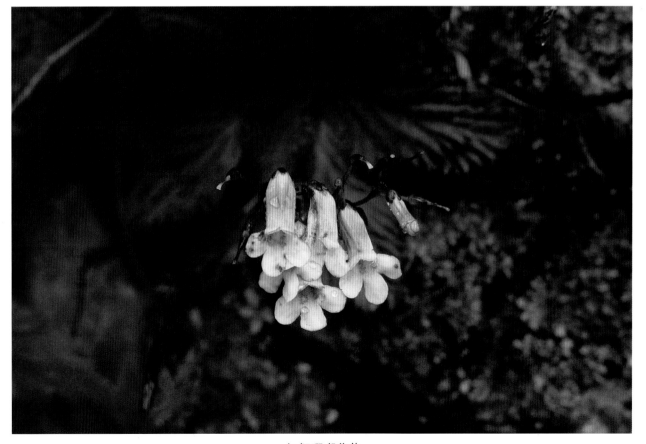

短柄珊瑚苣苔

爵床科
Acanthaceae

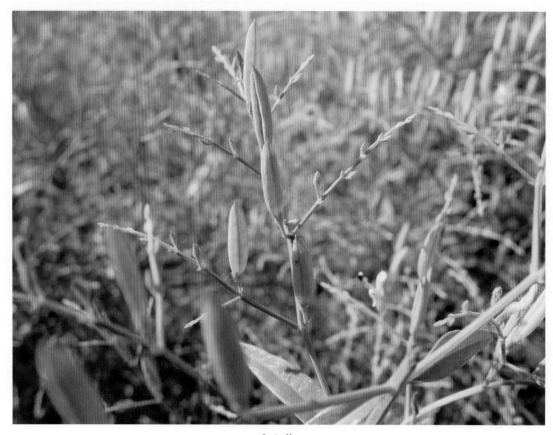

/// 穿心莲 ///

学名：*Andrographis paniculata* (Burm. f.) Nees

形态特征：草本，高 50 ~ 80 cm。茎 4 棱，节膨大。叶卵状矩圆形至矩圆状披针形，顶端略钝，基部楔形，全缘或有浅齿。总状花序集成大型圆锥花序；花冠白色，下唇带紫色斑纹，2 唇形，上唇微 2 裂，下唇 3 裂。蒴果扁。花期 5—6 月。

生境分布：南方各地多栽培。

功效及用途：全草入药。清热凉血、消肿止痛。用于外感风热、肺热咳喘、肺痈吐脓、咽喉肿痛、湿热泻痢、热淋涩痛、痈肿疮毒、蛇虫咬伤。

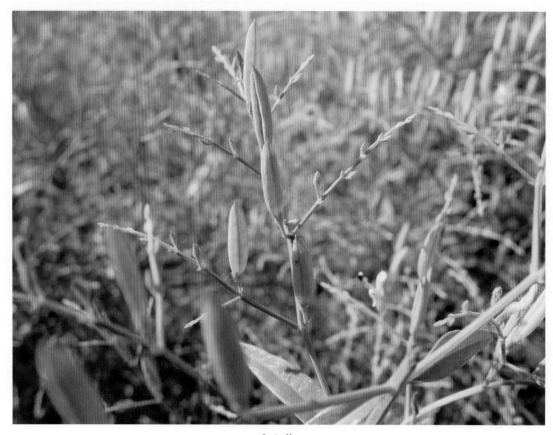

穿心莲

学名： *Asystasiella neesiana* (Wall.) Lindau

形态特征： 草本，高达 1 m。根茎竹节状，白色，富黏液。茎略呈 4 棱形。叶片卵形至椭圆状矩圆形，顶端尖至渐尖，基部下延成柄，边缘微波状至具浅齿。总状花序；花冠淡紫红色，漏斗状，冠筒细长，裂片 5。蒴果。花期 7—8 月，果期 10—11 月。

生境分布： 生于山坡、山谷、林下、溪边阴湿的石缝内和草丛中。

功效及用途： 全草入药。化瘀止血、利水消肿、清热解毒。用于吐血、便血、外伤出血、跌打瘀肿、扭伤骨折、风湿四肢肿痛、腹水、疮疡溃烂、疔肿、咽喉肿痛。

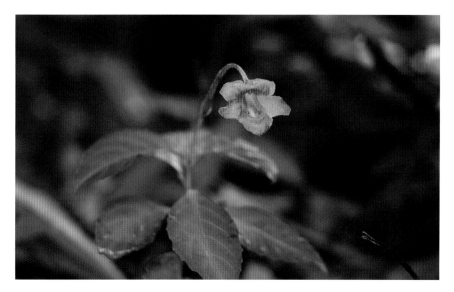

白接骨（一）

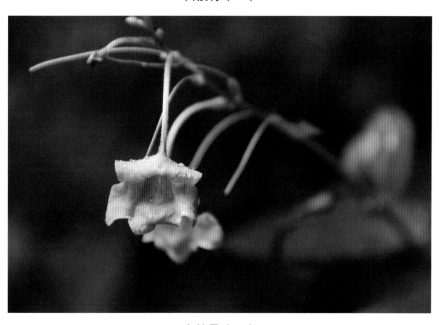

白接骨（二）

爵床科

学名： *Justicia procumbens* L.

形态特征： 草本，高 20 ～ 50 cm。茎基部匍匐。叶椭圆形至椭圆状长圆形，先端锐尖或钝，基部宽楔形或近圆形，两面常被短硬毛。穗状花序；花冠粉红色，二唇形，下唇 3 浅裂。蒴果。花期 8—11 月。

生境分布： 生于海拔 1 100 ～ 2 400 m 的山坡、林间、草丛中。

功效及用途： 全草入药。清热解毒、利湿消积、活血止痛。用于感冒发热、咳嗽、咽喉肿痛、目赤肿痛、疳积、湿热泻痢、疟疾、黄疸、浮肿、小便淋浊、筋骨疼痛、跌打损伤、痈疽疔疮、湿疹。

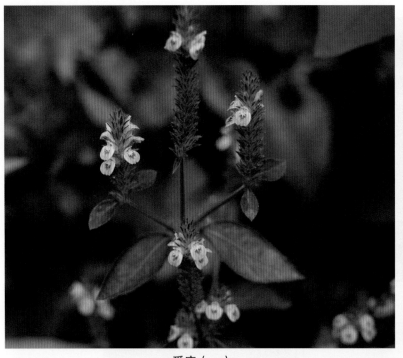
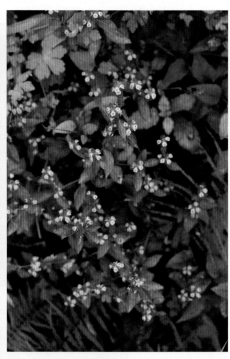

爵床（一）　　　　　　　　　　　　爵床（二）

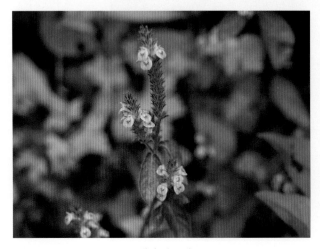
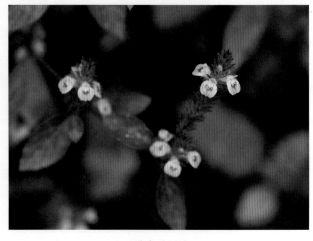

爵床（三）　　　　　　　　　　　　爵床（四）

学名： *Strobilanthes japonica* (Thunb.) Miquel

形态特征： 草本，高约 1 m。茎直立或基部外倾，通常成对分枝。叶椭圆形或卵形，先端短渐尖，基部楔形，边缘具粗锯齿。穗状花序；花冠堇色、玫瑰红色或白色，冠筒短圆柱形，冠檐 5 裂，裂片倒心形。蒴果棒状。花期 8—9 月，果期 9—11 月。

生境分布： 生于海拔 500 ~ 1 200 m 的山坡林下或阴湿草地。

功效及用途： 根、叶入药。清热解毒、凉血消肿。用于预防和治疗流感、中暑、腮腺炎、肿毒、菌痢、急性肠炎、咽喉炎、口腔炎、扁桃体炎、肝炎。

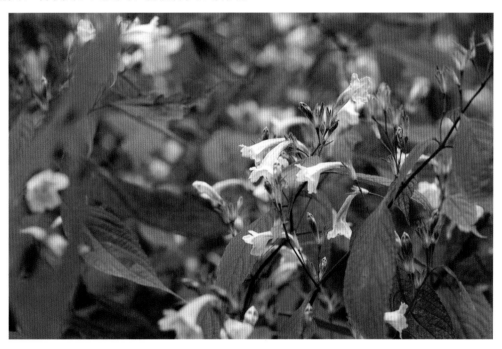

日本马蓝（一）

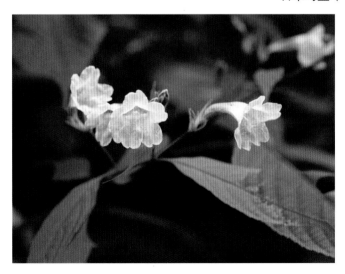

日本马蓝（二）

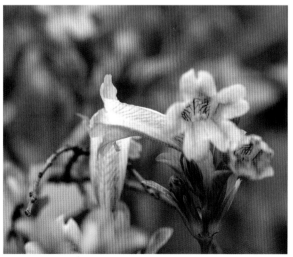

日本马蓝（三）

爵床科

紫葳科

Bignoniaceae

/// 凌 霄 ///

学名：*Campsis grandiflora* (Thunb.) Schum.

形态特征：攀援藤本。茎木质，表皮脱落，以气生根攀附于它物之上。奇数羽状复叶，小叶 7～9 枚；小叶片卵形至卵状披针形，顶端尾状渐尖，基部阔楔形，边缘具粗锯齿。短圆锥花序；花冠内面鲜红色，外面橙黄色，裂片半圆形。蒴果顶端钝。花期 5—8 月。

生境分布：各地多有栽培。

功效及用途：花（凌霄花）、根（紫葳根）、茎、叶入药。花行血祛瘀、凉血祛风。用于经闭癥瘕、产后乳肿、风疹发红、皮肤瘙痒、痤疮。根活血散淤、解毒消肿。用于风湿痹痛、跌打损伤、骨折、脱臼、吐泻。茎、叶凉血散瘀。用于血热生风、皮肤瘙痒、手脚麻木、咽喉肿痛。

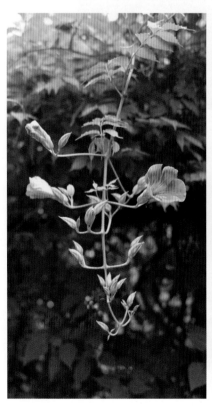

凌霄（一）

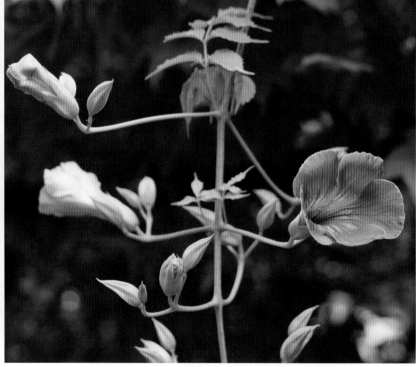

凌霄（二）

学名： *Incarvillea arguta* (Royle) Royle

形态特征： 草本，高达 1.5 m。一回羽状复叶，小叶 5 ~ 11 枚；小叶片卵状披针形，顶端长渐尖，基部阔楔形，边缘具锯齿。总状花序，有花 6 ~ 20 朵；花冠淡红色、紫红色或粉红色，钟状长漏斗形。果线状圆柱形。花期 3—7 月，果期 9—12 月。

生境分布： 生于海拔 1 400 ~ 2 700(~ 3 400)m 的干热河谷、山坡灌丛中。

功效及用途： 全草入药。健脾利湿、行气活血。用于泄泻、痢疾、胃痛、胁痛、风湿疼痛、月经不调、痈肿、骨折。

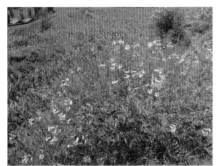

两头毛（一）

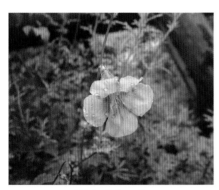

两头毛（二）

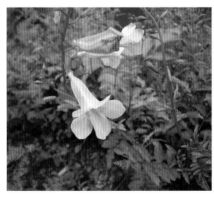

两头毛（三）

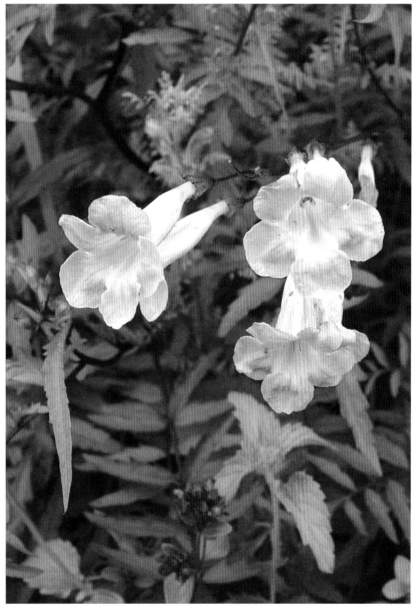

两头毛（四）

紫葳科

车前科

Plantaginaceae

/// 车 前 ///

学名： *Plantago asiatica* L.

形态特征： 草本。须根多数。叶基生，莲座状；叶片宽卵形至宽椭圆形，先端钝圆至急尖，边缘波状、全缘或有齿；叶柄基部扩大成鞘。穗状花序；花冠白色。蒴果纺锤状卵形、卵球形或圆锥状卵形。种子卵状椭圆形或椭圆形，具角，黑褐色至黑色。花期4—8月，果期6—9月。

生境分布： 生于海拔3～3 200 m的草地、沟边、河岸湿地、田边、路旁或村边空旷处。

功效及用途： 种子（车前子）、全草（车前草）入药。种子清热利尿、渗湿止泻、明目、祛痰。用于小便不利、淋浊带下、水肿胀满、暑湿泻痢、目赤翳障、痰热咳喘。全草利水、清热、明目、祛痰。用于小便不通、淋浊带下、尿血、黄疸、水肿、泄泻、鼻衄、目赤肿痛、喉痹、咳嗽、皮肤溃疡。

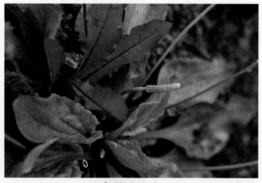

车前（二）

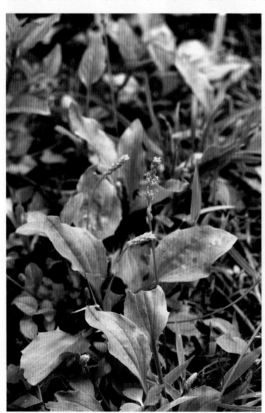

车前（一）

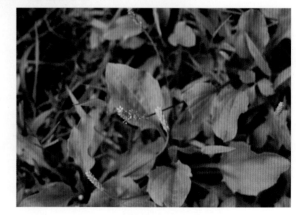

车前（三）

学名：*Plantago depressa* Willd.

形态特征：草本。根肉质。根茎短。叶基生，莲座状；叶片椭圆形、椭圆状披针形或卵状披针形，先端急尖或微钝，基部宽楔形，边缘具齿；叶柄基部扩大成鞘状。穗状花序；花冠白色。蒴果卵状椭圆形至圆锥状卵形。种子椭圆形，黄褐色至黑色。花期 5—7 月，果期 7—9 月。

生境分布：生于海拔 5 ~ 4 500 m 的草地、河滩、沟边、草甸、田间及路旁。

功效及用途：种子（车前子）、全草（车前草）入药。种子清热利尿、渗湿止泻、明目、祛痰。用于小便不利、淋浊带下、水肿胀满、暑湿泻痢、目赤翳障、痰热咳喘。全草利尿、清热、明目、祛痰。用于小便不通、淋浊、带下、尿血、黄疸、水肿、热痢、泄泻、鼻衄、目赤肿痛、喉痹、咳嗽、皮肤溃疡。

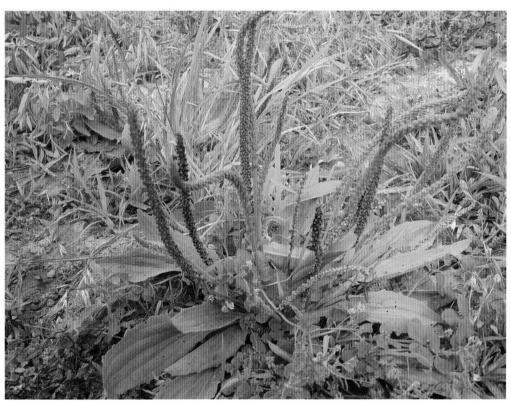

平车前

学名：*Plantago major* L.

形态特征：草本。叶基生，莲座状；叶片大，宽卵形至宽椭圆形，先端钝尖或急尖，全缘、波状或疏生锯齿；叶柄基部鞘状，常被毛。穗状花序；花冠白色。蒴果近球形、卵球形或宽椭圆球形。种子黄

车前科

311

褐色。花期6—8月，果期7—9月。

　　生境分布：生于海拔5～2 800 m的草地、草甸、河滩、沟边、沼泽地、山坡路旁、田边或荒地。

　　功效及用途：全草、种子入药。全草清热利尿、祛痰、凉血、解毒。用于水肿、尿少、热淋涩痛、暑湿泻痢、痰热咳嗽、吐血、痈肿疮毒。种子清热利尿、渗湿通淋、明目、祛痰。用于水肿胀满、热淋涩痛，暑湿泄泻、目赤肿痛、痰热咳嗽。

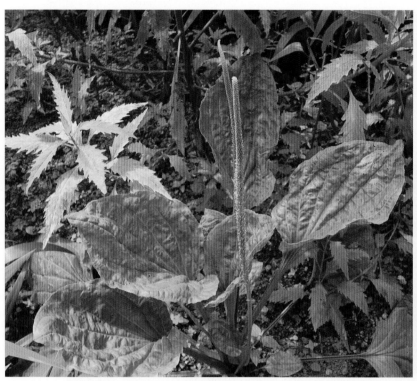
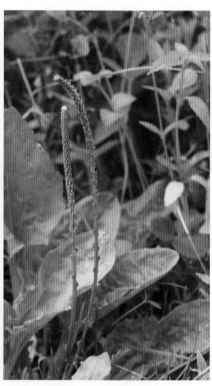

大车前（一）　　　　　　　　　　　大车前（二）

茜草科

Rubiaceae

/// 六叶葎 ///

　　学名： *Galium hoffmeisteri* (Klotzsch) Ehren. et Schon.–Teme. ex Mill

　　形态特征：草本，高20～60 cm。茎具4棱。叶6片轮生；叶片长卵状椭圆形至披针形，顶端钝圆而具尖头，基部渐狭或楔形，两面散生糙伏毛。聚伞花序；花冠白色、淡黄绿色。果实扁球形。花期4—8月，果期5—9月。

生境分布：生于海拔920～3 800 m的山坡、沟边、河滩、草地的草丛或灌丛中及林下。

功效及用途：全草入药。清热解毒、利尿、止血、消食。用于痢疾、尿路感染、小儿疳积、白带、咳血。

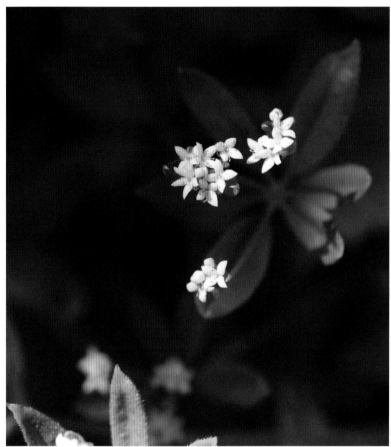 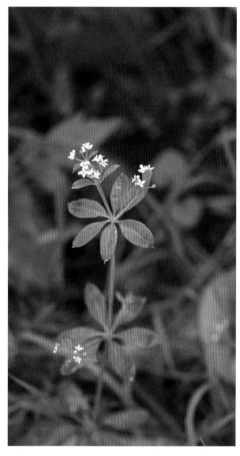

六叶葎（一）　　　　　　　　　　　　　　　六叶葎（二）

/// 栀 子 ///

学名： *Gardenia jasminoides* Ellis

形态特征：灌木，高0.3～3 m。叶片长圆状披针形、倒卵形至椭圆形，顶端渐尖或钝，基部楔形或短尖。花常单生于枝顶，芳香；萼管顶部5～8裂，宿存；花冠白色或乳黄色，高脚碟状。果卵形、椭圆形或长圆形，黄色或橙红色，具翅状纵棱。花期3—7月，果期5月至翌年2月。

生境分布：生于海拔10～1 500 m的旷野、丘陵、山谷、山坡、溪边的灌丛或林中。

功效及用途：果实、叶、花及根入药。果实泻火除烦、清热利尿、凉血解毒。用于热病心烦、黄疸尿赤、血淋涩痛、血热吐衄、目赤肿痛、火毒疮疡；外用于扭挫伤痛。叶、花、根清热利湿、凉血散瘀。用于传染性肝炎、跌打损伤、风火牙痛。

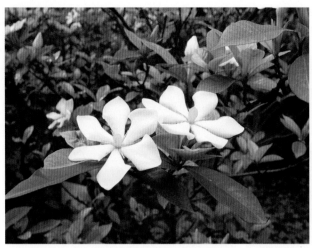

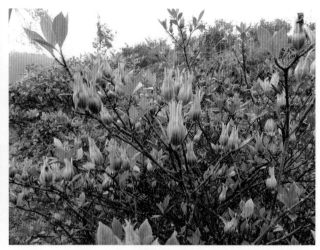

栀子（一）　　　　　　　　栀子（二）

/// 鸡屎藤 ///

学名： *Paederia foetida* L.

　　形态特征： 草质藤本。茎基部木质，多分枝。叶对生，卵形或披针形，顶端短尖或渐尖，基部浑圆或心形。圆锥花序式的聚伞花序；花冠浅紫色，顶部具短裂片 5，花冠管外常被绒毛。果阔椭圆形。花期 6—8 月，果期 9—10 月。

　　生境分布： 生于丘陵、平地、林边、灌丛及荒山草地。

　　功效及用途： 全草入药。消食健胃、化痰止咳、清热解毒、止痛。用于饮食积滞、小儿疳积、热痰咳嗽、泻痢、咽喉肿痛、痈疮疖肿、烧烫伤、湿疹、皮肤瘙痒。

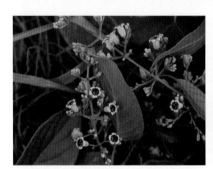

鸡屎藤（一）

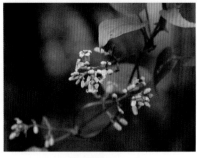

鸡屎藤（二）

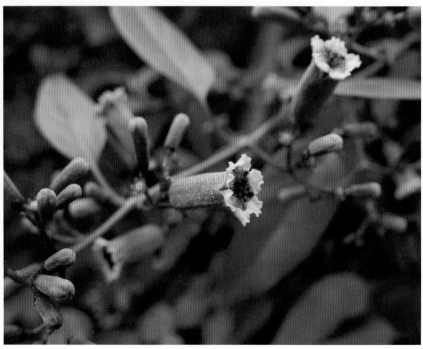

鸡屎藤（三）

/// 茜 草 ///

学名：*Rubia cordifolia* L.

形态特征：草质攀援藤本。根及根状茎外皮红色。茎丛生，四棱形，棱上生倒生皮刺。叶 4 片轮生，披针形或长圆状披针形，先端通常渐尖，基部心形，全缘，具齿状刺。聚伞花序；花冠淡黄色，5 裂，裂片近卵形。果球形。花期 8—9 月，果期 10—11 月。

生境分布：生于疏林、林缘、灌丛或草地上。

功效及用途：根和根茎入药。凉血活血、祛瘀通经。用于吐血衄血、外伤出血、血瘀经闭、跌打损伤、风湿痹痛。

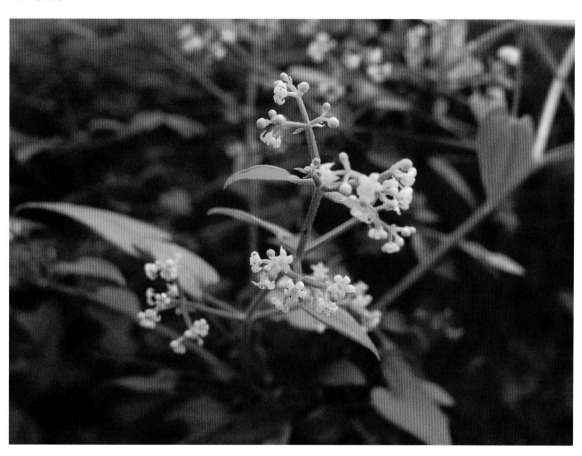

茜草

/// 华钩藤 ///

学名：*Uncaria sinensis* (Oliv.) Havil.

形态特征：藤本。嫩枝较纤细，方柱形或有 4 棱角，无毛。叶椭圆形，顶端渐尖，基部圆或钝；托叶阔三角形至半圆形。头状花序，花序轴有稠密短柔毛。小蒴果有短柔毛。花果期 6—10 月。

生境分布：生于中等海拔的山地疏林中或湿润次生林下。

功效及用途：带钩茎枝（钩藤）入药。清热平肝、息风定惊。用于头痛眩晕、感冒夹惊、惊痫抽搐、妊娠子痫、高血压。

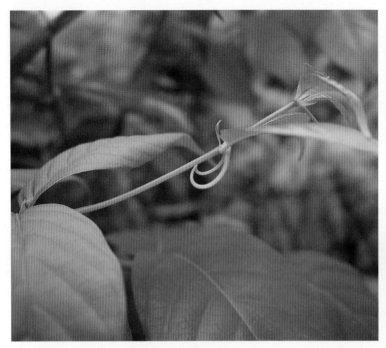

华钩藤（一）　　　　　　　　　　　　　　　　　华钩藤（二）

忍冬科 / Caprifoliaceae

/// 糯米条 ///

学名：*Abelia chinensis* R. Br.

形态特征：灌木，高达 2 m。茎多分枝。叶对生，卵圆形至椭圆状卵形，顶端急尖或长渐尖，基部圆或心形，边缘具疏齿，下面密被柔毛。聚伞花序集合成圆锥状花；花冠白色至红色，漏斗状，裂片 5。果实带宿萼。花期 7—8 月，果熟期 10 月。

生境分布：生于海拔 170 ~ 1 500 m 的山坡林地。

功效及用途：枝、叶、花入药。清热解毒、凉血止血。用于湿热痢疾、痈疽疮疖、衄血咳血、吐血便血、跌打损伤。

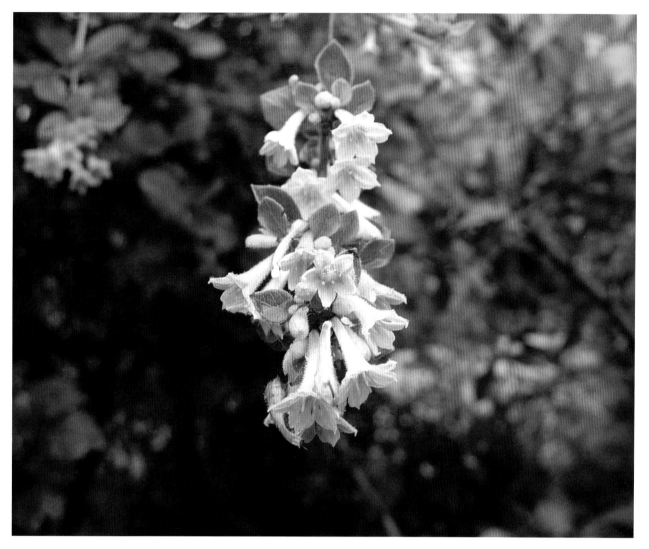

糯米条

/// 鬼吹箫 ///

学名：*Leycesteria formosa* Wall.

形态特征：灌木，高 1 ~ 3 m，全体常被暗红色短腺毛和弯伏短柔毛。叶卵状披针形、卵状矩圆形至卵形，先端尖，基部圆形或阔楔形，通常全缘。穗状花序，每节具 6 朵花；苞片叶状；花冠白色或粉红色，有时带紫红色，漏斗状，花筒基部具 5 个膨大的囊肿。果实卵圆形或近圆形。花期 5 ~ 10 月，果期 8—10 月。

生境分布：生于海拔 1 100 ~ 3 300 m 的山坡、山谷、溪沟边或河边的林下、林缘或灌丛中。

功效及用途：全株入药。破血调经、祛风除湿、化痰平喘、利水消肿。用于月经不调、尿道炎、风湿性关节炎、哮喘、黄疸性肝炎、水肿。

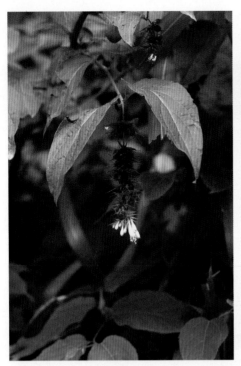

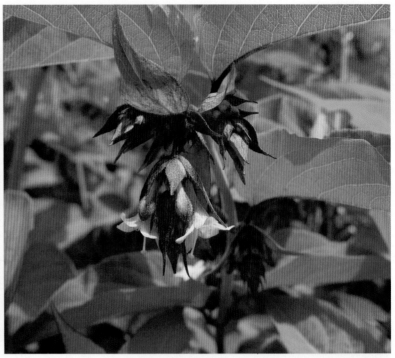

鬼吹箫（一）

鬼吹箫（二）

学名：*Lonicera japonica* Thunb.

形态特征：缠绕木质藤本。茎多分枝，常缠绕成束。叶卵形至卵状披针形，顶端尖或渐尖，基部圆或近心形，有糙缘毛。花成对腋生；花冠唇形，上唇4浅裂，下唇带状而反曲，花初开时白色，后变金黄色。浆果球形，黑色。花期4—7月。果期6—10月。

生境分布：生于海拔1 500 m以下的山坡灌丛、疏林中或乱石堆、路旁、村庄篱笆边。多为栽培。

功效及用途：花蕾（金银花）、藤茎（忍冬

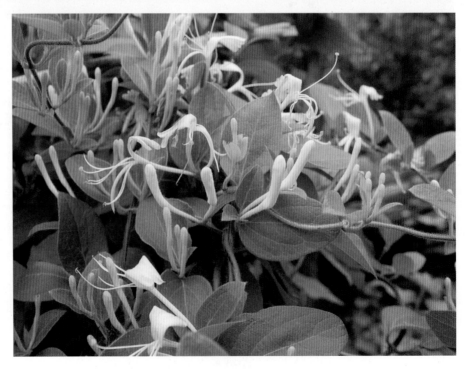

忍冬

藤）入药。花蕾清热解毒、疏散风热。用于痈肿疔疮、外感风热、温病初起、热毒血痢。藤茎清热解毒、疏风通络。用于温病发热、疮痈肿毒、热毒血痢、风湿热痹、关节肿痛。

/// 细毡毛忍冬 ///

学名： *Lonicera similis* Hemsl.

形态特征： 缠绕木质藤本。叶卵形、卵状披针形至披针形，顶端急尖至渐尖，基部圆截形至微心形，下面被灰黄白色细毡毛。双花生于叶腋或集生枝端成总状花序；花冠先白色后变淡黄色，唇形，筒细，上唇裂片矩圆形或卵状矩圆形，下唇条形。果实卵圆形，蓝黑色。花期 5—7 月，果期 9—10 月。

生境分布： 生于海拔 550 ~ 2 200 m 的山谷溪旁、向阳山坡灌丛或林中。

功效及用途： 花蕾入药。清热解毒、抗炎、补虚疗风。用于头昏头晕、胀满下疾、多汗烦闷、皮肤感染、痈疽疔疮、肠炎、菌痢、急性乳腺炎。

忍冬科

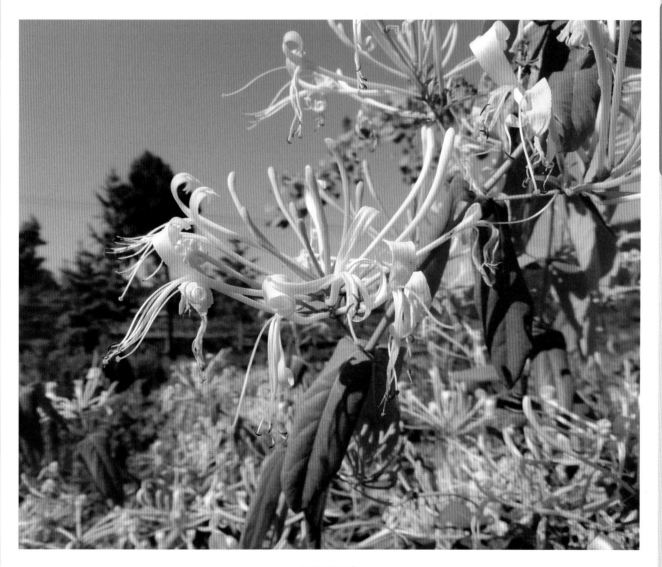

细毡毛忍冬

学名：*Sambucus adnata* Wall. ex DC.

形态特征：草本或半灌木，高 1 ~ 2 m。根折断后有红色汁液。茎圆柱形，明显具棱。单数羽状复叶对生；小叶片 3 ~ 11 枚，卵形，先端渐尖，基部平钝或阔楔形，边缘有细锯齿。圆锥状聚伞花序顶生；花小，有恶臭，花冠白色。浆果状核果圆形，红色。花期 5—7 月，果期 9—10 月。

生境分布：生于海拔 1 600 ~ 3 600 m 的林下、沟边、灌丛中、山谷湿地以及高山草地。

功效及用途：全草、根皮入药。祛风、利水、活血、通络。用于急慢性肾炎、风湿疼痛、风疹瘙痒、小儿麻痹后遗症、慢性腰腿痛、扭伤瘀痛、骨折。

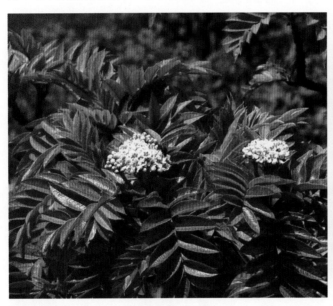

血满草（一）

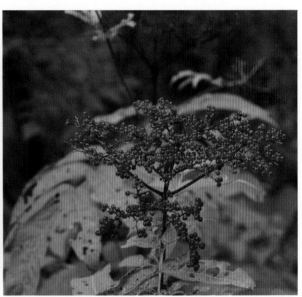

血满草（二）

学名：*Sambucus javanica* Blume

形态特征：草本或半灌木，高 1 ~ 2 m。茎有棱条。羽状复叶，小叶 2 ~ 3 对；小叶片狭卵形，先端长渐尖，基部钝圆，边缘具细锯齿。复伞形花序顶生；花冠白色，花药黄色或紫色。果实近圆形，红色。花期 4—5 月，果期 8—9 月。

生境分布：生于海拔 300 ~ 2 600 m 的山坡、林下、沟边和草丛中。

功效及用途：枝叶入药。祛瘀生新、舒筋活络、强壮筋骨。用于风湿骨痛、跌打损伤。

中国瓦屋山常见药用植物图鉴

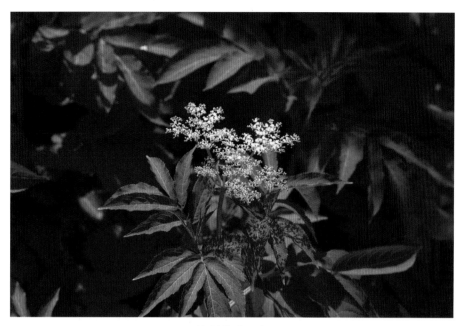

接骨草（一）

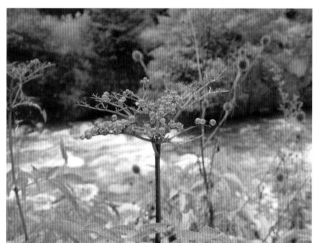

接骨草（二）

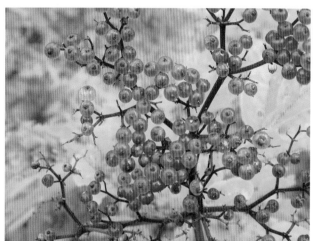

接骨草（三）

/// 荚 蒾 ///

学名：*Viburnum dilatatum* Thunb.

形态特征：灌木，高 1.5 ~ 3 m。叶宽倒卵形、倒卵形或宽卵形，顶端急尖，基部圆形至钝形或微心形，边缘有锯齿。复伞形式聚伞花序；花冠白色，辐状，裂片卵圆形。果实椭圆状卵圆形，红色。花期 5—6 月，果期 9—11 月。

生境分布：生于海拔 100 ~ 1 000 m 的山坡或山谷疏林下、林缘及山脚灌丛中。

功效及用途：枝叶及根入药。枝叶清热解毒、疏风解表。用于疔疮发热、风热感冒；外用于过敏性皮炎。根祛瘀消肿。用于跌打损伤。

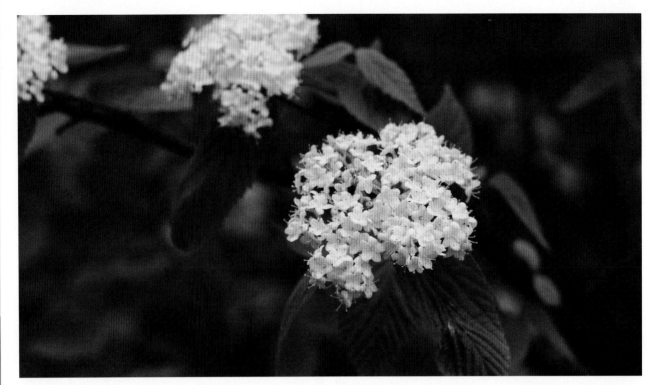

荚蒾

/// 粉 团 ///

学名： *Viburnum plicatum* Thunb.

形态特征： 灌木，高达3 m。叶宽卵形、倒卵形，稀近圆形，顶端圆或急狭而微凸尖，基部圆形或宽楔形，边缘有三角状锯齿，下面密被绒毛。聚伞花序球形，由大型不孕花组成；花冠白色、绿白色，裂片倒卵形或近圆形。花期4—5月。

生境分布： 生于灌丛、林缘、山谷、山谷林下及山坡混交林中。各地多栽培。

功效及用途： 枝叶入药。清热解毒、疏风解表。用于疔疮发热、风热感冒；外用于过敏性皮炎。

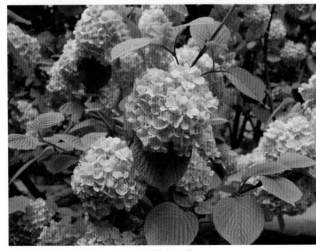

粉团（一）

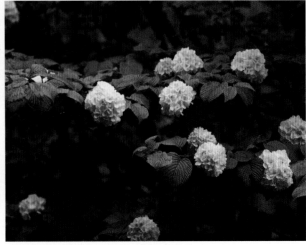

粉团（二）

蓝果树科 / **Nyssaceae**

/// 喜 树 ///

学名：*Camptotheca acuminata* Decne.

形态特征：落叶乔木，高达 30 m。树皮浅灰色，纵裂。叶互生，矩圆状卵形或椭圆形，顶端短锐尖，基部近圆形或阔楔形，全缘。圆锥花序常由 2 ～ 9 个球形头状花序组成，通常上部为雌花序，下部为雄花序；花瓣 5，淡绿色。翅果矩圆，两侧具窄翅，黄褐色。花期 5—7 月，果期 8—11 月。

生境分布：生于海拔 1 000 m 以下的林边或溪边。

功效及用途：果实、根、树皮、树枝、叶均入药。清热解毒，散结消癥。用于胃癌、结肠癌、直肠癌、膀胱癌、白血病、牛皮癣、疮疡。

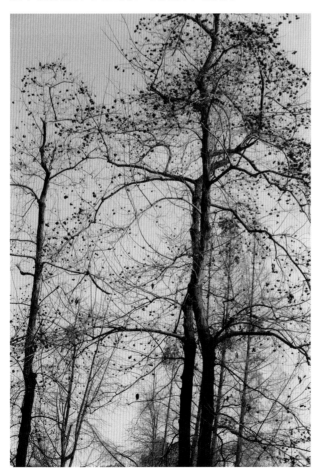

喜树（一）

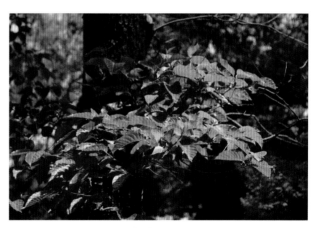

喜树（二）

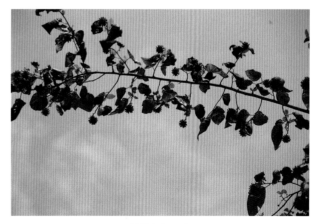

喜树（三）

败酱科

Valerianaceae

/// 缬 草 ///

学名： *Valeriana officinalis* L.

形态特征： 草本，高可达 150 cm。根状茎粗短，须根簇生。茎中空，有纵棱，被粗毛。茎生叶卵形至宽卵形，羽状深裂，全缘或有疏锯齿。伞房状三出聚伞圆锥花序；花冠淡紫红色或白色。瘦果长卵形。花期 5—7 月，果期 6—10 月。

生境分布： 生于海拔 2 500 m 以下山坡草地、林下、沟边，在青藏高原可分布至海拔 4 000 m。

功效及用途： 根及根茎入药。安心神、祛风湿、行气止痛。用于心神不安、心悸失眠、风湿痹痛、脘腹胀痛、痛经经闭、跌打损伤。

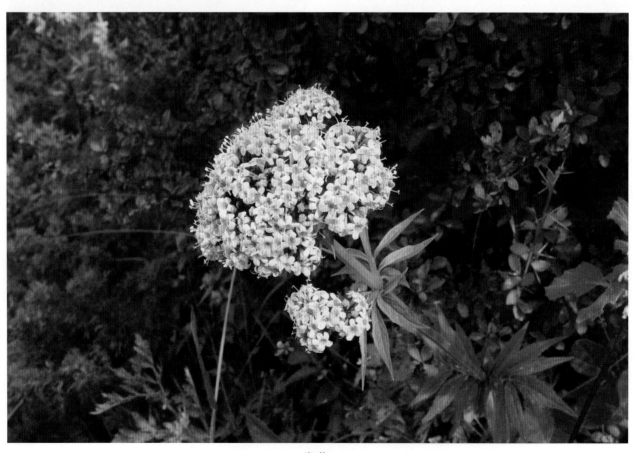

缬草

学名：*Valeriana jatamansi* Jones

形态特征：草本，高 30 ～ 70 cm。根茎块状，有香气。基生叶叶片心状圆形至卵状心形，边缘具疏浅波齿；叶柄长为叶片的 2 ～ 3 倍；茎生叶每茎 2 ～ 3 对，下部的心状圆形，上部的常羽裂，无柄。顶生聚伞花序；花白色或微红色。瘦果长卵形，两面被毛。花期 5—7 月，果期 6—9 月。

生境分布：生于海拔 2 700 m 以下的山顶草地、林中或溪边。

功效及用途：根及根茎入药。消食健胃、理气止痛、祛风解毒。用于胃痛腹胀、消化不良、小儿疳积、胃肠炎。

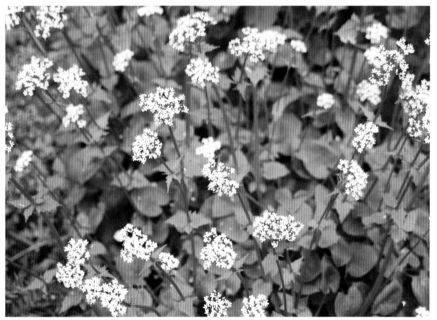

蜘蛛香（一）

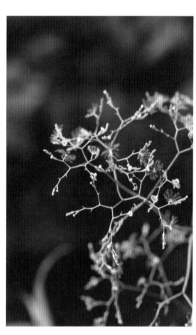

蜘蛛香（二）

败酱科

/// 攀倒甑 ///

学名：*Patrinia villosa* (Thunb.) Juss.

形态特征：草本，高 50 ～ 120 cm。基生叶丛生；叶片卵形、宽卵形至长圆状披针形，先端渐尖，基部楔形下延，不分裂或大头羽裂，边缘具粗钝齿，叶柄长于叶片；茎生叶对生。聚伞花序组成顶生圆锥花序或伞房花序；花冠钟形，白色。瘦果倒卵形。花期 8—10 月，果期 9—11 月。

生境分布：生于海拔 (50 ～) 400 ～ 2 000 m 的山地林下、林缘或灌丛、草丛中。

功效及用途：根茎、根及全草入药。清热利湿、解毒排脓、活血化瘀、清心安神。用于阑尾炎、痢疾、肝炎、扁桃体炎、痈肿疮毒。

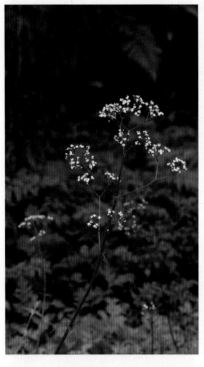

攀倒甑（一）　　　　　　　　　　　　攀倒甑（二）

川续断科

Dipsacaceae

/// **刺续断** ///

　　学名： *Acanthocalyx nepalensis* (D. Don) M. Cannon

　　形态特征：草本，高 20 ~ 50 cm。茎上部疏被纵列柔毛。基生叶线状披针形；茎生叶对生，长圆状卵形至披针形，边缘具刺毛。假头状花序顶生；总苞苞片边缘具硬刺；花冠红色或紫色，花冠管外弯，被长柔毛，裂片 5，先端凹陷。果柱形。花期 6—8 月，果期 7—9 月。

　　生境分布：生于海拔 3 200 ~ 4 000 m 的山坡草地。

　　功效及用途：全草入药。和胃止痛、消肿排脓。用于胃脘疼痛、疮痈肿痛、化脓性创伤。

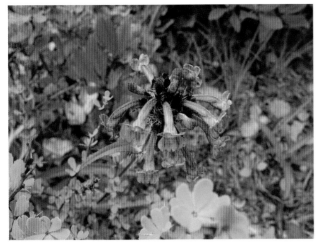

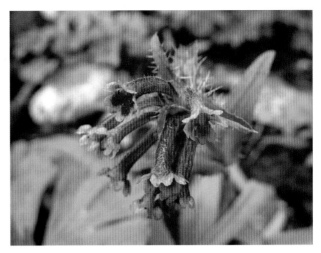

刺续断（一）　　　　　　　　　　刺续断（二）

/// 川续断 ///

学名： *Dipsacus asper* Wallich ex Candolle

形态特征： 草本，高可达 2 m。根圆柱形。茎中空，具棱，棱上生硬刺。基生叶丛生；叶片琴状羽裂，裂片 3 ~ 4 对，倒卵形或匙形，被刺毛；基生叶和下部茎生叶具长柄。头状花序球形；花冠淡黄色或白色。瘦果长倒卵柱状。花期 7—9 月，果期 9—11 月。

生境分布： 生于沟边、草丛、林缘和田野路旁。

功效及用途： 根入药。补益肝肾、续筋健骨、通利血脉。用于肝肾不足、腰膝酸痛、寒湿痹痛、崩漏下血、胎动不安、跌打损伤、筋骨折伤。

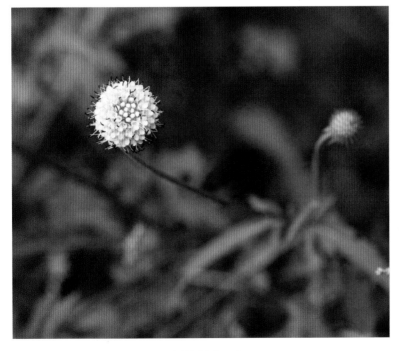

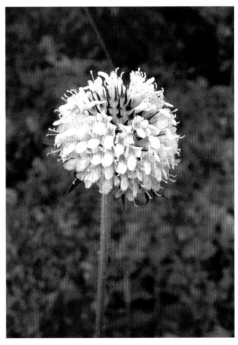

川续断（一）　　　　　　　　　　川续断（二）

学名：*Pterocephalus hookeri* (C. B. Clarke) Hock.

形态特征：草本，高 30 ~ 50 cm。全株密被白色柔毛。根粗壮，木质化。叶基生呈莲座状；叶片倒披针形，先端钝或急尖，基部渐狭成翅状柄，全缘或一回羽状深裂。球形头状花序单生茎顶；花冠筒状漏斗形，黄白色至淡紫色，先端 5 浅裂。瘦果倒卵形。花果期 7—10 月。

生境分布：生于海拔 1 600 ~ 4 800 m 的山野草地、高山草甸及耕地附近。

功效及用途：根入药。清热解表、清心凉血。用于感冒发热、心中烦热、咳血吐血、尿血便血。

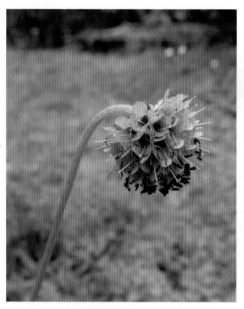

匙叶翼首花（一）

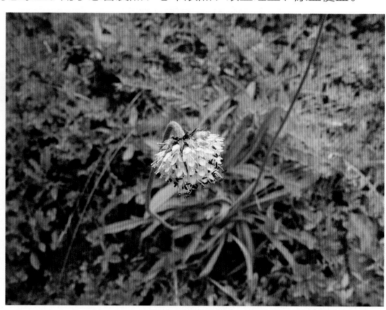

匙叶翼首花（二）

葫芦科
Cucurbitaceae

学名：*Gynostemma pentaphyllum* (Thunb.) Makino

形态特征：草质攀援藤本。茎细弱，多分枝，具纵棱及槽。叶鸟足状，小叶 3 ~ 9；小叶片卵状长圆形或披针形，先端急尖或短渐尖，基部渐狭，边缘具齿。花雌雄异株；花冠淡绿色或白色，先端 5 深裂。果实球形。花期 3—11 月，果期 4—12 月。

生境分布：生于海拔 300～3 200 m 的山谷密林、山坡疏林、灌丛中或路旁草丛中。

功效及用途：全草入药。益气健脾、化痰止咳、养心安神。用于病后虚弱、气虚阴伤、肺热痰稠、咳嗽气喘、心悸失眠。

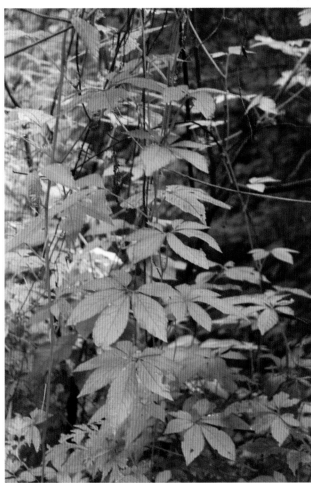

绞股蓝（一）

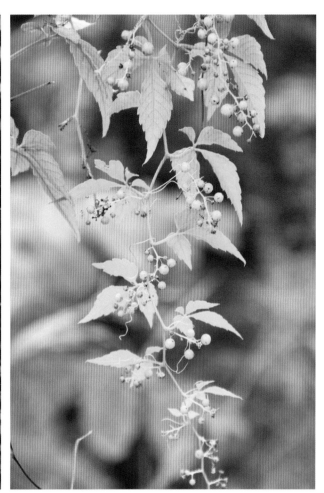

绞股蓝（二）

/// 雪　胆 ///

学名：*Hemsleya chinensis* Cogn. ex Forbes et Hemsl.

形态特征：攀援草本。块茎大而肥厚，扁圆形或不规则，断面白色粉质。卷须与叶对生，线形，先端 2 歧。趾状复叶由 5～9 小叶组成；小叶片卵状披针形至宽披针形，先端渐尖，基部渐狭成柄，边缘具圆锯齿。花雌雄异株；花冠橙红色，呈灯笼状。果矩圆状椭圆形。花期 7—9 月，果期 9—11 月。

生境分布：生于海拔 1 200～2 100 m 的杂木林下或林缘沟边。

功效及用途：块茎入药。清热解毒、健胃止痛。用于胃痛、溃疡病、上呼吸道感染、支气管炎、肺炎、细菌性痢疾、肠炎、泌尿系感染、败血症。

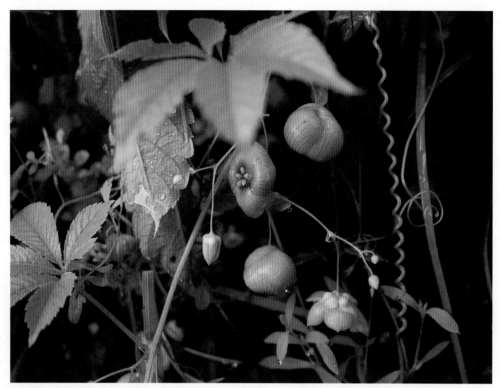

雪胆

/// 木鳖子 ///

学名： *Momordica cochinchinensis* (Lour.) Spreng.

形态特征： 草质藤本，长达 15 m。块根肥厚。叶片卵状心形或宽卵状圆形，基部心形或弯缺半圆形，3 ~ 5 裂或不裂；卷须粗壮。花雌雄异株；花冠黄色，裂片卵状长圆形。果实卵球形，红色，肉质，密生突起刺尖。花期 6—8 月，果期 8—10 月。

生境分布： 生于海拔 450 ~ 1 100 m 的山沟、林缘及路旁。

功效及用途： 种子入药。解毒疗疮、消肿散结。用于化脓性炎症、乳腺炎、淋巴结炎、头癣、痔疮。

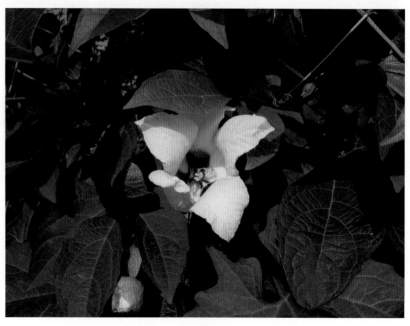

木鳖子

/// 川赤瓟 ///

学名：*Thladiantha davidii* Franch.

形态特征：攀援状草本。茎枝有深棱沟。叶片卵状心形，先端渐尖，基部弯缺圆形，边缘有细齿；卷须 2 歧。花雌雄异株；雄花多数组成总状花序，花冠黄色，裂片卵形；雌花单生或 2～3 朵生于总梗顶端，子房狭长圆形。果实长圆形。花果期夏、秋季。

生境分布：生于海拔 1 100～2 100 m 的路旁、沟边及灌丛中。

功效及用途：果实入药。理气、活血、祛痰、利湿。用于胃痛吐酸、肺痨咳血、黄疸、痢疾、胸胁疼痛、跌打扭伤、筋骨疼痛、闭经。

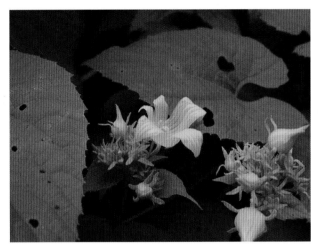 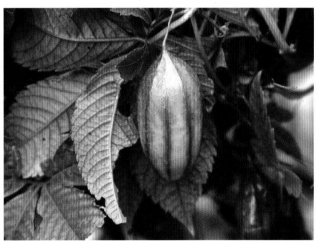

川赤瓟（一）   川赤瓟（二）

葫芦科

/// 栝 楼 ///

学名：*Trichosanthes kirilowii* Maxim.

形态特征：攀援藤本，可达 10 m。块根圆柱状，粗大肥厚。茎多分枝，具纵棱及槽。叶片轮廓近圆形，3～7 浅裂至中裂，裂片常再浅裂，叶基弯缺圆形。花雌雄异株；花冠白色，裂片倒卵形，具丝状流苏。果实椭圆形或圆形，黄褐色或橙黄色。种子卵状椭圆形，压扁，淡黄褐色，近边缘处具棱线。花期 5—8 月，果期 8—10 月。

生境分布：生于海拔 200～1 800 m 的山坡林下、灌丛中、草地和村旁田边。

功效及用途：果实（栝楼）及果皮（栝楼皮）、种子（栝楼子）、根（天花粉）入药。果实及果皮清热化痰、宽胸散结、润燥滑肠。用于肺热咳嗽、胸胁痞痛、咽喉肿痛、痈肿疮毒。种子清肺化痰、滑肠通便。用于痰热咳嗽、肠燥便秘、痈疮肿毒。根清热泻火、生津止渴、消肿排脓。用于肺热燥咳、内热消渴、疮疡肿毒。

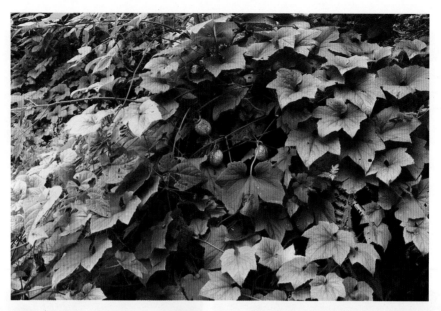

栝楼（一）

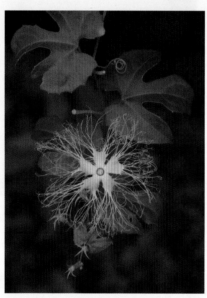

栝楼（二）

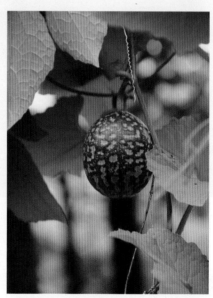

栝楼（三）

/// 中华栝楼 ///

学名： *Trichosanthes rosthornii* Harms

形态特征： 攀援藤本。块根肥厚，具横瘤状突起。茎具纵棱及槽。叶片轮廓阔卵形至近圆形，3～7深裂，裂片先端渐尖，基部心形，边缘具短尖齿；卷须2～3歧。花雌雄异株。雄花花冠白色，裂片顶端具丝状长流苏。果实球形或椭圆形，成熟时橙黄色。种子卵状椭圆形，扁平，褐色，有明显的棱线。花期6—8月，果期8—10月。

生境分布： 生于海拔400～1850 m的山谷密林、山坡灌丛及草丛中。

功效及用途： 果实（栝楼）、果皮（栝楼皮）、种子（栝楼子）、根（天花粉）入药。功效、用途同"栝楼"项下。

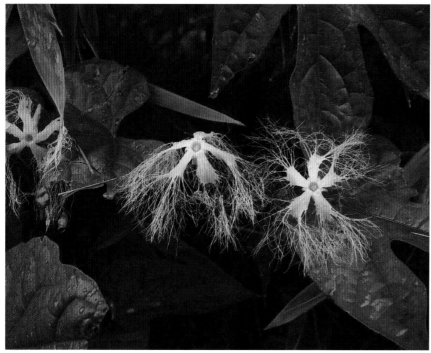
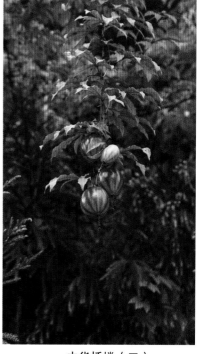

中华栝楼（一）　　　　　　　　　　　　　　中华栝楼（二）

/// 钮子瓜 ///

学名： *Zehneria bodinieri* (H. Léveillé) W. J. de Wilde et Duyfjes

形态特征： 草质藤本。茎、枝多分枝。叶片宽卵形或稀三角状卵形，先端急尖或短渐尖，基部弯缺半圆形，边缘有小齿或深波状锯齿；卷须丝状。雌雄同株；雄花冠白色，裂片卵形或卵状长圆形，先端近急尖。果实球状或卵状，浆果状。花期4—8月，果期8—11月。

生境分布： 生于海拔 500 ~ 1 200 m 的林边或山坡路旁潮湿处。

功效及用途： 块根、全草入药。清热、镇痉、解毒、通淋。用于发热、惊厥、头痛、咽喉肿痛、疮疡肿毒、淋证。

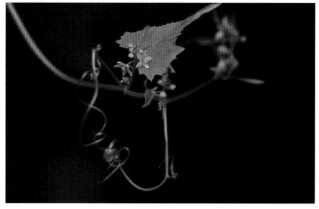
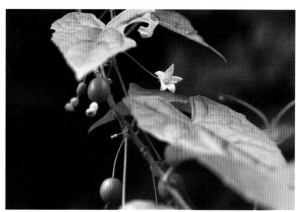

钮子瓜（一）　　　　　　　　　　　　　　钮子瓜（二）

桔梗科

Campanulaceae

/// 沙 参 ///

学名： *Adenophora stricta* Miq.

形态特征： 草本，高 40 ~ 80 cm。茎生叶叶片椭圆形至狭卵形，顶端尖，基部楔形，边缘有锯齿。假总状或圆锥花序；花萼筒部倒卵状，被毛，裂片多为钻形；花冠宽钟状，蓝色或紫色，裂片三角状卵形；花柱常略长于花冠。蒴果椭圆形。花期 8—10 月。

生境分布： 生于海拔 3 200 m 以下的山坡草地、岩边、灌丛或林缘。

功效及用途： 根入药。养阴清热、润肺化痰、益胃生津。用于阴虚久咳、痨嗽痰血、燥咳痰少、虚热喉痹、津伤口渴。

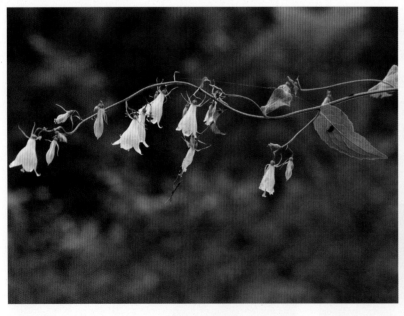
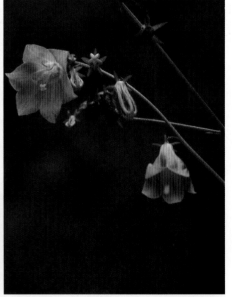

沙参（一）   沙参（二）

学名：*Adenophora tetraphylla* (Thunb.) Fisch.

形态特征：草本，高可达 1.5 m。茎生叶 3 ~ 6 枚轮生；叶片卵圆形至条状披针形，边缘有锯齿，两面疏生短柔毛。轮生的聚伞花序单花或数朵花；花萼裂片钻形；花冠筒状细钟形，蓝色或蓝紫色，裂片三角形。蒴果卵状圆锥形。花期 7—9 月。

生境分布：生于海拔 2 000 m 以下的草地和灌丛中

功效及用途：根入药。滋补、祛寒热、清肺止咳。用于气管炎、百日咳、肺热咳嗽、咯痰黄稠。

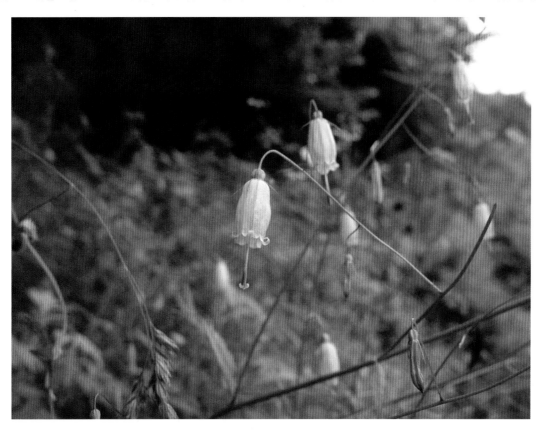

轮叶沙参

学名：*Campanula pallida* Wall.

形态特征：草本，高可达 60 cm。叶片椭圆形，先端急尖或钝，全缘或有疏锯齿，被贴伏刚毛。花下垂；花萼裂片三角状钻形；花冠紫色或蓝紫色，管状钟形，先端分裂。蒴果倒圆锥状。花期 5—9 月。

生境分布：生于海拔 1 000 ~ 4 000 m 的山坡草地和疏林下。

桔梗科

335

功效及用途： 根入药。祛风除湿、补虚止血。用于风湿痹痛、虚痨咳血、病后体虚。

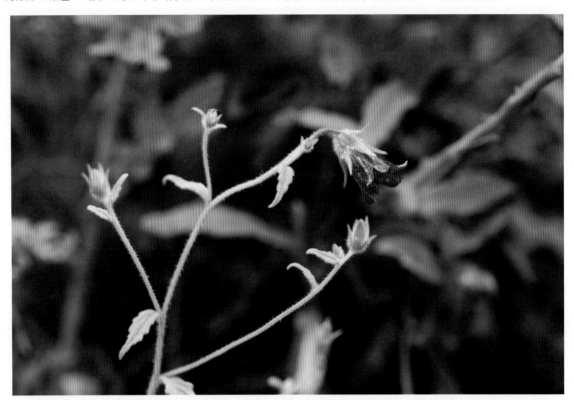

西南风铃草

/// 党　参 ///

学名： *Codonopsis pilosula* (Franch.) Nannf.

形态特征： 缠绕草本，全株具乳汁。根肥大呈纺锤状圆柱形，上端有环纹。茎多分枝。叶片卵形或狭卵形，先端钝或微尖，基部近心形，边缘具波状齿，两面被毛。花单生于枝端；花冠阔钟状，黄绿色，内面有紫斑，裂片三角形。蒴果下部半球状，上部短圆锥状。花果期7—10月。

生境分布： 生于山地灌木丛中及林缘。各地多栽培。

功效及用途： 根入药。补脾

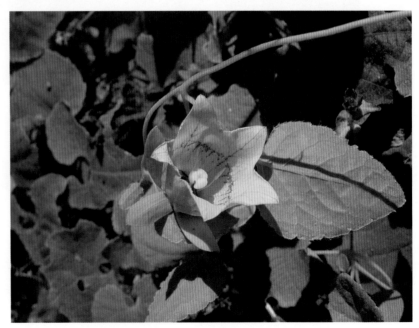

党参

益肺、生津养血。用于脾胃虚弱、肺虚喘咳、津伤口渴、血虚体弱。

/// 川党参 ///

学名：*Codonopsis pilosula* subsp. *tangshen* (Oliver) D. Y. Hong

形态特征：缠绕草本，全株具乳汁。根常肥大呈纺锤形，上端有环纹，具多数瘤状茎痕。叶片卵形、狭卵形或披针形，顶端钝或急尖，基部楔形或较圆钝，边缘具浅齿。花单生于枝端；花萼近全裂；花冠钟状，淡黄绿色而内有紫斑，裂片三角形。蒴果下部近于球状，上部短圆锥状。花果期7—10月。

生境分布：生于海拔900～2 300 m的山地林边灌丛中。各地多栽培。

功效及用途：根入药。功效同党参。

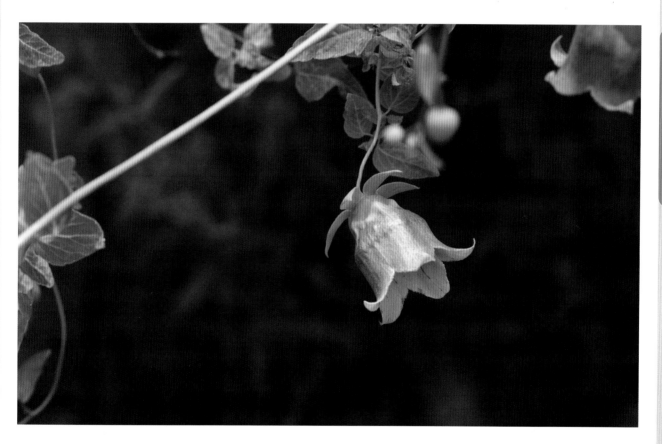

川党参

/// 半边莲 ///

学名：*Lobelia chinensis* Lour.

形态特征：草本，高6～15 cm。茎细弱，匍匐，节上生根。叶互生；叶片椭圆状披针形至条形，先端急尖，基部圆形至阔楔形，全缘或顶部有锯齿。花冠粉红色或白色，背面裂至基部，呈一个平面。蒴果倒锥状。花果期 5—10 月。

生境分布：生于水田边、沟边及潮湿草地上。

功效及用途：全草入药。清热解毒、利水消肿。用于疮痈肿毒、蛇虫咬伤、腹胀水肿、湿疮湿疹。

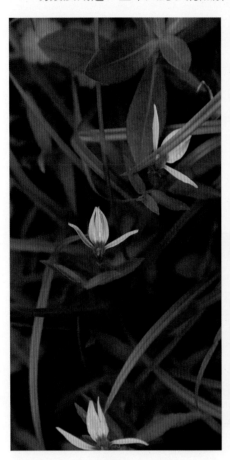

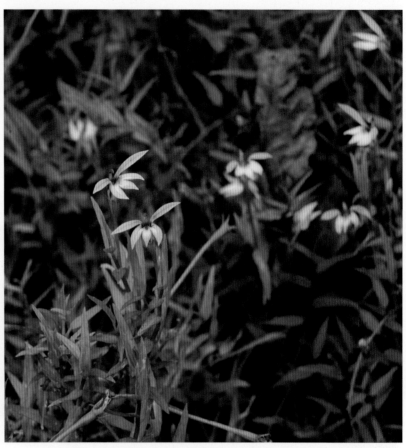

半边莲（一）　　　　　　　　　　　　　　　　半边莲（二）

/// 桔 梗 ///

学名：*Platycodon grandiflorus* (Jacq.) A. DC.

形态特征：草本，高 20 ~ 120 cm，全株有白色乳汁。主根长纺锤形。叶片卵形或卵状披针形，先端尖，基部宽楔形至圆钝，边缘有细齿。花冠阔钟状，蓝色、紫色或白色，裂片 5，三角形。蒴果倒卵圆形。花期 7—9 月，果期 8—10 月。

生境分布：生于海拔 2 000 m 以下的阳处草丛、灌丛中。

功效及用途：根入药。宣肺、祛痰、利咽、排脓。用于咳嗽痰多、胸闷不畅、咽喉肿痛、肺痈出脓。

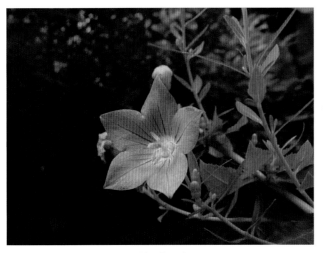

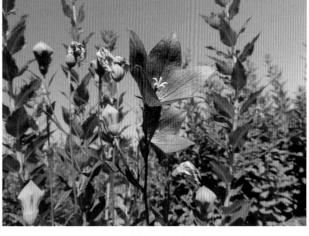

桔梗（一）　　　　　　　　　　　　　　桔梗（二）

/// 铜锤玉带草 ///

学名： *Pratia nummularia* (Lam.) A. Br. et Aschers.

形态特征： 多年生草本，有白色乳汁。茎匍匐，节上生根。叶片圆卵形或心形，先端钝圆或急尖，基部斜心形，边缘有齿。花单生于叶腋；花萼筒坛状；花冠紫红色、淡紫色、绿色或黄白色，裂片5。浆果椭圆状球形，紫红色。花期4—6月。

生境分布： 生于田边、路旁以及丘陵、低山草坡或疏林中的潮湿地。

功效及用途： 全草入药。祛风除湿、活血解毒。用于风湿疼痛、月经不调、目赤肿痛、乳痈、无名肿痛。

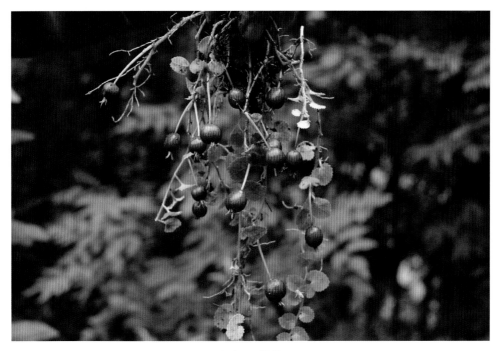

铜锤玉带草

菊 科 / **Compositae**

/// 香 青 ///

学名：*Anaphalis sinica* Hance

形态特征：草本，高 20 ~ 50 cm，全株被白色或灰白色棉毛。根状茎木质。茎直立，丛生。叶长圆形、披针形或线形。头状花序密集成复伞房状或多次复伞房状。总苞钟状或近倒圆锥状；外层苞片浅褐色，内层苞片乳白色或污白色。瘦果。花期 6—9 月，果期 8—10 月。

生境分布：生于海拔 400 ~ 2 400 m 的低山或亚高山灌丛、草地、山坡和溪岸。

功效及用途：全草入药。解表祛风、消炎止痛、镇咳平喘。用于感冒头痛、咳嗽、慢性气管炎、急性胃肠炎、痢疾。

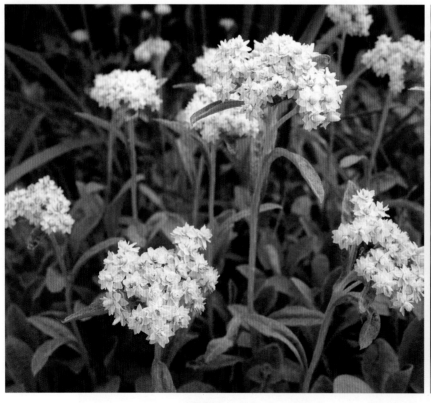

香青（一）

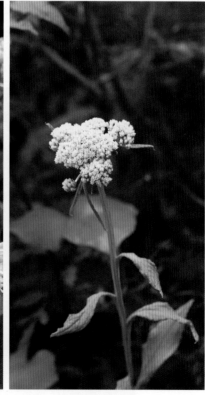

香青（二）

/// 牛 蒡 ///

学名：*Arctium lappa* L.

形态特征：草本，高达 2 m。根粗大，肉质。茎具条棱，分枝多数，被毛及小腺点。基生叶具长柄；叶片宽卵形；茎生叶小。头状花序于茎顶排成圆锥状伞房花序；总苞片多层；花紫红色，均为管状花。瘦果倒长卵形，两侧压扁。花期 6—8 月，果期 8—10 月。

生境分布：生于海拔 750 ~ 3 500 m 的山坡、山谷、林缘、林中、灌木丛中、河边潮湿地、路旁或荒地。

功效及用途：果实（牛蒡子）、根入药。果实疏散风热、宣肺透疹、散结解毒。用于风热感冒、头痛、咽喉肿痛、流行性腮腺炎、疹出不透、痈疖疮疡。根清热解毒、疏风利咽。用于风热感冒、咳嗽、咽喉肿痛、疮疖肿毒、湿疹。

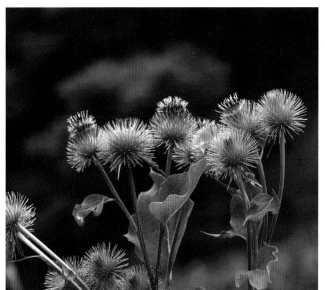

牛蒡（一）

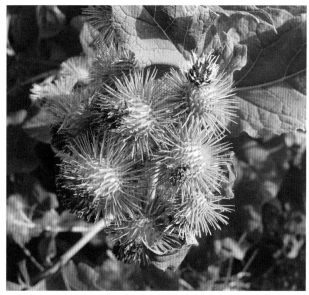

牛蒡（二）

/// 艾 ///

学名：*Artemisia argyi* Lévl. et Van.

形态特征：草本，植株有香气，被灰色蛛丝状柔毛。茎下部叶近圆形或宽卵形，羽状深裂；中部叶卵形、三角状卵形或近菱形，羽状深裂至半裂；上部叶与苞片叶羽状半裂或浅裂。头状花序椭圆形；花冠管状或高脚杯状。瘦果长卵形或长圆形。花果期 9—10 月。

生境分布：生于低海拔至中海拔地区的荒地、路旁河边及山坡，也见于森林及草原地区。

功效及用途：全草入药。调经止血、安胎止崩、散寒除湿。用于月经不调、经行腹痛、子宫出血、风湿性关节炎。

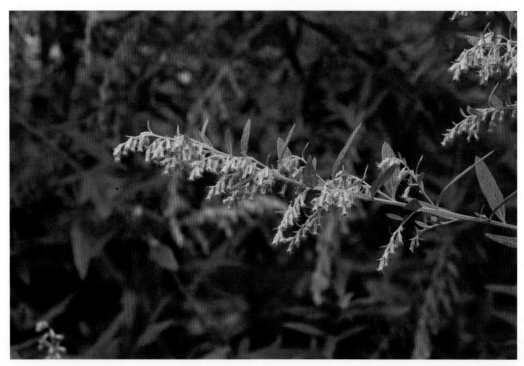

艾

/// 黄花蒿 ///

学名： *Artemisia annua* L.

形态特征： 草本，高 100～200 cm，植株有浓烈的挥发性香气。茎单生，多分枝，有纵棱。叶片宽卵形或三角状卵形，一至四回羽状深裂，裂片再次分裂，边缘具齿。头状花序球形，在分枝上排成总状或复总状花序；花深黄色。瘦果椭圆状卵形。花果期 8—11 月。

生境分布： 生于海拔 1 500 m 以下的路旁、荒地、山坡、林缘、草原、河谷、半荒漠及砾质坡地。

功效及用途： 全草入药。清热截疟，驱风止痒。用于伤暑、疟疾、潮热、小儿惊风、热泻、恶疮疥癣。本品为中医古籍所记述的"草蒿"，可提取青蒿素，有明确的抗疟作用。

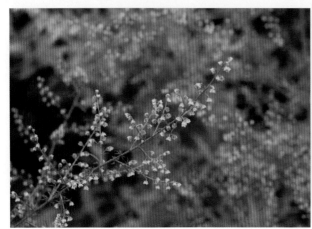

黄花蒿（一）

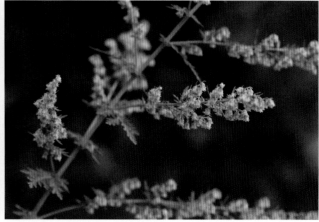

黄花蒿（二）

学名：*Artemisia capillaris* Thunb.

形态特征：半灌木状草本，高 40 ～ 120 cm，植株有香气。茎有纵棱。基生叶及茎下部叶叶片卵圆形或卵状椭圆形，二或三回羽状全裂；上部叶羽状全裂，基部裂片半抱茎。头状花序卵球形，排成复总状花序或组成大型圆锥花序。瘦果长圆形或长卵形。花期 8—9 月，果期 9—10 月。

生境分布：生于低海拔地区河岸、海岸附近的湿润沙地、路旁及低山坡地区。

功效及用途：全草（茵陈）入药。清热利湿、退黄。用于黄疸、小便不利、湿疮瘙痒。

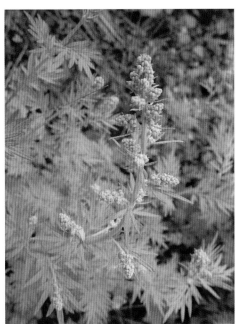 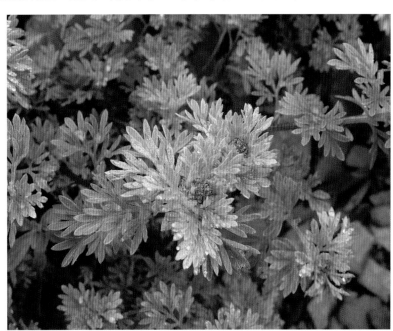

茵陈蒿（一）　　　　　　　　　　　茵陈蒿（二）

学名：*Artemisia caruifolia* Buch.–Ham. ex Roxb.

形态特征：草本，高 30 ～ 150 cm。茎上部多分枝，具纵棱。叶栉齿状羽状分裂。头状花序近半球形，下垂。瘦果长圆形。花果期 6—9 月。

生境分布：生于路旁、荒地、山坡、林缘。广布各地，常有栽培。

功效及用途：全草入药。清虚热、除骨蒸、解暑热、截疟、退黄。用于暑邪发热、夜热早凉、骨蒸劳热、疟疾寒热、湿热黄疸。

菊科

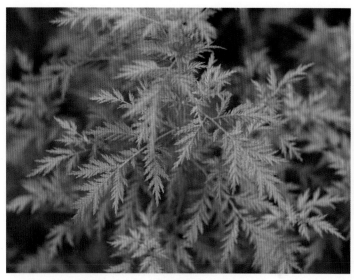
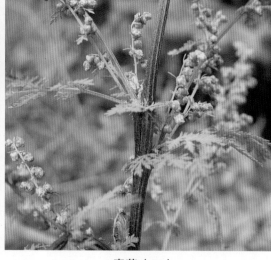

青蒿（一）　　　　　　　　　　青蒿（二）

/// 白 术 ///

学名： *Atractylodes macrocephala* Koidz.

形态特征： 草本，高 30 ~ 80 cm。根茎粗大，略呈拳状。单叶互生；茎下部叶片 3 ~ 5 深裂；茎上部叶片椭圆形至卵状披针形，先端渐尖，基部下延成柄状，叶缘有刺齿。头状花序；总苞钟状；花冠管状，下部淡黄色，上部紫色。瘦果长圆状椭圆形。花期 9—10 月，果期 10—11 月。

生境分布： 生于山坡草地及山坡林下。各地多栽培。

功效及用途： 根茎入药。补气健脾、燥湿利水、止汗、安胎。用于脾气虚弱、积滞饮停、肌表不固、汗多、胎动不安。

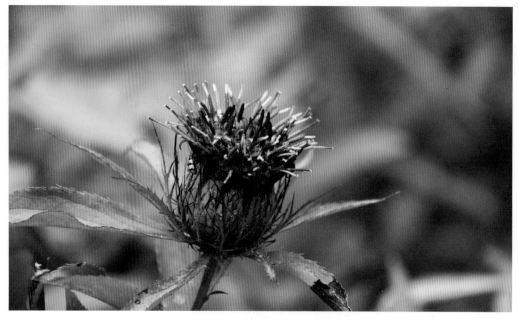

白术

学名：*Aucklandia costus* Falc.

形态特征：高大草本，高 1.5 ~ 2 m。主根粗壮。茎直立，有棱。茎生叶三角形或卵形，被短糙毛或柔毛。头状花序单生或 3 ~ 5 个组成伞房花序；总苞半球形，顶端短针刺状；花全为管状花，暗紫色。瘦果三棱状，浅褐色。花果期 7 月。

生境分布：生于海拔较高的山地，各地多栽培。

功效及用途：根入药。行气止痛、温中和胃。用于胸腹胀痛、呕吐、泄泻、痢疾。

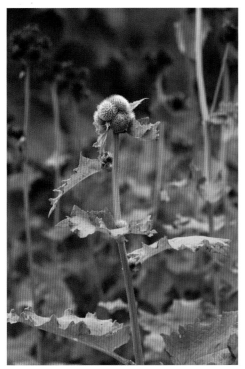
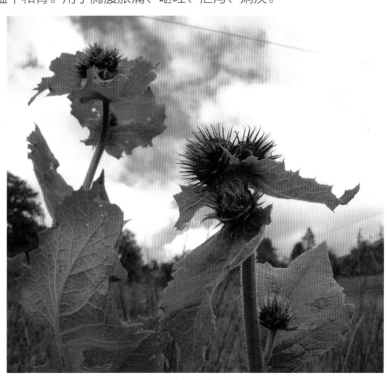

云木香（一）　　　　　　　　　　云木香（二）

菊科

学名：*Bidens pilosa* L.

形态特征：草本，高 30 ~ 100 cm。茎钝四棱形。叶片二回羽状深裂，裂片再次羽状分裂；小裂片三角状或鞭状披针形，先端尖或渐尖，边缘具齿，两面略有短毛。头状花序；盘花筒状，冠檐 5 齿裂。瘦果条形，黑色，具棱及倒刺毛。花期 8—9 月，果期 9—11 月。

生境分布：生于村旁、路边及荒地中。

功效及用途：全草入药。清热解毒、祛风除湿、活血消肿。用于咽喉肿痛、泄泻、痢疾、黄疸、肠痛、疔疮肿毒、蛇虫咬伤、风湿痹痛、跌打损伤。

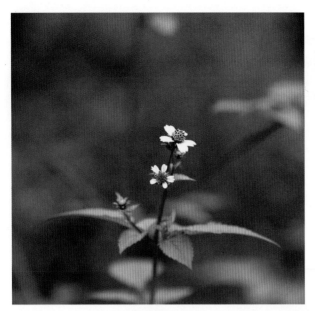
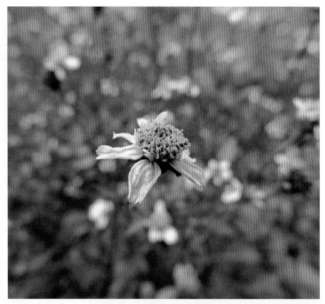

鬼针草（一）　　　　　　　　　　鬼针草（二）

/// 东风草 ///

学名： *Blumea megacephala* (Randeria) Chang et Tseng

形态特征： 攀援状草质藤本。茎圆柱形，多分枝，具沟纹。中下部叶卵形至长椭圆形；上部叶椭圆形或卵状长圆形，边缘有细齿。头状花序排列成总状或近伞房状花序，再排成圆锥花序；总苞半球形。花黄色，花冠管状。瘦果圆柱形，有棱。花期 8—12 月。

生境分布： 生于林缘或灌丛中，或山坡、丘陵阳处。

功效及用途： 全草入药。清热明目、祛风止痒、解毒消肿。用于目赤肿痛、翳膜遮睛、风疹、疥疮、皮肤瘙痒、痈肿疮疖、跌打红肿。

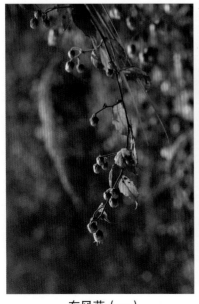
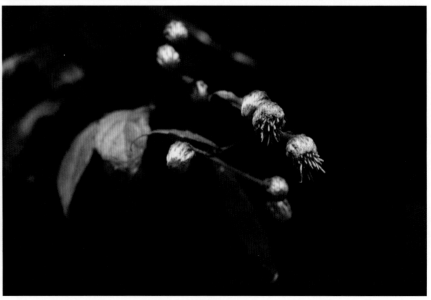

东风草（一）　　　　　　　　　　东风草（二）

学名：*Carpesium abrotanoides* L.

形态特征： 草本，高 60 ～ 100 cm。茎圆柱状，下部木质，上部密被短柔毛，有纵条纹，多分枝。茎下部叶广椭圆形或长椭圆形，边缘具钝齿；茎上部叶长椭圆形或椭圆状披针形。头状花序排列成穗状花序式；花黄色；两性花筒状。瘦果条形。花期 6—8 月，果期 9—10 月。

生境分布： 生于海拔 2 500 m 以下的村旁、路边荒地、溪边及林缘。

功效及用途： 全草入药。清热、化痰、解毒、杀虫、破瘀、止血。用于乳蛾、喉痹、急慢惊风、牙痛、疮痈肿毒、痔瘘、皮肤痒疹、虫蛇咬伤、吐血衄血、血淋、创伤出血。

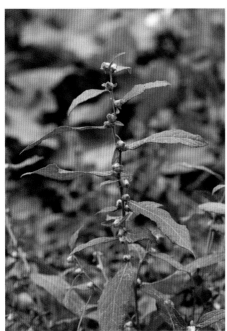
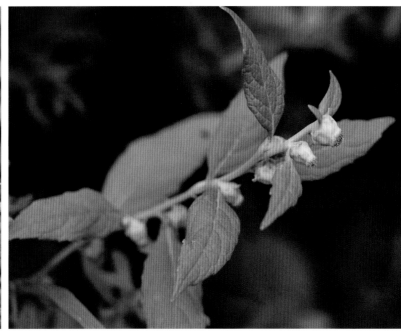

天名精（一）　　　　　　　　　　　　　　　天名精（二）

学名：*Carthamus tinctorius* L.

形态特征： 草本，高 50 ～ 150 cm。茎上部分枝。中下部茎叶披针形至长椭圆形；上部叶披针形，边缘有锯齿，齿刺长。头状花序在茎枝顶端排成伞房花序；总苞片 4 层；全部为管状花，红色或橘红色。瘦果倒卵形，乳白色，有 4 棱。花果期 5—8 月。

生境分布： 各地多栽培。

功效及用途： 花入药。活血通经、祛瘀止痛。用于血滞经闭、产后血晕、瘀滞腹痛、胸痹心痛、跌打瘀肿、关节疼痛、中风瘫痪、斑疹紫暗。本品种子含油量高，可榨油，供食用。

菊科

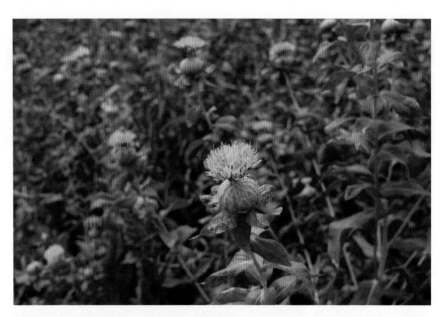

红花

/// 野 菊 ///

学名： *Chrysanthemum indicum* L.

形态特征： 草本，高 0.25 ~ 1 m。茎直立或铺散。茎中部叶卵形或椭圆状卵形，羽状分裂，基部截形或稍心形，边缘有浅锯齿。头状花序排成伞房状圆锥花序；总苞片约 5 层；舌状花一层，黄色；管状花多数，深黄色。瘦果。花期 6—11 月。

生境分布： 生于山坡草地、灌丛、河边水湿地、滨海盐渍地、田边及路旁。

功效及用途： 全草及花入药。清热解毒、疏风散热。用于感冒、气管炎、肝炎、高血压、痢疾、痈肿、疔疮、目赤肿痛、湿疹。

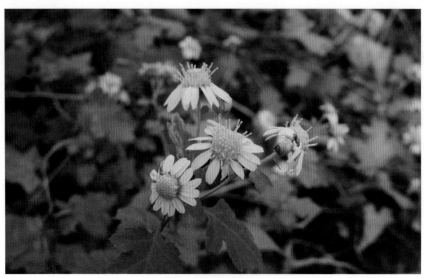

野菊

/// 菊 花 ///

学名：*Chrysanthemum morifolium* Ramat.

形态特征：草本，高 60 ~ 150 cm。茎直立，被柔毛。单叶互生，叶片卵形至披针形，羽状浅裂或半裂，下面被白色短柔毛。头状花序，单个或数个簇生于茎枝顶端，花序大小和形状多样，单瓣或重瓣；舌状花颜色各种，白色、红色、紫色或黄色。瘦果不发育。花期 9—11 月。

生境分布：各地多栽培。

功效及用途：头状花序（菊花）入药。疏散风热、清肝明目、清热解毒。用于风热感冒、发热头痛、眩晕、目赤昏花、心烦燥热、疮痈肿毒。

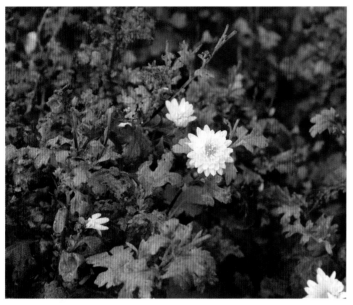
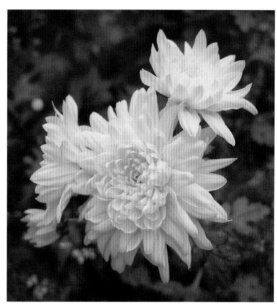

菊花（一）　　　　　　　　　　　　　菊花（二）

/// 蓟 ///

学名：*Cirsium japonicum* Fisch. ex DC.

形态特征：草本，高可达 150 cm。茎直立，被多细胞长节毛。基生叶丛生，羽状深裂，基部渐狭成翼柄，边缘有针刺及刺齿；茎生叶与基生叶同形，基部半抱茎。头状花序；总苞钟状；花红色或紫色。瘦果偏斜楔状倒披针状；冠毛浅褐色。花期 5—8 月，果期 6—8 月。

生境分布：生于海拔 400 ~ 2 100 m 的山坡林中、林缘、灌丛中、草地、荒地、田间、路旁或溪旁。

功效及用途：全草（大蓟）入药。凉血止血、散瘀消痈。用于吐衄咯血、血热出血、痈肿疮毒。

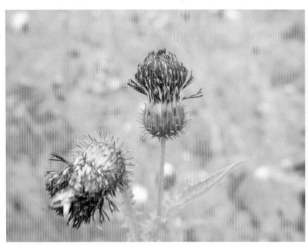
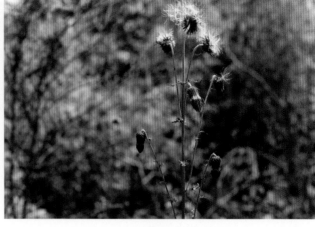

蓟（一）   蓟（二）

/// 刺儿菜 ///

学名：*Cirsium setosum* (Willd.) MB.

形态特征：草本，高 30 ~ 120 cm。茎直立，上部有分枝。基生叶和中部茎叶椭圆形、椭圆状倒披针形；上部茎叶椭圆形至线状披针形，叶缘有针刺或刺齿。头状花序；总苞片顶端具针刺；雄花与雌花花冠均为紫红色。瘦果椭圆形或长卵形。花期 4—6 月，果期 5—8 月。

生境分布：生于海拔 170 ~ 2 650 m 的山坡、河旁或荒地、田间。

功效及用途：全草（小蓟）入药。凉血止血、祛瘀消肿。用于衄血吐血、尿血便血、崩漏下血、外伤出血、痈肿疮毒。

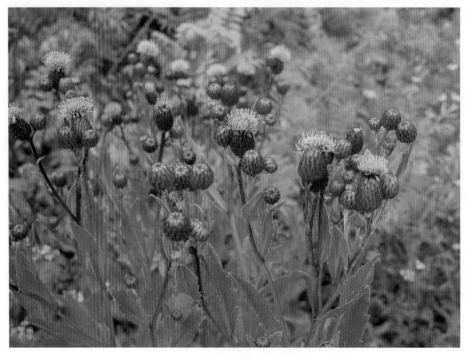

刺儿菜

/// 鱼眼草 ///

学名： *Dichrocephala auriculata* (Thunb.) Druce

形态特征： 草本，高 12 ～ 50 cm。茎枝被白色绒毛。中部茎生叶大头羽裂；基部叶常卵形。头状花序在枝端排列成伞房状花序或伞房状圆锥花序；雌花白色，花冠线形；两性花黄绿色。瘦果倒披针形，扁平。花果期全年。

生境分布： 生于海拔 200 ～ 2 000 m 的山坡、山谷林下、耕地、荒地、水沟边。

功效及用途： 全草入药。清热解毒、祛风明目。用于肺炎、肝炎、痢疾、消化不良、疟疾、夜盲、带下、疮疡。

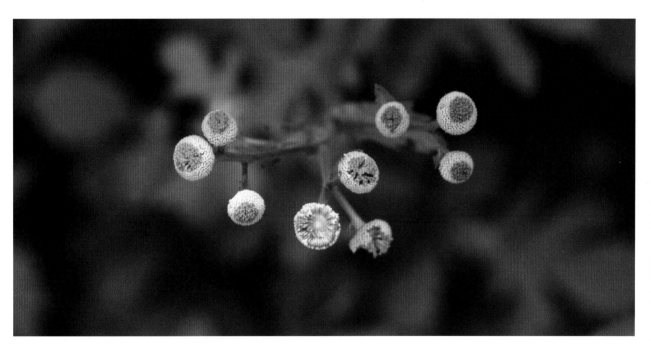

鱼眼草

/// 短葶飞蓬 ///

学名： *Erigeron breviscapus* (Vant.) Hand.–Mazz.

形态特征： 草本，高 5 ～ 50 cm。茎数个或单生，具条纹，被短硬毛及具柄腺毛。基部叶莲座状；茎生叶基部半抱茎；上部叶线形。头状花序单生；总苞半球形，背面被短硬毛、短贴毛和腺毛。舌状花蓝色或粉紫色；管状花黄色。瘦果狭长圆形。花期 3—10 月。

生境分布： 生于海拔 1 200 ～ 3 500 m 的中山和亚高山开旷山坡、草地或林缘。

功效及用途： 全草（灯盏花、灯盏细辛）入药。散寒解表、祛风除湿、活络止痛。用于感冒、风湿痹痛、瘫痪、胃痛、牙痛、小儿疳积、骨髓炎、跌打损伤。

菊科

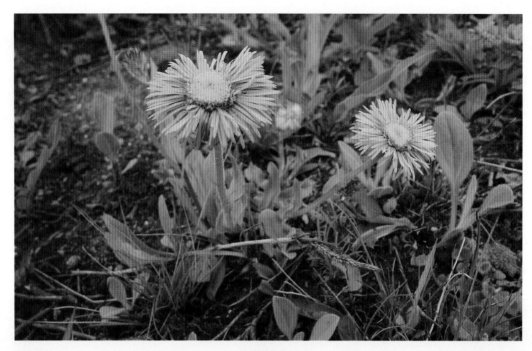

短葶飞蓬

/// 佩 兰 ///

学名： *Eupatorium fortunei* Turcz.

形态特征： 草本，高 40 ～ 100 cm。根茎淡红褐色。茎枝被短柔毛。中部茎叶三全裂或深裂；上部茎叶常不分裂；全部茎叶边缘有齿。头状花序在茎枝端排成复伞房花序；总苞片紫红色；花全部为管状花，白色或带微红色。瘦果长椭圆形。花果期 7—11 月。

生境分布： 各地多栽培。

功效及用途： 全草入药。芳香化湿、发表解暑。用于湿浊中阻、脘痞呕恶、发热倦怠、胸闷不舒。

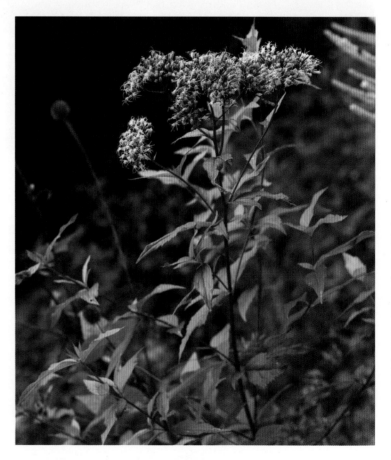

佩兰

/// 鼠曲草 ///

学名：*Gnaphalium affine* D.Don

形态特征：草本，高 10 ～ 50 cm。茎直立，密被白绵毛。叶互生；中下部叶片倒披针形或匙形，基部渐狭，下延抱茎，全缘，两面均有白色绵毛；上部叶片顶端圆，密被白色绵毛。头状花序在枝顶集成伞房花序，黄色至淡黄色。瘦果长圆形。花期 3—5 月，果期 8—10 月。

生境分布：生于山坡、田坎或荒地。

功效及用途：茎叶入药。祛风解表、化痰止咳。用于咳嗽多痰、气喘、感冒、筋骨疼痛、白带、痈肿。

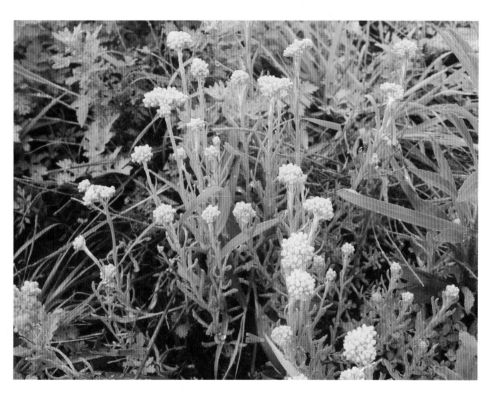

鼠曲草

/// 土木香 ///

学名：*Inula helenium* L.

形态特征：草本，高 60 ～ 150 cm，可达 250 cm。茎直立，粗壮，被长毛。基部叶和下部叶基部渐狭成具翅的长柄；中部叶卵圆状披针形或长圆形，基部心形，半抱茎；上部叶披针形。头状花序排列成伞房状花序；舌状花黄色；舌片线形。瘦果有棱和细沟。花期 6—9 月。

生境分布：生河边、田边等潮湿处。各地有栽培。

功效及用途：根及根状茎入药。健脾和胃、行气止痛、驱虫。用于胃脘疼痛、胸腹胀痛、呕吐腹泻、痢疾、食积。

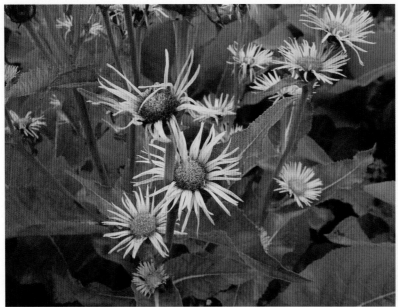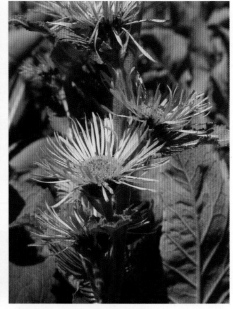

土木香（一）

土木香（二）

/// 旋覆花 ///

学名： *Inula japonica* Thunb.

形态特征：草本，高 30 ~ 70 cm。叶长圆形、长圆状披针形、披针形或线状披针形。头状花序排列成疏散的伞房花序；总苞半球形；舌状花黄色，舌片线形；管状花花冠有三角披针形裂片。瘦果圆柱形。花期 6—10 月，果期 9—11 月。

生境分布：生于海拔 150 ~ 2 400 m 的山坡路旁、湿润草地、河岸和田埂上。

功效及用途：头状花序入药。降气、消痰、行水、止呕。用于风寒咳嗽、痰饮蓄结、胸膈痞满、喘咳痰多、呕吐噫气、心下痞硬。

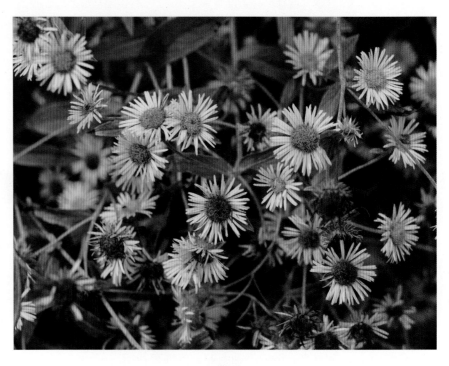

旋覆花

学名：*Ixeris polycephala* Cass.

形态特征：草本，高 10 ~ 80 cm。茎直立，多分枝。基生叶线形或线状披针形，基部渐狭或成长为短柄；茎生叶披针形或线形，基部箭头状半抱茎，全缘。头状花序在顶端排成伞房状花序；舌状花黄色，稀白色，10 ~ 25 枚。瘦果长椭圆形。花果期 3—6 月。

生境分布：生于海拔 300 ~ 2 200 m 的山坡林缘、灌丛、草地、田野路旁。

功效及用途：全草入药。清热解毒、消肿止痛。用于痈疖疔毒、乳痈、咽喉肿痛、黄疸、痢疾、淋证、带下、跌打损伤。

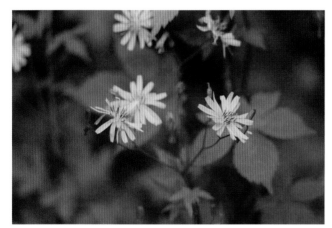

苦荬菜（一）

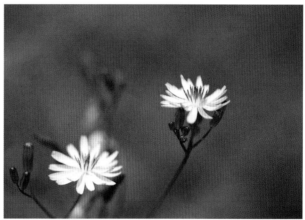

苦荬菜（二）

菊科

学名：*Senecio scandens* Buch.–Ham. ex D. Don

形态特征：草本，高 2 ~ 5 m。茎曲折呈攀援状，上部多分枝。叶片椭圆状三角形或卵状披针形，先端渐尖，基部戟形至截形，边缘具齿或呈微波状，两面有细毛。头状花序排列成伞房花序状；舌状花 8 ~ 10，黄色；管状花黄色。瘦果圆柱形。花期 10 月至翌年 3 月，果期 2—5 月。

生境分布：生于海拔 50 ~ 3 200 m 的森林、灌丛中、岩石上或溪边。

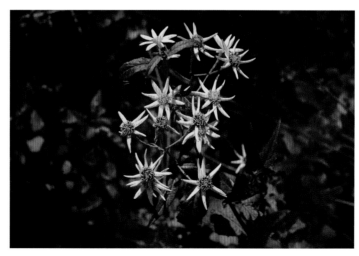

千里光

功效及用途：全草入药。清热解毒、清肝明目。用于痈肿疮毒、目赤肿痛、泄泻痢疾。

/// 豨 莶 ///

学名： *Sigesbeckia orientalis* L.

形态特征：草本。茎多分枝，被灰白色短柔毛。叶片三角状卵圆形、卵状披针形或卵状长圆形。头状花序排成具叶圆锥花序；总苞宽钟状，苞片2层，背面被紫褐色腺毛；花黄色；舌状花先端3裂；管状花先端5裂。瘦果倒卵形，有4棱。花期8—10月，果期9—12月。

生境分布：生于海拔110～2700m的山野、荒地、灌丛、林缘及林下。

功效及用途：全草入药。祛风湿、通经络、清热解毒。用于风湿痹痛、筋骨不利、腰膝无力、半身不遂、高血压病、黄疸、痈肿疮毒、风疹湿疮。

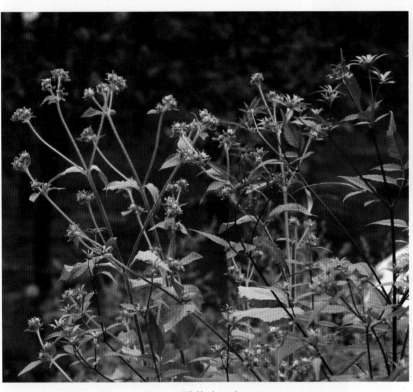

豨莶（一）

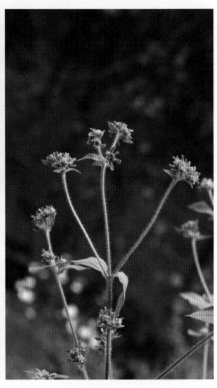

豨莶（二）

/// 腺梗豨莶 ///

学名： *Sigesbeckia pubescens* Makino

形态特征：草本，高30～110cm。茎多分枝，被灰白色长柔毛和糙毛。叶片卵圆形、披针形或卵状披针形，两面被柔毛。头状花序于枝端排列成圆锥花序；总苞宽钟状，苞片背面密生紫褐色头状具柄腺毛；花黄色。瘦果倒卵圆形，4棱。花期5—8月，果期6—10月。

生境分布：生于海拔 160 ~ 3 400 m 的山坡、山谷、河谷、溪边、旷野或地边灌丛及林缘。

功效及用途：同豨莶。

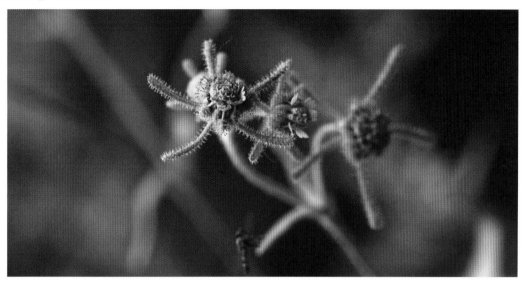

腺梗豨莶

/// 水飞蓟 ///

学名：*Silybum marianum* (L.) Gaertn.

形态特征：草本，高 1.2 m。基生叶莲座状；中上部茎叶长卵形或披针形，羽状浅裂或浅波状齿裂，先端尾状渐尖，基部心形；全部叶绿色，具大型白色花斑，边缘有黄色针刺。头状花序；总苞片具针刺；花红紫色，少有白色。瘦果长椭圆形或长倒卵形。花果期 5—10 月。

生境分布：各地多栽培。

功效及用途：果实入药。清热解毒、疏肝利胆。用于肝胆湿热、胁痛、黄疸。

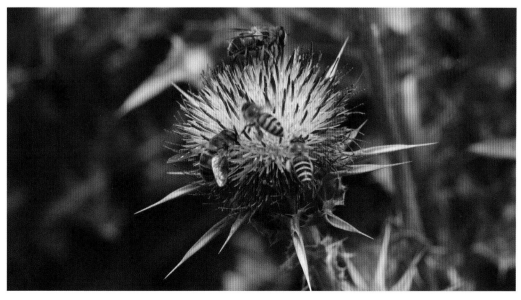

水飞蓟

357

学名：*Sinacalia tangutica* (Maxim.) B. Nord.

形态特征：草本，高 80 ~ 150 cm。根状茎肥大，块茎状。茎直立，中空。叶片卵状心形，羽状深裂，侧裂片 3 ~ 4，边缘具齿。头状花序在顶端集成塔状的圆锥花序；总苞圆柱形，苞片 5，条形；舌状花黄色；管状花黄色。瘦果圆柱形，冠毛白色。花期 7—9 月。

生境分布：生于海拔 1 250 ~ 3 450 m 的山坡草地、悬崖、沟边、草甸、林缘或路边。

功效及用途：根状茎入药。顺气化痰、止咳泻下。用于胸胁胀痛、咳嗽、头晕目眩、风湿疼痛、咳嗽痰多、跌打损伤、胃脘痛。

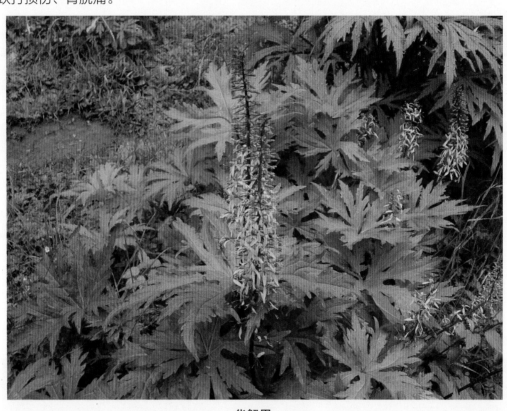

华蟹甲

学名：*Taraxacum mongolicum* Hand.–Mazz.

形态特征：草本。根圆柱状，黑褐色。叶披针形至长圆状披针形，有时羽状深裂或大头羽状深裂。头状花序；总苞钟状；舌状花黄色，边缘花舌片背面具紫红色条纹。瘦果倒卵状披针形，暗褐色；冠毛白色。花期 4—9 月，果期 5—10 月。

生境分布：生于中、低海拔地区的山坡草地、路边、田野、河滩。

中国瓦屋山常见药用植物图鉴

功效及用途：全草入药。清热解毒、消肿散结、清肝明目、利湿通淋。用于痈肿疔毒、乳痈内痈、热淋涩痛、湿热黄疸。

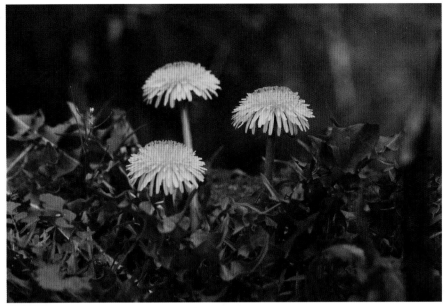

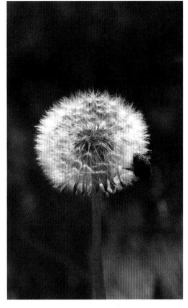

蒲公英（一）　　　　　　　　　　　　　　蒲公英（二）

/// 川木香 ///

学名：*Vladimiria souliei* (Franch.) Ling

形态特征：草本。根粗壮。叶基生，莲座状；叶片椭圆形、长椭圆形或倒披针形，羽状半裂，边缘具刺齿，顶端有短针刺，被糙伏毛、蛛丝状绒毛及黄色小腺点；叶柄宽扁。头状花序集生于莲座状叶丛中。总苞宽钟状，苞片先端针刺状；小花红色。瘦果圆柱状。花果期7—10月。

生境分布：生于海拔3 700 ~ 3 800 m的高山草地及灌丛中。

功效及用途：根入药。行气止痛、和胃消胀、止泻。用于腹胀肠鸣、食欲不振、腹痛、痢疾。

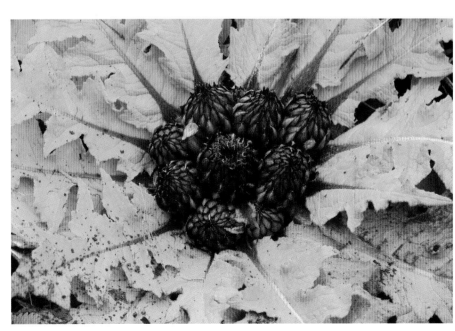

川木香

359

学名：*Xanthium strumarium* L.

形态特征：草本，高 20 ~ 90 cm。根纺锤状。茎直立，被灰白色糙伏毛。叶三角状卵形或心形，顶端尖或钝，基部稍心形或截形，近全缘。雌性的头状花序椭圆形，外层总苞片披针形，内层总苞片成囊状，具钩状的刺，喙坚硬，锥形。瘦果倒卵形。花期 7—8 月，果期 9—10 月。

生境分布：生于平原、丘陵、低山、荒野路边、田边。多栽培。

功效及用途：成熟带总苞的果实（苍耳子）、全草入药。果实发散风寒、通鼻窍、祛风湿、止痛。用于风寒感冒、鼻渊、风湿痹痛、风疹瘙痒、疥癣。全草祛风散热、除湿解毒。用于感冒、头风、头晕、鼻渊、目赤、目翳、风湿痹痛、拘挛麻木、疔疮、疥癣、皮肤瘙痒、痔疮、痢疾。

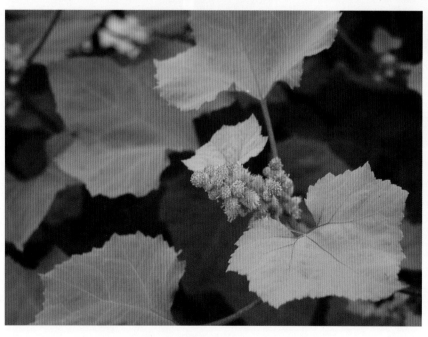

苍耳（一）

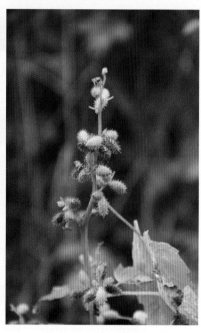

苍耳（二）

学名：*Youngia japonica* (L.) DC.

形态特征：草本，高 10 ~ 100 cm。基生叶倒披针形、椭圆形或宽线形，大头羽状深裂或全裂，最下方的侧裂片耳状，全部叶及叶柄被柔毛。头状花序排成伞房花序；总苞圆柱状；舌状花黄色，花冠管外面有短柔毛。瘦果纺锤形，压扁，褐色或红褐色。花果期 4—10 月。

生境分布：生于山坡、山谷及山沟林缘、林下、林间草地及潮湿地、河边沼泽地、田间与荒地上。

功效及用途：全草入药。清热解毒、利尿消肿。用于感冒、咽痛、结膜炎、乳痈、疮疖肿毒、虫蛇咬伤、痢疾、急性肾炎、淋浊、血尿、白带、风湿关节炎、跌打损伤。

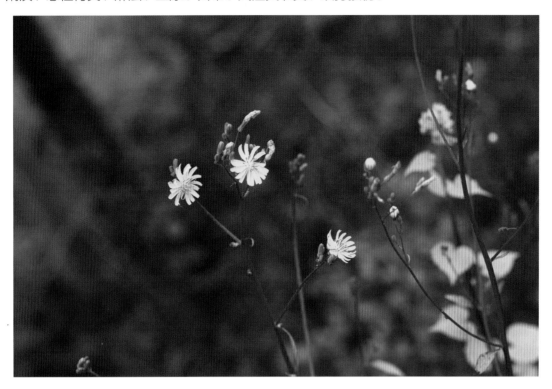

黄鹌菜

香蒲科 / Typhaceae

/// 香 蒲 ///

学名： *Typha orientalis* Presl.

形态特征： 水生或沼生草本，高 1.3 ~ 2 m。地上茎粗壮，向上渐细。叶片长条形，上部扁平，下部腹面微凹，背面逐渐隆起呈凸形，基部鞘状抱茎。穗状花序圆柱状，雌雄花序紧密连接。小坚果椭圆形至长椭圆形。花果期 5—8 月。

生境分布： 生于湖泊、池塘、沟渠、沼泽及河流缓流带。

功效及用途： 干燥花粉（蒲黄）入药。止血、化瘀、利尿。用于吐血衄血、咯血、崩漏、外伤出血、经闭痛经、胸腹刺痛、跌扑肿痛。

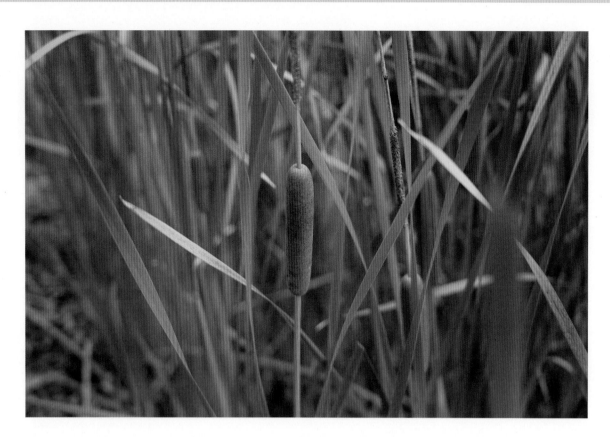

香蒲

泽泻科 / Alismataceae

/// 东方泽泻 ///

学名： *Alisma orientale* (Sam.) Juz.

形态特征： 水生或沼生草本，高 50 ~ 100 cm。块茎球形，外皮褐色，密生须根。叶柄基部扩大成鞘状；叶片宽椭圆形至卵形，先端急尖或短尖，基部广楔形或稍心形，全缘。花茎常 3 ~ 5 轮分枝，组成圆锥状复伞形花序；花瓣倒卵形，白色。瘦果椭圆形。花期 6—8 月，果期 7—9 月。

生境分布： 生于海拔 2 500 m 以下的湖泊、水塘、沟渠、沼泽中。多栽培。

功效及用途： 块茎（泽泻）入药。利水渗湿、泄热、化浊降脂。用于小便不利、水肿胀满、泄泻尿少、痰饮眩晕、热淋涩痛、高脂血症。

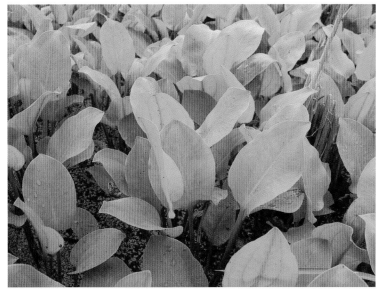

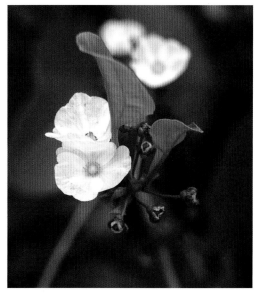

东方泽泻（一）　　　　　　　　　　东方泽泻（二）

禾本科
Gramineae

/// 芦 竹 ///

学名：*Arundo donax* L.

形态特征：高大草本，高 3 ～ 6 m。根状茎发达。秆粗大直立，具多数节，常有分枝。叶片扁平，上面与边缘微粗糙，基部白色，抱茎。圆锥花序极大型，分枝稠密；小穗含 2 ～ 4 小花；外稃具短芒，背面中部以下密生长柔毛，两侧上部具短柔毛。花果期 9—12 月。

生境分布：生于河岸道旁砂质壤土上。

功效及用途：根状茎（芦竹根）入药。清热泻火、生津除烦、利尿。用于热病烦渴、虚劳骨蒸、吐血、热淋、小便不

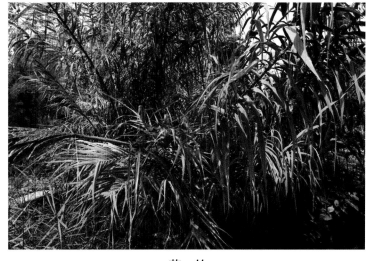

芦 竹

利、风火牙痛。

学名：*Coix lacryma-jobi* L.

形态特征：草本。秆丛生，高 1 ~ 2 m，多分枝。叶片扁平宽大，基部圆形或近心形，边缘粗糙。总状花序腋生；雌小穗位于花序下部，外面包以骨质念珠状之总苞；总苞卵圆形，珐琅质，坚硬，有光泽。颖果外包坚硬的总苞，卵形或卵状球形。花期 7—9 月，果期 9—11 月。

生境分布：生于海拔 200 ~ 2 000 m 的屋旁、池塘、河沟、山谷、溪涧湿润处。多栽培。

功效及用途：种仁（苡仁）入药。利水渗湿、健脾止泻、除痹排脓、解毒散结。用于水肿、脚气、小便不利、脾虚泄泻、湿痹拘挛、肺痈、肠痈、癌肿。本品种仁富含淀粉，供食用。

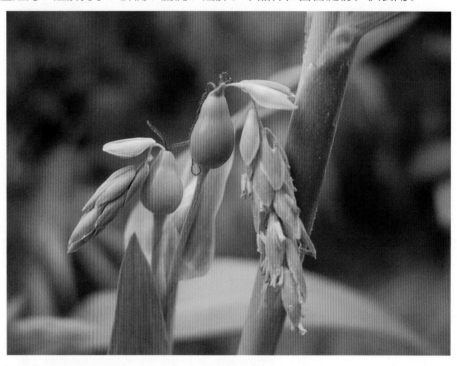

薏苡

学名：*Lophatherum gracile* Brongn.

形态特征：草本，高 40 ~ 90 cm。根状茎粗短，坚硬。秆多少木质化。叶广披针形，先端渐尖或短尖，基部近圆形或楔形，全缘。圆锥花序顶生；小穗线状披针形。颖果纺锤形，深褐色。花期 6—9 月，果期 8—10 月。

生境分布：生于山坡、林地或林缘、道旁、沟边阴湿处。

功效及用途：茎叶入药。清热泻火、除烦、利尿。用于热病烦渴、口疮尿赤、热淋涩痛。

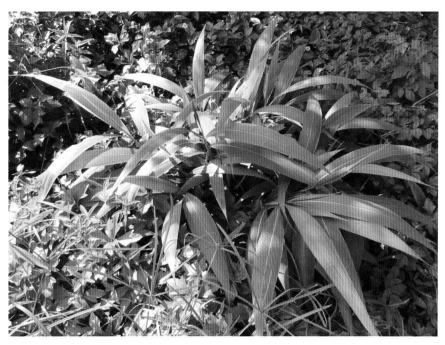

淡竹叶

/// 芦 苇 ///

学名： *Phragmites australis* (Cav.) Trin. ex Steud.

形态特征：草本，高 1 ~ 3 (8)m。根状茎十分发达。秆具 20 多节。叶片披针状线形，顶端长渐尖成丝形。圆锥花序大型，分枝多数，着生稠密下垂的小穗。颖果。花期 8—12 月。

生境分布：生于江河湖泽、池塘沟渠沿岸和低湿地。

功效及用途：根入药。清热生津、止呕除烦。用于烦热口渴、大便干燥、舌燥少津。

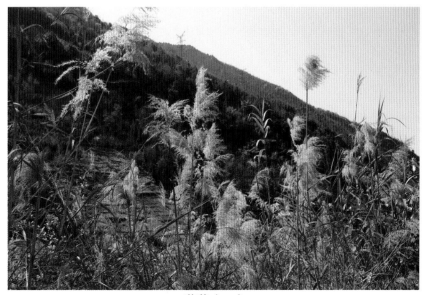

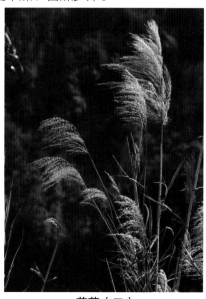

<table>
<tr><td style="text-align:center">芦苇（一）</td><td style="text-align:center">芦苇（二）</td></tr>
</table>

学名：*Setaria viridis* (L.) Beauv.

形态特征：草本，秆高 10 ～ 100 cm。叶鞘边缘具较长的密绵毛状纤毛；叶舌极短；叶片扁平，长三角状狭披针形或线状披针形，先端渐尖，基部钝圆形，边缘粗糙。圆锥花序；小穗 2 ～ 5 个簇生于主轴上或小枝上，椭圆形。花果期 5—10 月。

生境分布：生于海拔 4 000 m 以下的荒野、道旁。

功效及用途：全草入药。清热利湿、祛风明目、解毒、杀虫。用于风热感冒、黄疸、小儿疳积、痢疾、小便涩痛、目赤肿痛、疮癣。

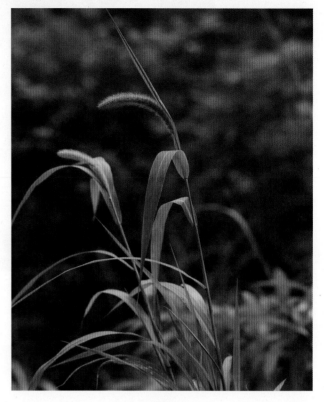

狗尾草

莎草科 / **Cyperaceae**

学名：*Cyperus rotundus* L.

形态特征：草本。匍匐根状茎长，具纺锤形块茎。秆锐三棱形，基部呈块茎状。叶较多，短于秆；鞘棕色，常裂成纤维状。穗状花序轮廓为陀螺形，稍疏松，具 3 ～ 10 个小穗；小穗轴具较宽白色透明的翅。小坚果长圆状倒卵形。花果期 5—11 月。

生境分布：生长于山坡荒地草丛中或水边潮湿处。

功效及用途：根茎（香附）入药。行气解郁、调经止痛。用于肝郁气滞、胸胁胀痛、消化不良、胸脘痞闷、寒疝腹痛、乳房胀痛、月经不调、经闭痛经。

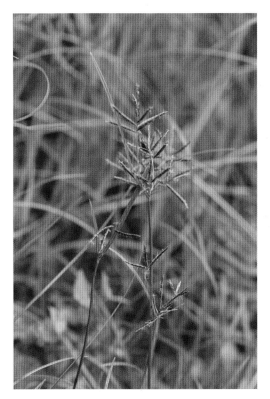

莎草（一）

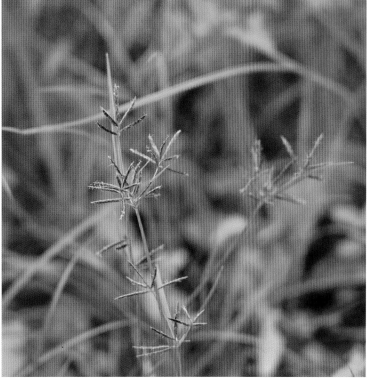

莎草（二）

棕榈科/

Palmae

/// 棕　榈 ///

学名：*Trachycarpus fortunei* (Hook.) H. Wendl.

形态特征：乔木，高 3 ~ 10 m 或更高。树干圆柱形，被老叶柄基部和密集的网状纤维。叶片圆扇形或近圆形，深裂成 30 ~ 50 片具皱折的线状裂片；叶柄两侧具细圆齿。雌雄异株。雌花序上有 3 个佛焰苞包着。果实阔肾形，成熟时由黄色变为淡蓝色，有白粉。花期 4 月，果期 12 月。

生境分布：生于海拔 2 000 m 以下的山区疏林。南方各地多栽培

功效及用途：叶柄入药。收敛止血。用于吐血衄血、尿血便血、崩漏。树干可供建筑用材，棕皮能制绳索、毛刷、床垫、蓑笠等。

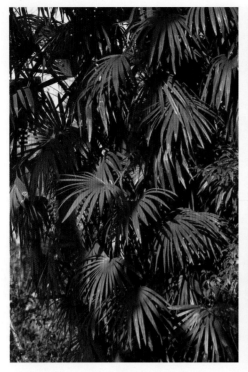
棕榈（一）

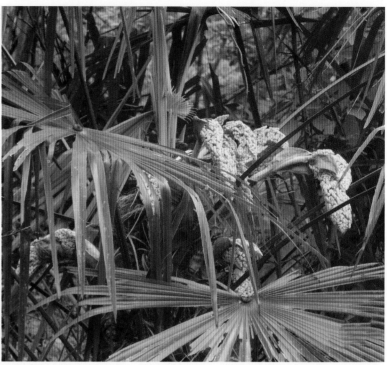
棕榈（二）

天南星科
Araceae

/// 菖 蒲 ///

　　学名： *Acorus calamus* L.

　　形态特征：草本。根茎横走，稍扁，外皮黄褐色，芳香；根肉质。叶基部两侧鞘状膜质；叶片剑状线形，基部宽、对褶。花序柄三棱形；叶状佛焰苞剑状线形；肉穗花序斜向上或近直立，狭锥状圆柱形；花黄绿色。浆果长圆形，红色。花果期2—9月。

　　生境分布：生于海拔2 600 m以下的水边、沼泽湿地或湖泊浮岛上。常有栽培。

　　功效及用途：根茎入药。开窍化痰、辟秽杀虫。用于痰涎壅闭、神志不清、慢性支气管炎、痢疾、肠炎、腹胀腹痛、食欲不振、风寒湿痹；外用于疮疥。

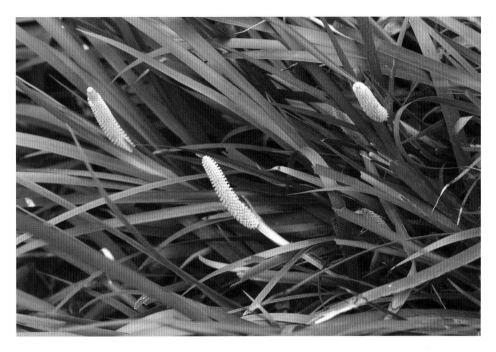

菖蒲

/// 魔 芋 ///

学名： *Amorphophallus konjac* K. Koch

形态特征： 草本。块茎扁球形，暗红褐色，颈部周围生多数肉质根及纤维状须根。叶柄长而粗，黄绿色，有绿褐色或白色斑块；叶片绿色，3裂，再二歧分裂。佛焰苞漏斗形，管部苍绿色，杂以暗绿色斑块，边缘紫红色；肉穗花序。浆果球形或扁球形，黄绿色。花期4—6月，果期8—9月。

生境分布： 生于疏林下、林缘或溪谷两旁湿润地，或栽培于房前屋后、田边地角。

功效及用途： 块茎入药。化痰消积、解毒散结、行瘀止痛。用于痰咳、积滞、疟疾、癥瘕、跌打损伤、痈肿、疔疮、烫火伤、虫蛇咬伤。本品块茎可加工成魔芋豆腐，供食用。魔芋富含淀粉，可用作浆纱、造纸、瓷器或建筑等的胶粘剂。

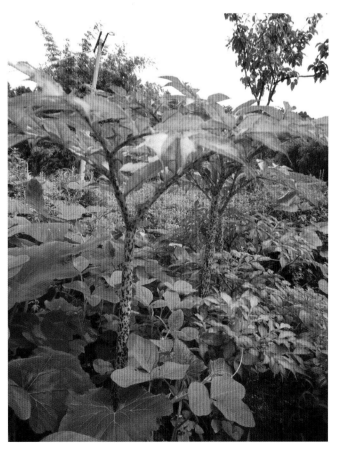

魔芋

学名： *Arisaema elephas* Buchet

形态特征： 草本。块茎近球形，密生纤维状须根。叶1枚，叶柄长而粗壮，黄绿色；叶片3全裂，稀3深裂；中裂片倒心形；侧裂片宽斜卵形。佛焰苞基部黄绿色，上部青紫色，管部具白色条纹。肉穗花序；雄花序轴圆柱形；雌花子房长卵圆形。浆果砖红色，椭圆状。花期5—6月，果期7—9月。

生境分布： 生于海拔1 800～4 000 m的河岸、山坡林下、草地或荒地。

功效及用途： 块茎入药。燥湿、祛风、化痰、散结。用于中风口眼歪斜、半身不遂、破伤风、颈项强直、小儿惊风、痰咳、痈疽肿毒。本品有剧毒，慎用。

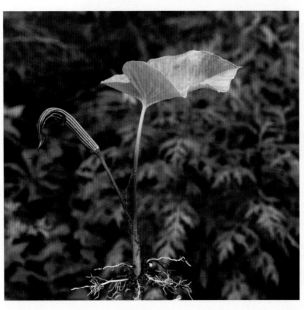 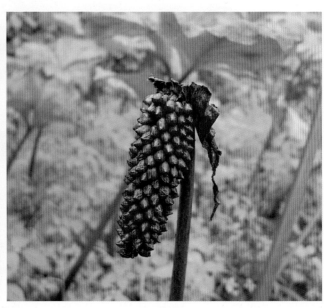

象南星（一）　　　　　　　　　　　　象南星（二）

学名： *Arisaema erubescens* (Wall.) Schott

形态特征： 草本。块茎扁球形。叶1枚，有长柄，具鞘；叶片放射状分裂，裂片披针形、长圆形至椭圆形，多具线形长尾。佛焰苞绿色，背面有白色条纹，或淡紫色至深紫色；肉穗花序；雄花淡绿色、紫色至暗褐色；雌花子房卵圆形。浆果红色。花期5—7月，果期8—10月。

生境分布： 生于海拔3 200 m以下的林下、灌丛、草坡、荒地。

功效及用途： 块茎入药。祛风止痉、化痰散结。用于顽痰咳嗽、风痰眩晕、中风痰壅、半身不遂、癫痫、惊风、破伤风；外用于痈肿、蛇虫咬伤。本品有毒，慎用。

中国瓦屋山常见药用植物图鉴

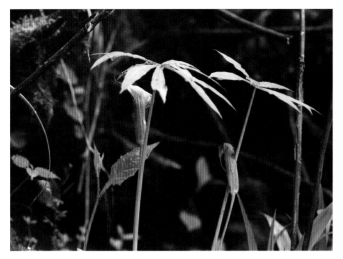

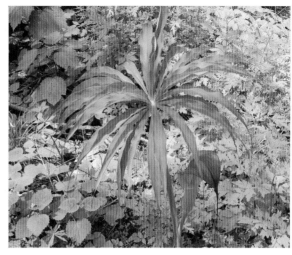

一把伞南星（一）　　　　　　　　　一把伞南星（二）

/// 天南星 ///

学名：*Arisaema heterophyllum* Blume

形态特征：草本。块茎扁球形，顶部扁平，周围生根。叶片鸟足状分裂，裂片倒披针形至线状长圆形，先端骤狭渐尖，基部楔形，全缘。佛焰苞管部圆柱形，喉部截形；肉穗花序；雄花序单性；两性花序下部为雌花序，上部为雄花序。浆果红色，圆柱形。花期4—5月，果期7—9月。

生境分布：生于海拔2 700 m以下的林下、灌丛或草地。

功效及用途：块茎入药。祛风止痉、化痰散结。用于顽痰咳嗽、风痰眩晕、中风痰壅、半身不遂、癫痫、惊风、破伤风；外用于痈肿、蛇虫咬伤。

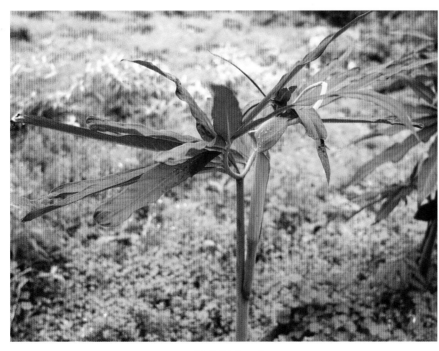

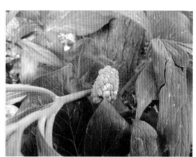

天南星（二）

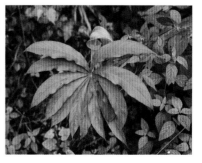

天南星（一）　　　　　　　　　天南星（三）

/// 虎 掌 ///

学名： *Pinellia pedatisecta* Schott

形态特征： 草本。块茎近圆球形，根密集，肉质。叶柄淡绿色，具鞘；叶片鸟足状分裂，裂片6～11，披针形，渐尖，基部渐狭，楔形。佛焰苞淡绿色；肉穗花序，花序柄长，直立；雌花序长于雄花序。浆果卵圆形，绿色至黄白色。花期6—7月，果期9—11月。

生境分布： 生于海拔1 000 m以下的林下、山谷或河谷阴湿处。

功效及用途： 块茎入药。祛风止痉、化痰散结。用于顽痰咳嗽、风痰眩晕、中风痰壅、半身不遂、癫痫、惊风、破伤风；外用于痈肿、蛇虫咬伤。本品有毒，慎用。

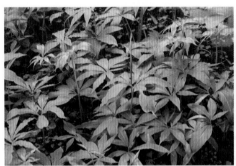

虎掌（一）

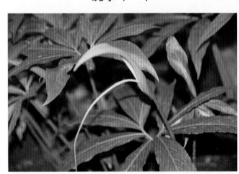

虎掌（二）

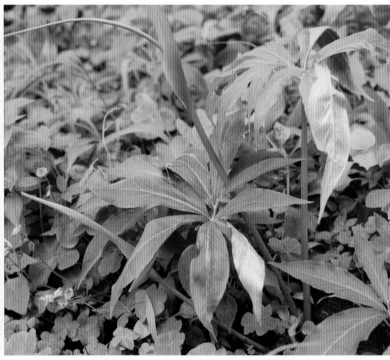

虎掌（三）

/// 半 夏 ///

学名： *Pinellia ternata* (Thunb.) Breit.

形态特征： 草本。块茎圆球形。叶2～5枚，有时1枚；叶片3全裂，裂片长圆状椭圆形或披针形，两头锐尖，中裂片较长，侧裂片稍短，全缘或具浅波状圆齿。佛焰苞绿色或绿白色，管部狭圆柱形，檐部长圆形；肉穗花序。浆果卵圆形，黄绿色。花期5—7月，果期8月。

生境分布： 生于海拔2 500 m以下的草坡、荒地、玉米地、田边或疏林下。

功效及用途： 块茎入药。燥湿化痰、降逆止呕、消痞散结。用于痰多咳喘、痰饮眩悸、风痰眩晕、痰厥头痛、呕吐反胃、胸脘痞闷。

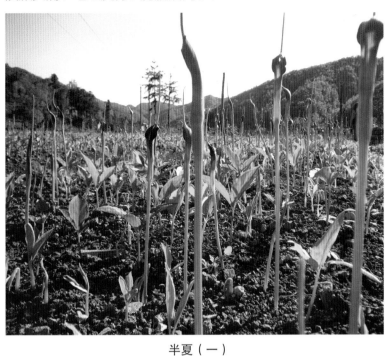

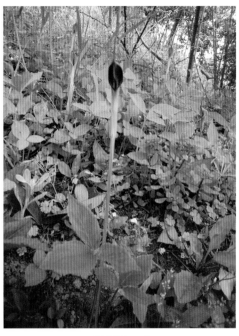

半夏（一）

半夏（二）

/// 马蹄莲 ///

学名： *Zantedeschia aethiopica* (L.) Spreng.

形态特征： 草本。叶基生，叶柄下部具鞘；叶片心状箭形或箭形，先端锐尖、渐尖或具尾状尖头，基部心形或戟形，全缘。花序具长柄；佛焰苞管部短，檐部亮白色；肉穗花序圆柱形，黄色。浆果短卵圆形，淡黄色。种子倒卵状球形。花期 2—3 月，果期 8—9 月。

生境分布： 各地多栽培。

功效及用途： 块茎入药。清热解毒。外用于烧烫伤、外伤。本品有毒，禁内服。

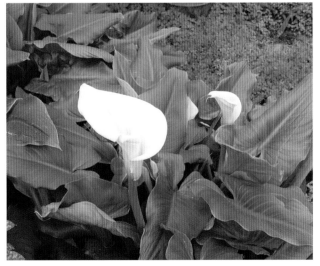

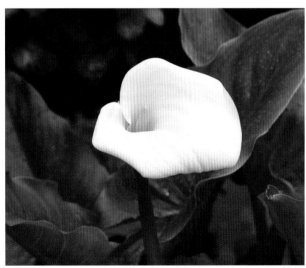

马蹄莲（一）

马蹄莲（二）

373

灯心草科
Juncaceae

学名： *Juncus allioides* Franch.

形态特征： 草本，高 10 ～ 55 cm。茎丛生，圆柱形，有纵条纹。基生叶与茎生叶各 1 枚；叶片圆柱形，稍压扁，具明显横膈。头状花序单一顶生，有 7 ～ 25 朵花；花被片披针形，灰白色至淡黄色，膜质。蒴果长卵形。花期 6—8 月，果期 7—9 月。

生境分布： 生于海拔 1 800 ～ 4 700 m 的山坡、草地和林下潮湿处。

功效及用途： 茎髓、全草入药。清热、利水渗湿。用于淋病、水肿、心烦不寐、喉痹、创伤。

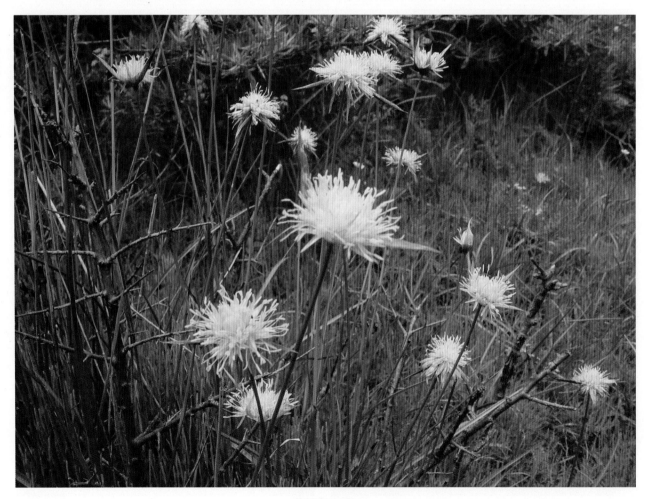

葱状灯心草

学名： *Juncus effusus* L.

形态特征： 草本，高 27 ~ 91 cm。根状茎匍匐，具黄褐色稍粗的须根。茎丛生，圆柱形，具纵条纹，茎内充满白色的髓心。叶片退化为刺芒状。聚伞花序假侧生；花淡绿色；花被片线状披针形，黄绿色。蒴果长圆形或卵形，黄褐色。花期 4—7 月，果期 6—9 月。

生境分布： 生于海拔 1 650 ~ 3 400 m 的河边、池旁、水沟、稻田旁、草地及沼泽阴湿处。

功效及用途： 茎髓、全草入药。清热、利水渗湿。用于淋病、水肿、心烦不寐、喉痹、创伤。

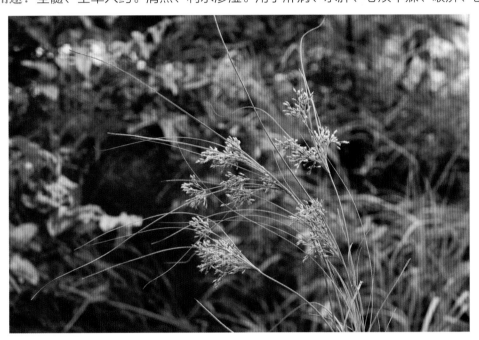

灯芯草

鸭跖草科 / **Commelinaceae**

学名： *Commelina communis* L.

形态特征： 草本。茎匍匐，长可达 1 m，多分枝。叶片卵圆状披针形或披针形，先端渐尖，基部下延成膜质鞘，抱茎，有白色缘毛，全缘。总苞片佛焰苞状；聚伞花序；花瓣深蓝色，内面 2 枚具爪。蒴果椭圆形。花期 7—9 月，果期 9—10 月。

生境分布：生于海拔 100 ~ 2 400 m 的沟边、路边、田埂、荒地、宅旁墙角、山坡及林缘草丛阴湿处。

功效及用途：全草入药。消肿利尿、清热解毒。用于咽炎、扁桃体炎、宫颈糜烂、虫蛇咬伤。

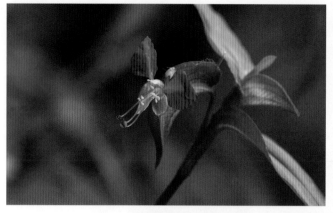

鸭跖草（一）　　　　　　　　　　鸭跖草（二）

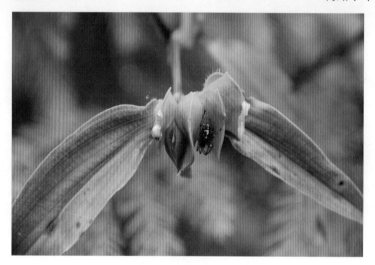

鸭跖草（三）

百部科

Stemonaceae

/// 大百部 ///

学名：*Stemona tuberosa* Lour.

形态特征：攀援状草本。块根丛生，肉质，纺锤状或圆柱形，长达 30 cm。茎具少数分枝。叶常对生；叶片卵状披针形、卵形或宽卵形，顶端渐尖至短尖，基部心形，边缘稍波状。花单生或 2 ～ 3 朵；花被片黄绿色带紫色脉纹，顶端渐尖。蒴果卵形。花期 4—7 月，果期 5—8 月。

生境分布：生于海拔 370 ～ 2 240 m 的山坡丛林下、溪边、路旁以及山谷和阴湿岩石上。

功效及用途：块根入药。润肺止咳、杀虫灭虱。用于咳嗽、百日咳、肺痨咳嗽、蛲虫、阴道滴虫、头虱、疥癣；外用于驱除蚊虫。

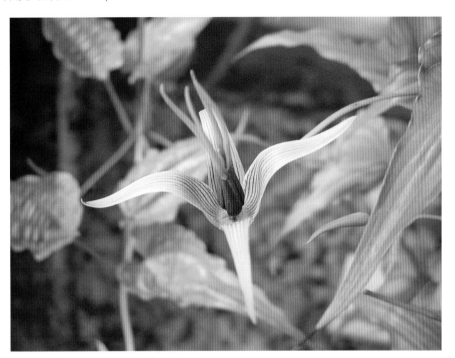

大百部（一）

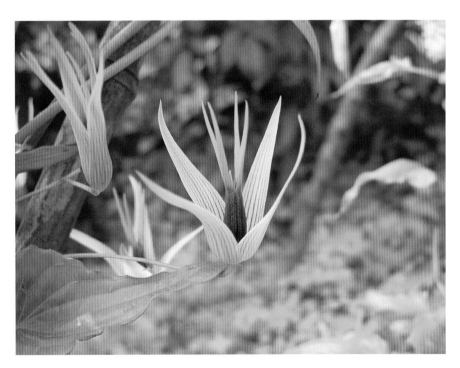

大百部（二）

百部科

百合科

Liliaceae

/// 薤 头 ///

学名：*Allium chinense* G. Don

形态特征：草本。鳞茎数枚聚生，狭卵状，外皮白色或带红色，膜质。叶 2～5 枚，具 3～5 棱的圆柱状，中空。花葶圆柱状；伞形花序近半球状；花淡紫色至暗紫色；花被片宽椭圆形至近圆形，顶端钝圆；花柱伸出花被外。花果期 10—11 月。

生境分布：各地多栽培，亦有野生。

功效及用途：鳞茎（薤白）入药。通阳散结、行气导滞。用于胸痹疼痛、痰饮咳喘、泻痢后重。

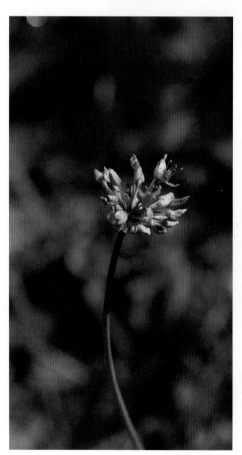

薤头（一）

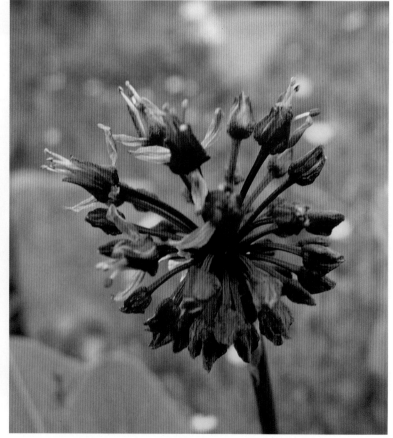

薤头（二）

学名： *Aloe vera* var. *chinensis* (Haw.) Berg.

形态特征： 多年生草本。茎较短。叶近簇生，肥厚多汁，条状披针形或宽披针形，边缘有尖齿状刺。花葶高 60 ~ 90 cm，不分枝或有时稍分枝；总状花序具几十朵花；苞片近披针形，先端锐尖；花下垂，稀疏排列，淡黄色而有红斑；花被基部多联合成筒状，裂片 6，先端稍外弯；雄蕊 6，与花被近等长或略长；花柱明显伸出花被外。蒴果。花期 2—4 月。

生境分布： 各地多栽培。

功效及用途： 叶入药。通便、催经、凉血、止痛。用于目赤、便秘、尿血、小儿惊痫、疳积、烧烫伤、妇女经闭、痔疮、疥疮、痈疖肿毒、跌打损伤。

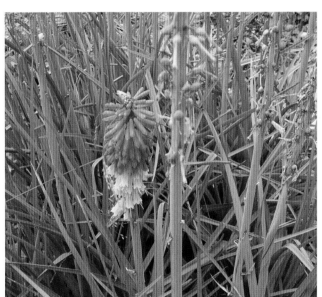

芦荟（一）

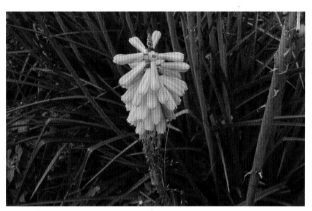

芦荟（二）

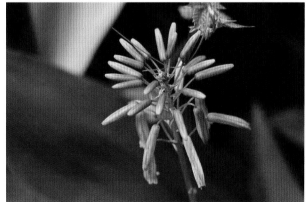

芦荟（三）

/// 天门冬 ///

学名： *Asparagus cochinchinensis* (Lour.) Merr.

形态特征： 攀援草本。块根簇生，呈纺锤状膨大，肉质。茎分枝具棱或狭翅。叶状枝常每 3 枚成簇，扁平，稍镰刀状。花通常每2朵腋生，单性，雌雄异株，淡绿色；雄花花被片6；雌花大小和雄花相似。浆果球形，熟时红色。花期5—6月，果期8—10月。

生境分布：生于海拔1750 m以下的山坡、路旁、疏林下、山谷或荒地上。

功效及用途：块根入药。滋阴润燥、清肺降火。用于燥热咳嗽、阴虚劳嗽、热病伤阴、内热消渴、肠燥便秘、咽喉肿痛。

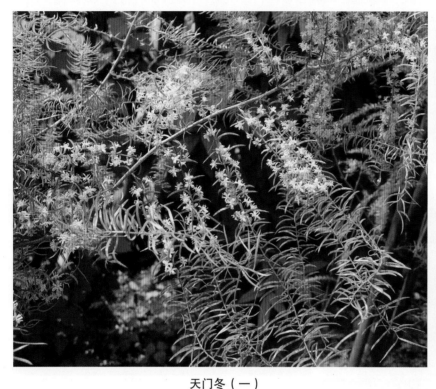

天门冬（一）

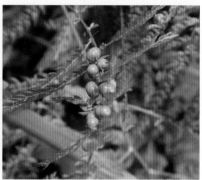

天门冬（二）

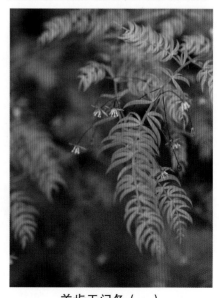

天门冬（三）

/// 羊齿天门冬 ///

学名： *Asparagus filicinus* D. Don

形态特征：草本，高50～70 cm。根成簇，纺锤状膨大。茎分枝常有棱。叶状枝每5～8枚成簇，扁平，镰刀状；鳞状叶卵状三角形。花单性，雌雄异株，淡绿色，有时稍带紫色；雄花花被片6；雌花和雄花近等大。浆果近球形，紫黑色。花期5—7月，果期8—9月。

生境分布：生于海拔1200～3000 m的丛林下或山谷阴湿处。

功效及用途：根入药。清热润肺、养阴润燥、止咳、杀虫、止痛消肿。用于肺痨久咳、骨蒸潮热、小儿疳积、牙痛、跌打损伤；外用于疥癣。

羊齿天门冬（一）

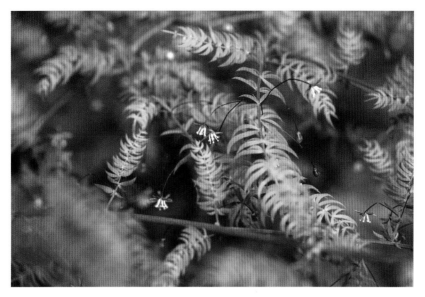

羊齿天门冬（二）

/// 石刁柏 ///

学名：*Asparagus officinalis* L.

形态特征：草本，高可达 1 m。根稍肉质。茎分枝柔弱。叶状枝每 3 ~ 6 枚成簇，近圆柱形，纤细，常稍弧曲。花 1 ~ 4 朵腋生，单性，雌雄异株，绿黄色；雄花花被片 6；雌花较小。浆果球形，熟时红色。花期 5—6 月，果期 9—10 月。

生境分布：各地多栽培。

功效及用途：块根入药。清肺、止咳、杀虫。用于风寒咳嗽、百日咳、肺结核、老年咳喘、疳虫、疥癣。

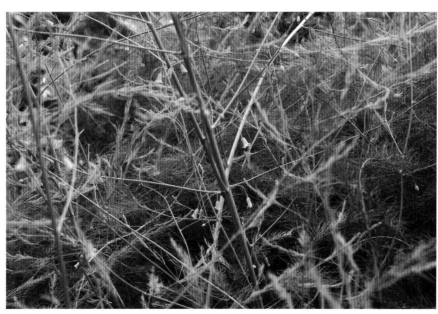

石刁柏

学名：*Campylandra chinensis* (Baker) M. N. Tamura et al.

形态特征：草本。根状茎长圆柱形，绿色至黄色。叶基生，4～8枚，倒披针形至矩圆状披针形，先端渐尖，基部渐狭。穗状花序侧生，密生多花；花短钟状，花被筒肉质，黄色或黄绿色。浆果球形，紫红色。花期4—6月，果期9—11月。

生长环境：生于海拔1 000～2 000 m的林下阴湿处、溪边或路旁。

功效及用途：根状茎入药。清热解毒、祛风除湿、散瘀止痛。用于白喉、咽喉肿痛、风湿痹痛、跌打损伤、胃痛、痈肿疮毒、虫蛇咬伤。

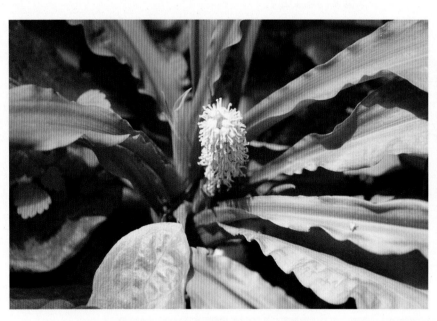 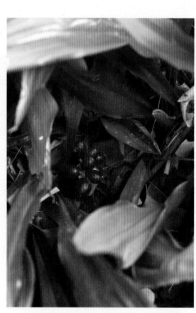

开口箭（一）　　　　　　　　　　　　　　　　开口箭（二）

/// 荞麦叶大百合 ///

学名：*Cardiocrinum cathayanum* (Wilson) Stearn

形态特征：草本，高可达180 cm。鳞茎大，鳞片宽卵形。茎生叶叶片卵状心形或卵形，先端急尖，基部近心形。总状花序有花3～5朵；花狭喇叭形，乳白色或淡绿色，内具紫色条纹；花被片条状倒披针形。蒴果近球形，红棕色。花期6—8月，果期8—9月。

生境分布：生于海拔600～1 200 m的山坡林下阴湿处。

功效及用途：鳞茎入药。清肺、平喘、止咳。用于肺结核咯血、小儿高烧、鼻窦炎、中耳炎。

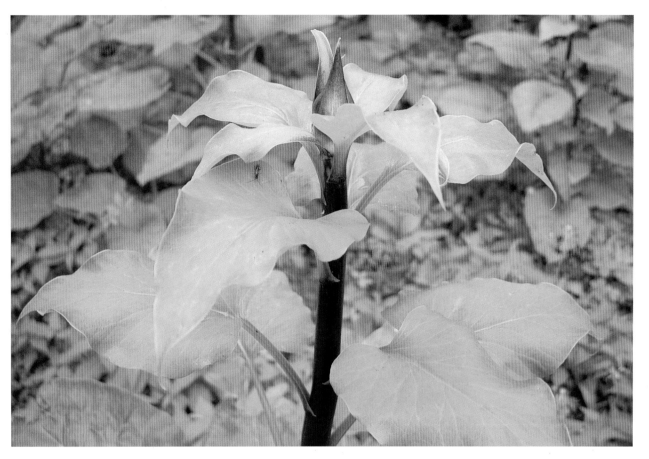

荞麦叶大百合（一）

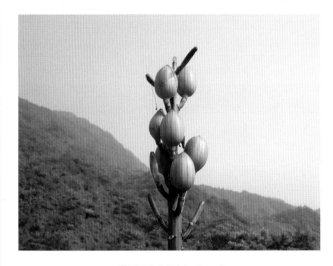

荞麦叶大百合（二）

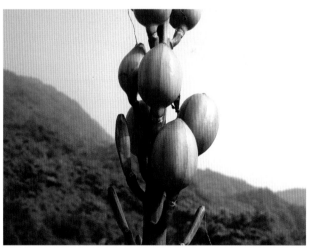

荞麦叶大百合（三）

/// 长蕊万寿竹 ///

学名：*Disporum bodinieri* (Levl. et Vant.) Wang et Tang

形态特征：草本。根状茎横出，呈结节状，根肉质。叶片披针形、椭圆形或卵形，先端长渐尖，基部近圆形。伞形花序生于茎和分枝顶端；花白色或黄绿色，稀紫红色，花被片匙状倒披针形或倒卵形；雄蕊伸出花被。浆果近球形，熟时黑色。花期4—6月，果期7—12月。

生境分布：生于海拔1 200 ~ 2 200 m的林下和林缘灌丛。

功效及用途：根及根状茎入药。养阴润肺、止咳止血。用于阴虚咳嗽、痰中带血。

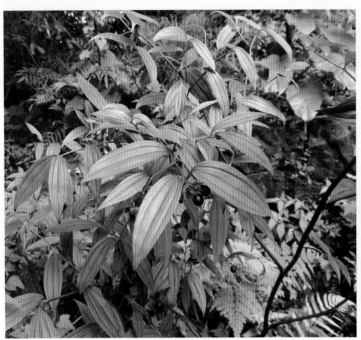

长蕊万寿竹（一）

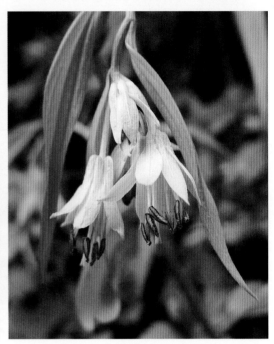

长蕊万寿竹（二）

/// 川贝母 ///

学名：*Fritillaria cirrhosa* D. Don

形态特征：草本，高15 ~ 50 cm。鳞茎卵圆形，由2枚鳞片组成。叶片条形至条状披针形，先端稍卷曲或不卷曲。花通常单朵，紫色至黄绿色，常有小方格，少数仅具斑点或条纹；花被片6，近倒卵形或椭圆状倒卵形。蒴果矩圆形，6棱，棱上有狭翅。花期5—7月，果期8—10月。

生境分布：生于海拔1 800 ~ 4 300 m的高山林中、灌丛下、草地或河滩、山谷等湿地或岩缝中。

功效及用途：鳞茎入药。清热化痰、润肺止咳、散结消肿。用于虚劳久咳、肺热燥咳、肺痈吐脓、瘰疬结核、乳痈、疮肿。

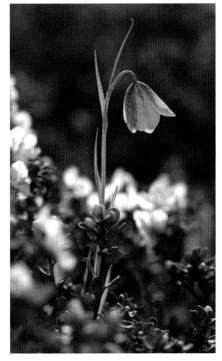
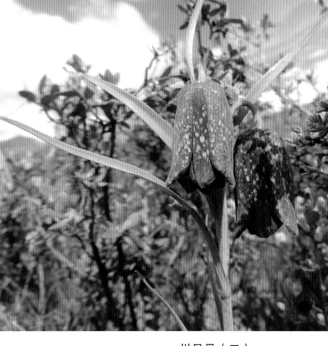

川贝母（一）　　　　　　　　　　　川贝母（二）

/// 萱 草 ///

学名：*Hemerocallis fulva* (L.) L.

形态特征：草本。根状茎粗短，具长纺锤形的肉质纤维根。基生叶丛生，条状披针形，背面被白粉。圆锥花序顶生，花葶高达 1 m 以上；花橘黄色，漏斗状；花被片 6，2 轮，开展，向外反卷。蒴果卵状球形。花果期 5—7 月。

生境分布：生于山地湿润处。各地多栽培。

功效及用途：根入药。清热利尿、凉血止血。用于腮腺炎、黄疸、膀胱炎、尿血便血、小便不利、乳汁缺乏、月经不调、衄血；外用于乳腺炎。

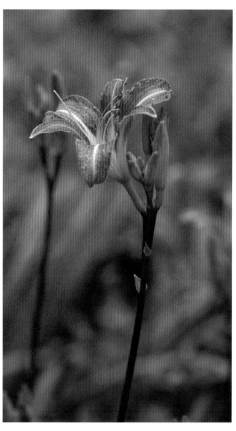

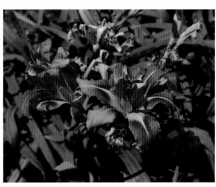

萱草（一）　　　　　　　　　　　萱草（二）

385

学名：*Hosta plantaginea* (Lam.) Aschers.

形态特征：草本。根状茎粗厚。叶卵状心形、卵形或卵圆形，先端近渐尖，基部心形；具长叶柄。花单生或 2 ～ 3 朵簇生，白色，芳香。蒴果圆柱状，有三棱。花果期 8—10 月。

生境分布：生于海拔 2 200 m 以下的林下、草坡或岩石边。各地常见栽培，

功效及用途：根、叶、花入药。根、叶清热解毒、消肿止痛。根外用于乳腺炎、中耳炎、颈淋巴结结核、疮疡肿毒、烧烫伤；叶外用于下肢溃疡。花清咽、利尿、通经。用于咽喉肿痛、小便不利、痛经；外用于烧伤。

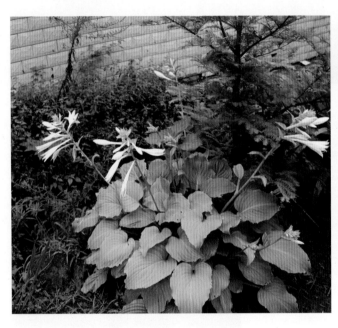
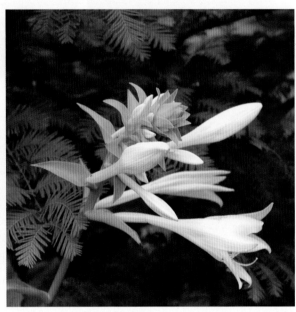

玉簪（一）　　　　　　　　　　　　　　　　　玉簪（二）

学名：*Lilium davidii* Duchartre

形态特征：草本，高 50 ～ 100 cm。鳞茎扁球形，鳞片宽卵形至卵状披针形，白色。叶片条形，先端急尖，边缘反卷并有明显的小乳头状突起。花下垂，橙黄色，有紫黑色斑点；花被片 6，2 轮。蒴果长矩圆形。花期 7—8 月，果期 9 月。

生境分布：生于海拔 850 ～ 3 200 m 的山坡草地、林下潮湿处或林缘。

功效及用途：鳞茎入药。养阴润肺、清心安神。用于阴虚燥咳、劳嗽咳血、失眠心悸。鳞茎富含淀粉，可食用。

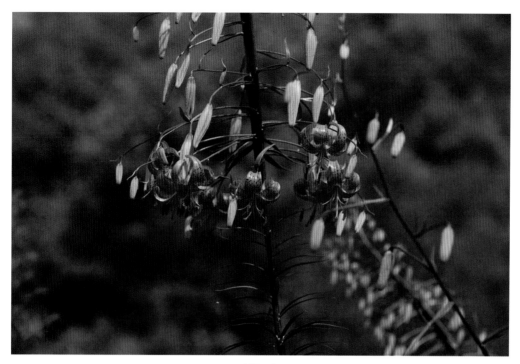

川百合

/// 卷 丹 ///

学名：*Lilium lancifolium* Thunb.

形态特征：草本，高 0.8 ~ 1.5 m。鳞茎近宽球形，鳞片宽卵形，白色，肉质。茎带紫色条纹。叶矩圆状披针形或披针形，边缘有乳头状突起。花下垂；花梗有白色绵毛；花被片 6，2 轮，披针形，反卷，橙红色，有紫黑色斑点。蒴果狭长卵形。花期 7—8 月，果期 9—10 月。

生境分布：生于海拔 400 ~ 2 500 m 的山坡灌木林下、草地，路边或水旁。各地有栽培。

功效及用途：鳞茎入药。养阴润肺、清心安神。用于阴虚久嗽、痰中带血、虚烦惊悸、失眠多梦、精神恍惚、痈肿、湿疮。鳞茎富含淀粉，可供食用。

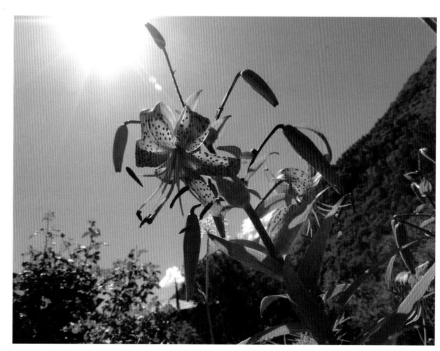

卷丹

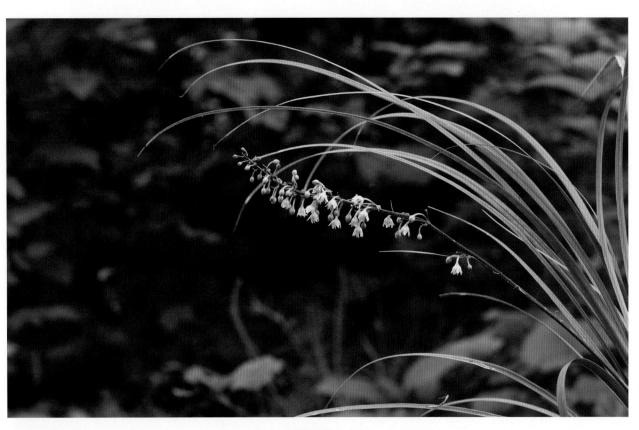

/// 沿阶草 ///

学名：*Ophiopogon bodinieri* Levl.

形态特征：草本。根纤细，近末端处有时具膨大成纺锤形的小块根。叶基生成丛，禾叶状，先端渐尖，边缘具细锯齿。总状花序；花常单生或2朵簇生于苞片腋内；花被片6，卵状披针形、披针形或近矩圆形，常下垂，白色或淡紫色。花期6—8月，果期8—10月。

生境分布：生于海拔600～3 400 m的山坡、山谷潮湿处、沟边、灌木丛下或林下。

功效及用途：块根入药。功效同麦冬。

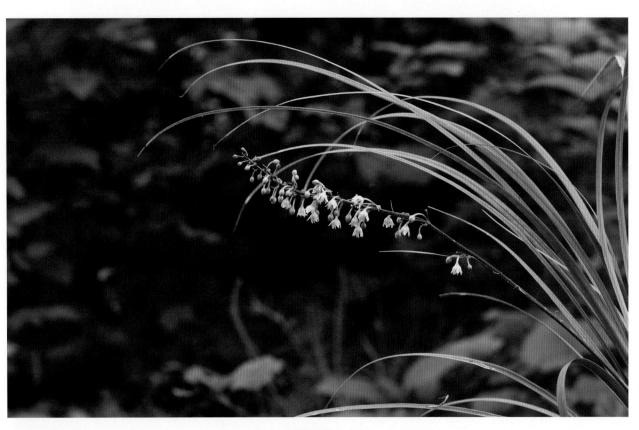

沿阶草

/// 麦　冬 ///

学名：*Ophiopogon japonicus* (L. f.) Ker-Gawl.

形态特征：草本。根较粗，中间或近末端常膨大成椭圆形或纺锤形的小块根。叶基生成丛，禾叶状，边缘具细锯齿。总状花序；花单生或成对着生于苞片腋内；花被片6，2轮，披针形，下垂，稍张开，白色或淡紫色。花期5—8月，果期8—9月。

生境分布：生于海拔2 000 m以下的山坡阴湿处、林下或溪旁。各地多栽培。

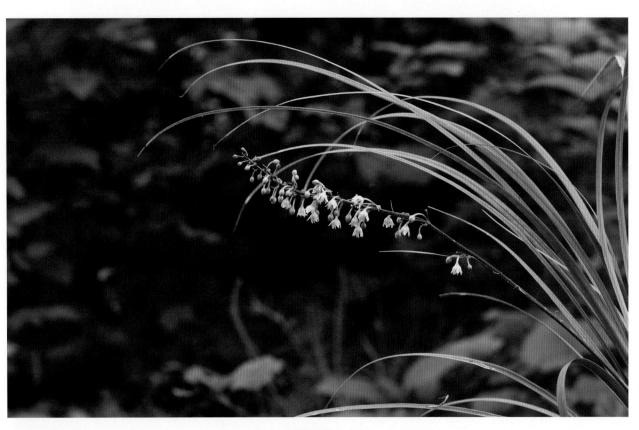

中国瓦屋山常见药用植物图鉴

388

功效及用途：块根入药。生津解渴、润肺止咳。用于肺燥干咳、阴虚痨嗽、喉痹咽痛、津伤口渴、内热消渴、心烦失眠、肠燥便秘。

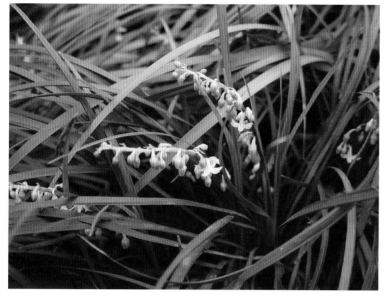

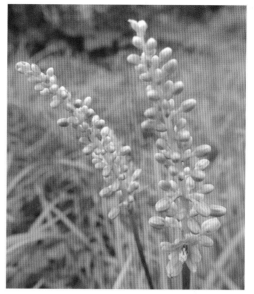

麦冬（一）　　　　　　　　　　麦冬（二）

/// 五指莲重楼 ///

　　学名：*Paris axialis* H. Li

　　形态特征：草本。根状茎粗壮，圆柱形，棕褐色。叶4～6枚；叶片宽卵形，先端短尖，基部略呈心形。花葶顶生1花；花基数4～6；萼片绿色，卵形或卵状披针形；花瓣黄绿色，丝状；子房绿色，中轴胎座。蒴果近球形，具棱。花期4—5月，果期9—10月；

　　生境分布：生于海拔1 000～1 800 m的林下阴湿处。

　　功效及用途：根状茎入药。清热解毒、止血。用于疮毒肿痛、虫蛇咬伤、子宫出血。

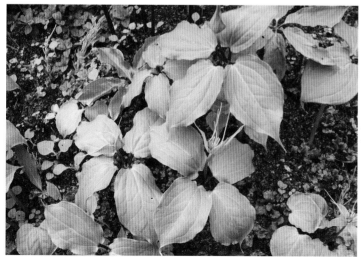

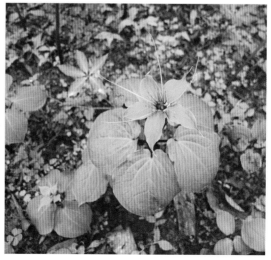

五指莲重楼（一）　　　　　　　　　五指莲重楼（二）

学名：*Paris bashanensis* Wang et Tang

形态特征：草本，高 25 ～ 45 cm。根状茎细长，直径 3 ～ 8 mm。叶 4 枚，稀 5 枚；叶片矩圆状披针形或卵状椭圆形，先端渐尖，基部楔形。花葶顶生 1 花；花基数 4；花萼狭披针形，反折；花瓣线形，与萼片近等长；药隔突出部分长 6 ～ 15 mm。蒴果紫色。花期 4—6 月。

生境分布：生于海拔 2 800 m 以下的林下阴湿处。

功效及用途：根状茎入药。散寒祛湿、通络止痛、止血生肌。用于寒湿久痹、腰肢冷痛、外伤出血。

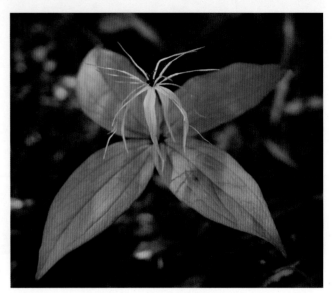

巴山重楼

学名：*Paris cronquistii* (Takhtajan) H. Li

形态特征：草本，高 25 ～ 100 cm。根状茎圆柱形，结节明显，生须根。叶 4 ～ 6 枚；叶片卵形，先端短尖，基部略心形，上面绿色或间有紫斑，背面紫色或绿色具紫斑。花葶顶生 1 花；花基数 4 ～ 6；花萼卵状披针形或披针形，黄绿色；花瓣狭线形。蒴果红褐色。花期 5—6 月，果期 10—11 月。

生境分布：生于海拔 700 ～ 2 100 m 的山坡、山谷、林下、灌丛阴湿处。

功效及用途：根状茎入药。功效同华重楼。

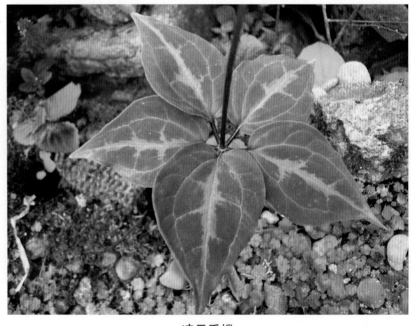

凌云重楼

学名： *Paris delavayi* Franch.

形态特征： 草本，高 25～80 cm。根状茎粗厚，具环节及多数须根。叶 5～10 枚，轮生；叶片卵状披针形，先端具短尖头或渐尖，基部楔形，全缘。花葶顶生 1 花；花基数 4～6；花萼紫绿或紫色，常反折；花瓣常暗紫色；药隔凸出部分紫色。蒴果圆锥形，具棱。花期 4—6 月，果期 9—10 月。

生境分布： 生于海拔 1 200～3 100 m 的灌丛下阴湿处。

功效及用途： 根状茎入药。功效同华重楼。

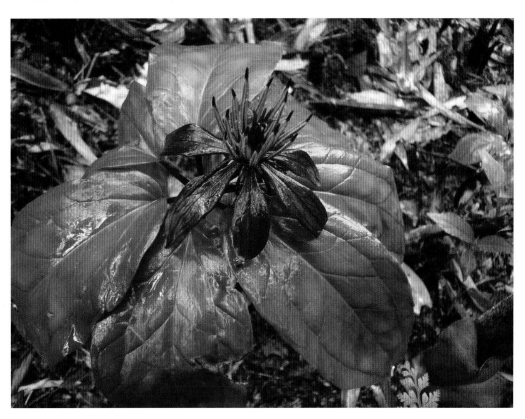

金线重楼

学名： *Paris fargesii* Franch.

形态特征： 草本，高 50～100 cm。根状茎粗厚，具环节及须根。叶 4～6 枚，轮生；叶片宽卵圆形，先端短尖，基部圆钝或略呈心形，全缘。花葶顶生 1 花；花基数 4～5；花萼卵状披针形，先端具长尾尖；花瓣狭矩形，较短；药隔突出部分呈圆头状，紫褐色或黑色。蒴果卵圆形，具棱。花期 4—6 月，果期 9—10 月。

百合科

391

生境分布：生于海拔 550 ~ 2 100 m 的山坡林缘、林下、灌丛阴湿处。

功效及用途：根状茎入药。功效同华重楼。

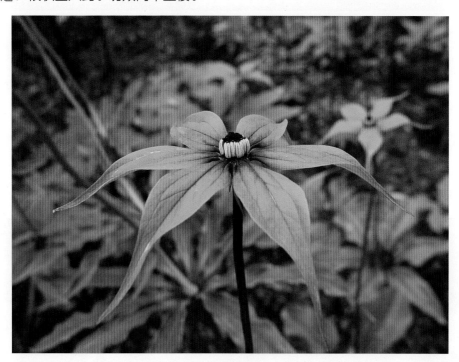

球药隔重楼

/// 具柄重楼 ///

学名：*Paris fargesii* var. *petiolata* (Baker ex C. H. Wright) Wang et Tang

形态特征：草本，高 50 ~ 140 cm。根状茎粗厚，具环节及多数须根。叶 4 ~ 10 枚，轮生；叶片宽卵形，先端短尖，基部近圆形，全缘；叶柄较长，紫红色。花葶顶生 1 花；花萼 5 ~ 6，卵状披针形；花瓣线形、线状披针形。蒴果近球形，具棱。花期 4—6 月，果期 9—10 月。

生境分布：生于海拔 1 500 ~ 3 100 m 的林缘、灌丛、草坡阴湿处。

功效及用途：根状茎入药。功效同华重楼。

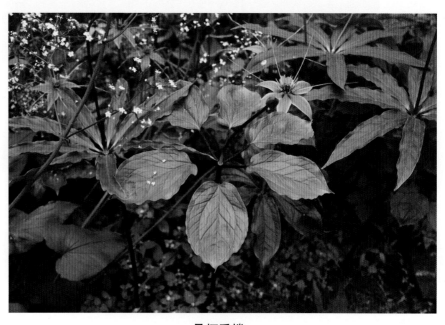

具柄重楼

学名：*Paris polyphylla* Sm.

形态特征：草本，高 35 ～ 100 cm。根状茎粗厚，具环节及须根。叶 7 ～ 13 枚，轮生；叶片矩圆形、椭圆形或倒卵状披针形，先端短尖或渐尖，基部圆形或宽楔形。花葶顶生 1 花；花基数 4 ～ 6；花萼狭卵状披针形；花瓣狭条形，常长于花萼。蒴果紫色，具棱。花期 4—7 月，果期 8—11 月。

生境分布：生于海拔 1 500 ～ 3 200 m 的林下。

功效及用途：根状茎入药。功效同华重楼。

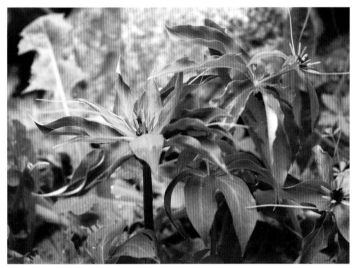 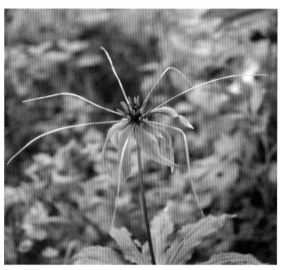

多叶重楼（一）　　　　　　　　　　　　　　多叶重楼（二）

学名：*Paris polyphylla* var. *chinensis* (Franch.) Hara

形态特征：草本，高 35 ～ 120 cm。根状茎粗厚，具结节及须根。叶 5 ～ 13 枚，轮生；叶片矩圆形、椭圆形或倒卵状披针形，先端短尖或渐尖，基部圆形或宽楔形，全缘。花葶顶生 1 花；花基数 4 ～ 6；萼片绿色，狭卵状披针形；花瓣黄绿色，狭条形，长仅为萼片的 1/2，常反折。蒴果深绿色至棕褐色，具棱。花期 4—7 月，果期 8—11 月。

生境分布：生于海拔 500 ～ 3 200 m 的林下。

功效及用途：根状茎（重楼、七叶一枝花）入药。清热解毒、消肿止痛、止咳平喘、息风定惊。用于淋巴结核、扁桃体炎、咽喉肿痛、腮腺炎、乳腺炎、慢性气管炎、小儿惊风、跌打损伤。

百合科

393

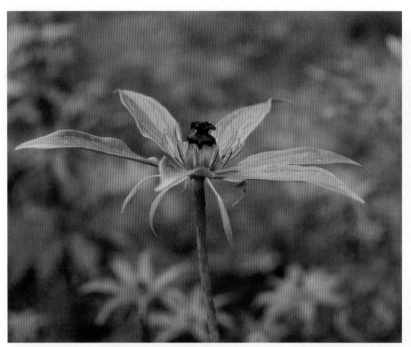

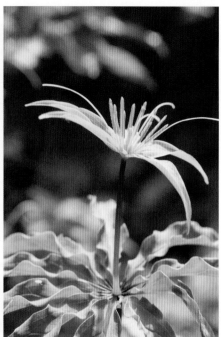

华重楼（一）　　　　　　　　　　华重楼（二）

/// 峨眉重楼 ///

学名： *Paris polyphylla* var. *emeiensis* H. X. Yin

形态特征： 草本，高 16 ~ 30 cm。根状茎圆柱状，结节明显，生须根。叶 6 ~ 11 枚，轮生；叶片披针形或长椭圆状披针形，先端渐尖，基部楔形，全缘。花葶顶生 1 花；花梗极短；花基数 3 ~ 5；花萼卵状披针形或长圆状披针形；花瓣紫色或绿色，丝状。蒴果近球形，具棱。花期 4—5 月，果期 8—9 月。

生境分布： 生于海拔 2 800 m 以下的山地林缘、灌丛、河岸或山谷中。

功效及用途： 根状茎入药。功效同华重楼。

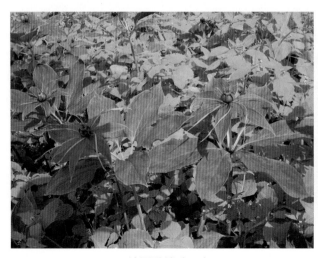

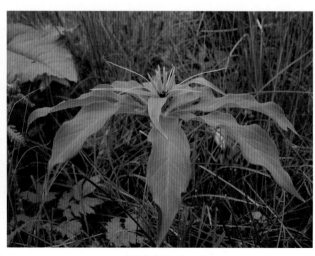

峨眉重楼（一）　　　　　　　　　　峨眉重楼（二）

/// 长药隔重楼 ///

学名：*Paris polyphylla* var. *pseudothibetica* H. Li

形态特征：草本，高 35 ~ 90 cm。根状茎粗厚，具环节及多数须根。叶 7 ~ 12 枚轮生；叶片披针形至倒披针形，先端具短尖头或渐尖，基部楔形，全缘。花葶顶生 1 花；花基数 5 ~ 6；花瓣条形，与花萼近等长或超过；药隔突出部分长 6 ~ 18 mm。蒴果深绿色至棕褐色，具棱。花期 5—7 月，果期 9—10 月。

生境分布：生于海拔 1 200 ~ 3 100 m 的灌丛下阴湿处。

功效及用途：根状茎入药。功效同华重楼。

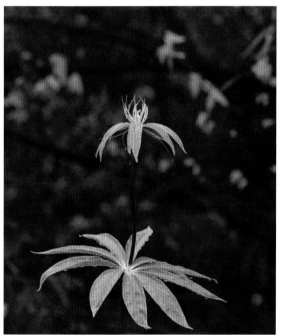

长药隔重楼（一）

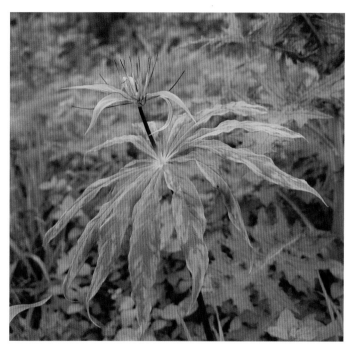

长药隔重楼（二）

/// 狭叶重楼 ///

学名：*Paris polyphylla* var. *stenophylla* Franch.

形态特征：草本，高 35 ~ 100 cm。根状茎粗厚，具多数须根。叶 8 ~ 13（~ 22）枚，轮生；叶片狭披针形，先端渐尖，基部楔形。花葶顶生 1 花；花萼 4 ~ 7 枚，狭披针形或卵状披针形；花瓣狭条形，远长于花萼。蒴果深绿色至棕褐色，具棱。花期 5—7 月，果期 9—10 月。

生境分布：生于海拔 1 000 ~ 2 700 m 的林下或草丛阴湿处。

功效及用途：根状茎入药。清热解毒、活血散瘀、平喘止咳、接骨。用于咽喉肿痛、小儿惊风、抽搐、痈疖、流行性腮腺炎。

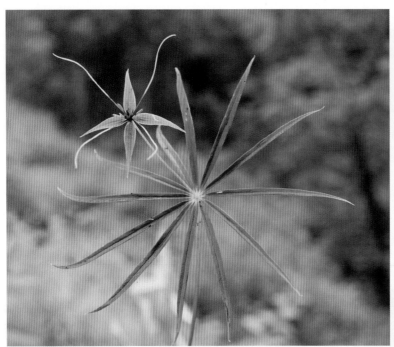 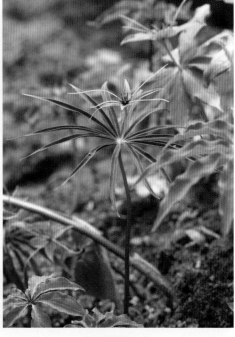

狭叶重楼（一）　　　　　　　　　　　　狭叶重楼（二）

/// 黑籽重楼 ///

学名： *Paris thibetica* Franch.

形态特征： 草本，高 25 ~ 60 cm。根状茎粗厚，具结节及须根。叶 7 ~ 12 枚，轮生；叶片披针形、卵状披针形，先端渐尖或略钝，基部楔形，全缘；通常无柄。花葶顶生 1 花；花基数 4 ~ 7；花萼绿色，披针形；花瓣淡绿色，丝状；药隔突出部分长 12 ~ 30 mm。蒴果近球形，具棱。种子卵形，亮黑色，被深红色肉质假种皮所半包被。花期 4—5 月，果期 6—7 月。

生境分布： 生于海拔 1 300 ~ 3 300 m 的常绿阔叶林、针阔混交林及灌丛中阴湿处。

功效及用途： 根状茎入药。功效同华重楼。

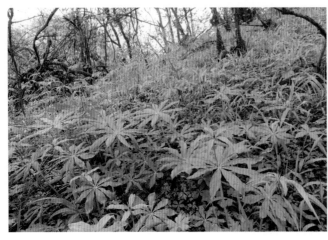 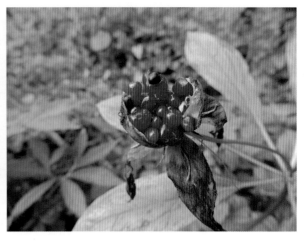

黑籽重楼（一）　　　　　　　　　　　　黑籽重楼（二）

/// 卷瓣重楼 ///

学名：*Paris undulata* H. Li et V. G. Soukup

形态特征：草本，高 60 ~ 90 cm。根状茎圆柱形，多结节与须根。叶 7 ~ 9 枚，轮生；叶片长圆形，先端短尖或渐尖，基部圆钝，全缘。花葶顶生 1 花；花基数 4 ~ 5；花萼披针形或倒披针形，先端渐尖；花瓣黄绿色，线形，边缘波状，下垂。花期 4—5 月，果期 9—10 月。

生境分布：生于海拔 1 100 ~ 2 100 m 的中山区山坡、山谷稀树林、灌丛、草丛阴湿处。

功效及用途：根茎入药。功效同华重楼。

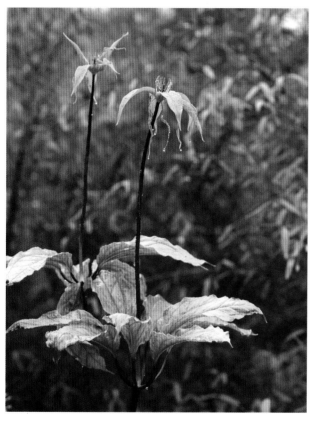

卷瓣重楼（一）

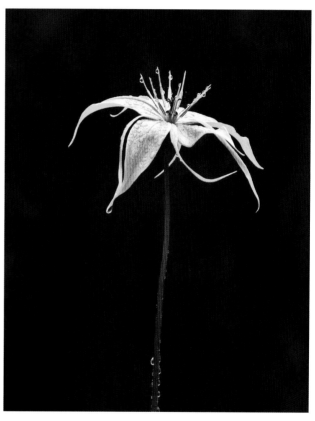

卷瓣重楼（二）

百合科

/// 平伐重楼 ///

学名：*Paris vaniotii* L.

形态特征：草本，高 35 ~ 60 cm。根状茎圆柱形，多结节及须根。叶 4 ~ 7 枚，轮生；叶片卵状长圆形，先端尖，基部圆或楔形，全缘；叶生长期长达 13 个月。花葶顶生 1 花；花萼披针形或卵状披针形，先端渐尖；花瓣线形，黄绿色。蒴果深绿色。种子白色，假种皮黄白色，半透明，黏稠。花期 5—6 月，果期 9—10 月。

生境分布：生于海拔 900 ~ 1 500 m 的山坡、山谷稀林、灌丛、草丛阴湿处。

功效及用途：根茎入药。功效同华重楼。

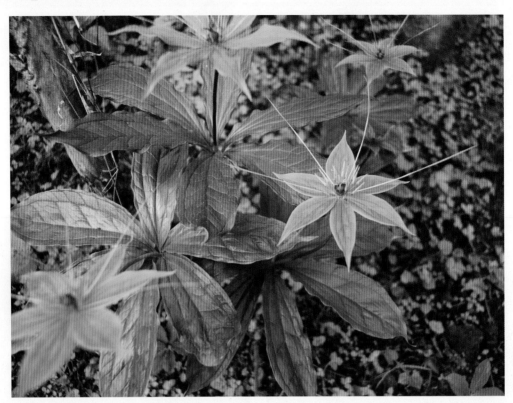

平伐重楼

/// 多花黄精 ///

学名：*Polygonatum cyrtonema* Hua

形态特征：草本，高 50 ~ 120 cm。根状茎肥厚，通常连珠状或结节成块。叶互生；叶片椭圆形、卵状披针形至矩圆状披针形，先端尖至渐尖。花 4 ~ 10 枚腋生；花被筒状，乳白色，先端 6 裂，裂片钝三角形。浆果黑色。花期 5—6 月，果期 8—10 月。

生境分布：生于海拔 500 ~ 2 100 m 的林下、灌丛或山坡阴处。

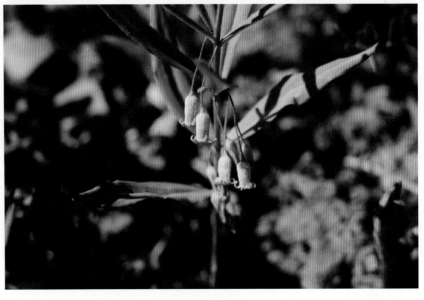

多花黄精

功效及用途： 根状茎入药。补气养阴、健脾润肺、益肾。用于脾虚胃弱、体倦乏力、口干食少、肺虚燥咳、精血不足、内热消渴。

　　学名： *Polygonatum kingianum* Coll. et Hemsl.

　　形态特征： 草本，高可达 110 cm。根状茎肥厚，近圆柱形或近连珠状，或呈不规则菱状结节。叶 3～10 枚轮生；叶片条形、条状披针形或披针形，先端拳卷。花 1～3 枚腋生；花被筒状，粉红色，先端 6 裂。浆果球形，橙红色。花期 3—5 月，果期 9—10 月。

　　生境分布： 生于海拔 700～3 600 m 的林下、灌丛或阴湿草坡，有时生岩石上。

　　功效及用途： 根状茎入药。补气养阴、健脾润肺、益肾。用于脾虚胃弱、体倦乏力、口干食少、肺虚燥咳、精血不足、内热消渴。

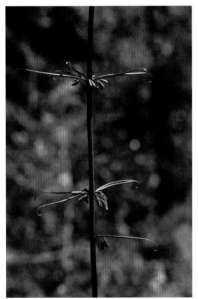 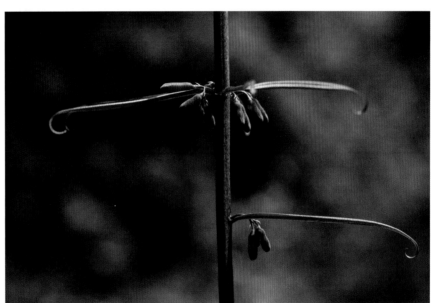

滇黄精（一）　　　　　　　　　　　　　　　　滇黄精（二）

　　学名： *Polygonatum odoratum* (Mill.) Druce

　　形态特征： 草本，高 20～50 cm。根状茎圆柱形，肉质，黄白色，密生多数须根。叶互生；叶片椭圆形至卵状矩圆形，先端尖，下面带灰白色。花序具 1～4 花；花被筒状，黄绿色至白色，先端 6 裂。浆果蓝黑色。花期 5—6 月，果期 7—9 月。

　　生境分布： 生于海拔 500～3 000 m 的林下或山野阴坡。

　　功效及用途： 根状茎入药。养阴润燥、生津止渴。用于肺胃阴伤、燥热咳嗽、咽干口渴、内热

百合科

消渴。

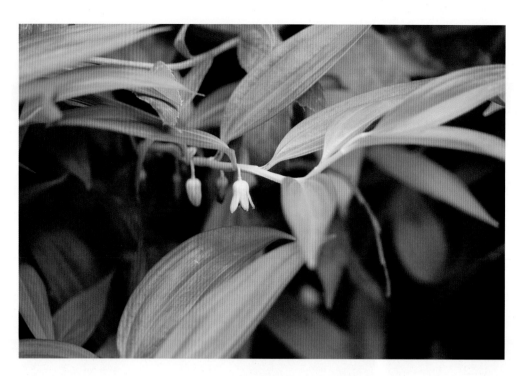

玉竹

/// 黄 精 ///

学名： *Polygonatum sibiricum* Delar. ex Redoute

形态特征： 草本，高 50 ～ 100 cm。根状茎肥大，肉质，略呈扁圆柱形。叶 4 ～ 6 枚，轮生；叶片条状披针形，先端拳卷或弯曲成钩。花 2 ～ 4 枚腋生；花被筒状，乳白色至淡黄色，中部稍缢缩，先端 6 裂。浆果黑色。花期 5—6 月，果期 8—9 月。

生境分布： 生于海拔 800 ～ 2 800 m 的林下、灌丛或山坡阴处。

功效及用途： 根状茎入药。补气养阴、健脾润肺、益肾。用于脾虚胃弱、体倦乏力、口干食少、肺虚燥咳、精血不足、内热消渴。

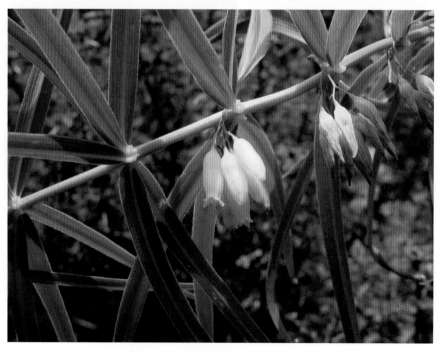

黄精

学名：*Smilacina japonica* A. Gray

形态特征：草本，高 30 ～ 60 cm。根状茎圆柱状，有时具膨大结节。叶卵状椭圆形、椭圆形或矩圆形，先端近短渐尖，两面疏生粗毛或近无毛。圆锥花序具花 10 ～ 20 朵；花白色；花被片分离，矩圆形或矩圆状倒卵形。浆果近球形，红色。花期 5—6 月，果期 8—9 月。

生境分布：生于海拔 1 300 ～ 4 000 m 的林下、灌丛下、水旁湿地或林缘。

功效及用途：根状茎及根入药。祛风止痛、活血消肿。用于风湿骨痛、神经性头痛；外用于乳腺炎、痈疖肿毒、跌打损伤。

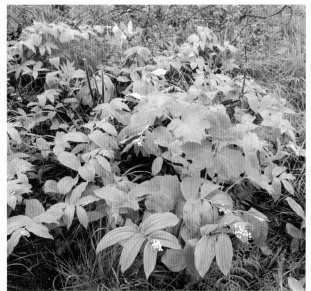 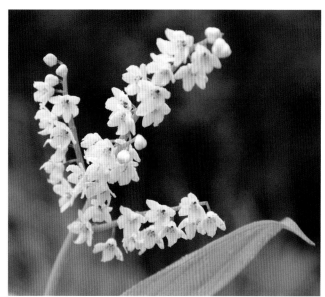

鹿药（一）　　　　　　　　　　　　　　鹿药（二）

学名：*Smilax china* L.

形态特征：攀援状灌木。根状茎粗厚，坚硬，呈不规则的块状。茎疏生刺。叶圆形、卵形或其他形状；叶柄具鞘，有卷须。伞形花序，具花十几朵或更多，常呈球形；花绿黄色。浆果红色，有粉霜。花期 2—5 月，果期 9—11 月。

生境分布：生于海拔 2 000 m 以下的林下、灌丛中、路旁、河谷或山坡上。

功效及用途：根状茎、叶入药。祛风利湿、解毒消肿。根状茎用于风湿关节痛、跌打损伤、胃肠炎、痢疾、消化不良、糖尿病、乳糜尿、白带、癌症。叶外用于痈疖疔疮、烫伤。

百合科

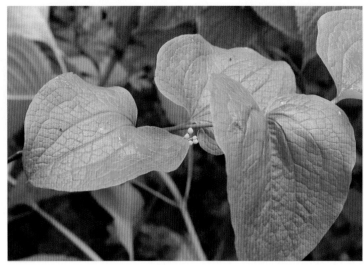
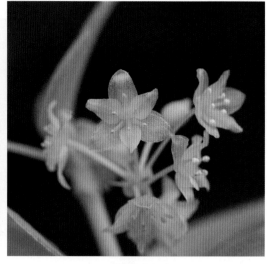

菝葜（一）　　　　　　　　　　菝葜（二）

/// 土茯苓 ///

学名： *Smilax glabra* Roxb.

形态特征： 攀援状灌木。块茎粗厚。茎枝光滑，无刺。叶互生；叶柄具狭鞘，常有纤细的卷须2条；叶片狭椭圆状披针形至狭卵状披针形，先端渐尖，基部圆形或钝。伞形花序；花绿白色，六棱状球形。浆果椭圆形，紫黑色，具粉霜。花期7—11月，果期11月至次年4月。

生境分布： 生于海拔1 800 m以下的林中、灌丛下、河岸或山谷中，也见于林缘与疏林中。

功效及用途： 块茎入药。解毒、除湿、通利关节。用于肢体拘挛、淋浊带下、湿疹瘙痒、痈肿疮毒。

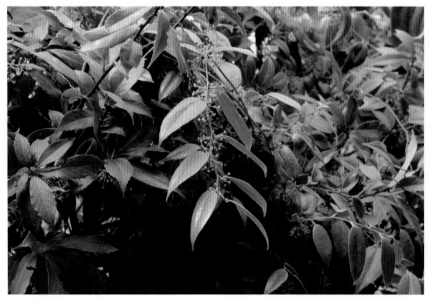
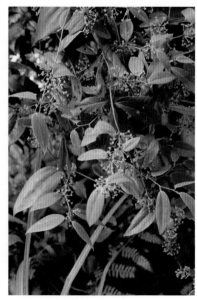

土茯苓（光叶菝葜）（一）　　　　　　土茯苓（光叶菝葜）（二）

/// 延龄草 ///

学名： *Trillium tschonoskii* Maxim.

形态特征： 草本，高 15 ~ 50 cm。根状茎粗短。叶 3 枚，轮生于茎顶端；无柄；叶片菱状圆形或菱形。花单生于叶轮中央；花被片 6，2 轮，外轮花被卵状披针形，绿色；内轮花被卵状被针形，白色，少有淡紫色。浆果圆球形，黑紫色。花期 4—6 月，果期 7—8 月。

生境分布： 生于海拔 1 600 ~ 3 200 m 的林下、山谷阴湿处、山坡或路旁岩石下。

功效及用途： 根状茎入药。镇静止痛、活血止血。用于高血压、神经衰弱、眩晕头痛、腰腿疼痛、月经不调、崩漏、外伤出血、跌打损伤。

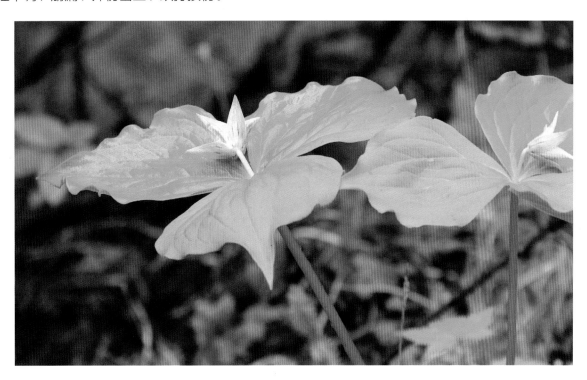

延龄草

/// 藜 芦 ///

学名： *Veratrum nigrum* L.

形态特征： 草本，高可达 1 m。根状茎粗壮，基部残存的叶鞘裂为黑色纤维状网。叶椭圆形、宽卵状椭圆形或卵状披针形，先端锐尖或渐尖。圆锥花序密生黑紫色花；花被片 6，矩圆形，先端钝或浑圆，基部略收狭，全缘。蒴果。花果期 7—9 月。

生境分布： 生于海拔 1 200 ~ 3 300 m 的山坡林下或草丛中。

功效及用途： 根及根茎入药。祛痰、催吐、杀虫。用于中风痰壅、癫痫、疟疾、骨折；外用于疥癣、灭蛆。

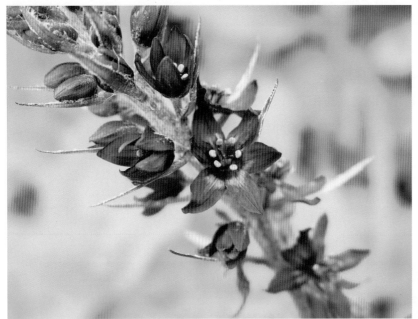

藜芦（一）

藜芦（二）

/// 丫蕊花 ///

学名： *Ypsilandra thibetica* Franch.

形态特征： 草本。高 15 ~ 30 cm。根茎粗壮。基生叶匙形至倒披针形，先端尖，基部渐狭，全缘；茎生叶倒披针形，基部抱茎。总状花序顶生，具花 5 ~ 20 朵；花被片 6，白色、粉红色至紫色，倒卵状长圆形。花期 3—4 月，果期 5—6 月。

生境分布： 生于海拔 1 300 ~ 2 850 m 的灌丛下、林中、路边湿地、山坡林中、石壁上。

功效及用途： 全草入药。活血散瘀、清热解毒、催吐利水。用于瘰疬、小便不利、水肿、崩漏、外伤出血。

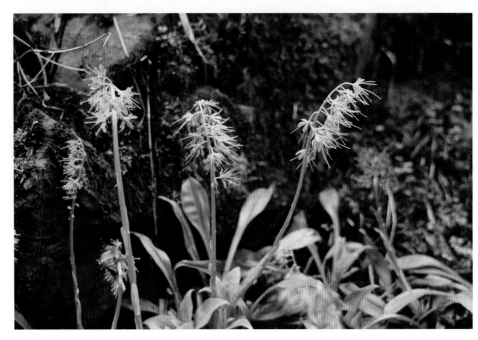

丫蕊花

石蒜科
Amaryllidaceae

/// 石 蒜 ///

学名：*Lycoris radiata* (L´Her.) Herb.

形态特征：草本。鳞茎近球形。叶狭带状，顶端钝，深绿色，中间有粉绿色带。花茎高约 30 cm；伞形花序有花 4 ~ 7 枚；花鲜红色；花被裂片狭倒披针形，强裂皱缩和反卷，花被筒绿色；雄蕊显著伸出于花被外。花期 8—9 月，果期 10 月。

生境分布：生于阴湿山坡和溪沟边。各地多栽培。

功效及用途：鳞茎入药。祛痰催吐、解毒散结。用于咽喉肿痛、痈肿疮毒、瘰疬、肾炎水肿、虫蛇咬伤。本品有小毒。

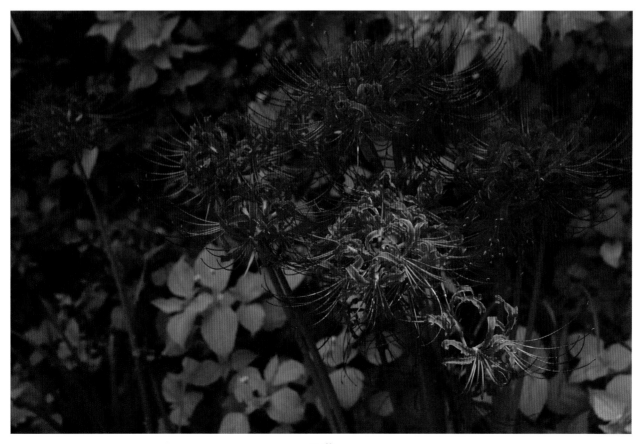

石蒜

薯蓣科

Dioscoreaceae

/// 黄 独 ///

学名：*Dioscorea bulbifera* L.

形态特征：缠绕草质藤本。块茎卵圆形或梨形，外皮棕黑色。茎左旋。叶腋内有球形或卵圆形珠芽，紫棕色，表面有圆形斑点。叶片宽卵状心形或卵状心形，顶端尾状渐尖，边缘全缘或微波状。雄花序穗状，下垂；雌花序与雄花序相似。蒴果三棱状长圆形。花期 7—10 月，果期 8—11 月。

生境分布：生于海拔 2 000 m 以下的河谷边、山谷阴沟或杂木林边缘、房前屋后或路旁的树荫下。

功效及用途：块茎入药。凉血、降火、解毒。用于吐血衄血、淋巴结核、咽喉肿痛。

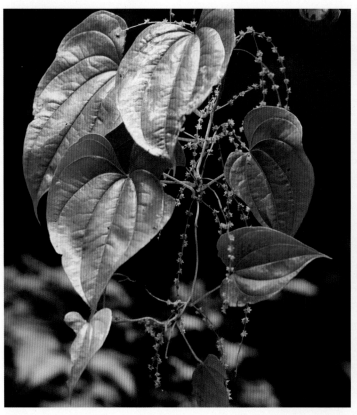

黄独（一）

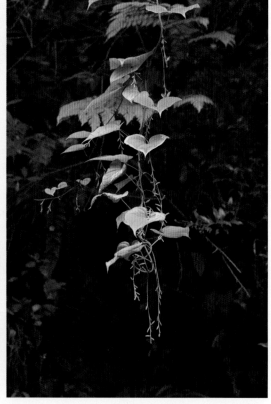

黄独（二）

学名：*Dioscorea collettii* Hook. f.

形态特征：缠绕草质藤本。根状茎竹节状，断面黄色。茎左旋，长圆柱形。单叶互生；叶片三角状心形或卵状披针形，顶端渐尖，基部心形或近截形，边缘波状或近全缘。雌雄异株；雄花序单生或2～3个簇生于叶腋；雌花序穗状。蒴果三棱形。花期5—8月，果期6—10月。

生境分布：生于海拔1 500～3 200 m的河谷、山坡和沟谷的次生栎树林和灌丛中。

功效及用途：根状茎入药。祛风除湿、止痒止痛。用于风湿性关节炎、过敏性皮炎、坐骨神经痛、跌打损伤。

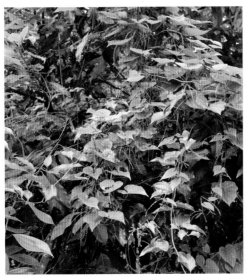

叉蕊薯蓣（一）

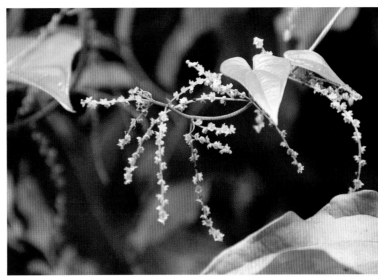

叉蕊薯蓣（二）

薯蓣科

/// 日本薯蓣 ///

学名：*Dioscorea japonica* Thunb.

形态特征：缠绕草质藤本。块茎长圆柱形，断面白色。茎右旋。叶片常为三角状披针形、长椭圆状狭三角形至长卵形，顶端长渐尖至锐尖，基部心形至箭形或戟形，全缘。雌雄异株；雄花序穗状；雄花绿白色或淡黄色；雌花序穗状。蒴果三棱状扁圆形或三棱状圆形。花期5—10月，果期7—11月。

生境分布：生于海拔150～1 200 m的向阳山坡、山谷、溪沟边、路旁的杂木林下或草丛中。

功效及用途：块茎入药。健脾胃、益肺肾、补虚羸。用于食少便溏、虚劳、喘咳、尿频、带下、消渴。

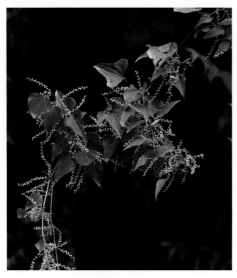

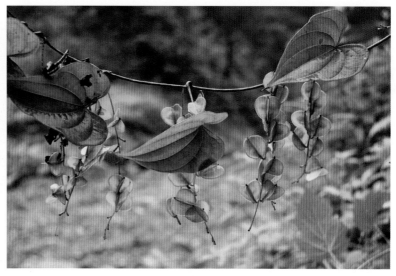

日本薯蓣（一）　　　　　　　　　　　　日本薯蓣（二）

/// 穿龙薯蓣 ///

学名： *Dioscorea nipponica* Makino

形态特征： 缠绕草质藤本。根状茎圆柱形，多分枝。茎左旋。叶片掌状心形，茎基部叶的边缘为不等大的三角状裂缺，顶端叶片近全缘。雌雄异株；雄花序穗状；雌花序穗状。蒴果三棱形，棱翅状。花期6—8月，果期8—10月。

生境分布： 生于海拔 100～1 700 m 的河谷两侧半阴半阳的山坡灌木丛中和稀疏杂木林内及林缘。

功效及用途： 根状茎入药。祛风湿、活血通络、清肺化痰。用于风湿痹证、痰热咳喘、胸痹、跌打损伤、痈肿疮毒。本品含薯蓣皂苷元，是合成甾体激素类药物的原料。

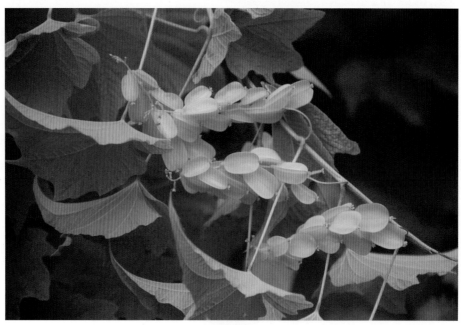

穿龙薯蓣

/// 薯 蓣 ///

学名： *Dioscorea opposita* Thunb.

形态特征： 缠绕草质藤本。块茎长圆柱形，断面白色。茎右旋，常带紫红色。叶片卵状三角形至宽卵形或戟形，顶端渐尖，基部深心形、宽心形或近截形，边缘 3 浅裂至 3 深裂；叶腋内常有珠芽。雌雄异株；雄花序穗状；雌花序穗状。蒴果三棱状扁圆形或三棱状圆形。花期 6—9 月，果期 7—11 月。

生境分布： 生于海拔 150 ～ 1 500 m 的山坡、山谷林下，溪边、路旁的灌丛或杂草丛中。

功效及用途： 块茎（山药、淮山药）入药。益气养阴、补脾肺肾、固精止带。用于脾虚食少、倦怠乏力、便溏泄泻、肺虚喘咳、肾虚遗精、带下尿频、内热消渴。

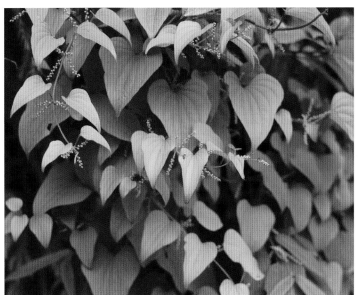 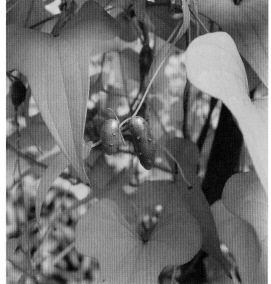

薯蓣（一） 薯蓣（二）

/// 黄山药 ///

学名： *Dioscorea panthaica* Prain et Burkill

形态特征： 缠绕草质藤本。根状茎圆柱形。茎左旋。叶片三角状心形，顶端渐尖，基部深心形或宽心形，全缘或边缘呈微波状。雌雄异株；雄花单生或 2 ～ 3 朵组成穗状花序，簇生于叶腋；雌花序与雄花序相似。蒴果三棱形，棱翅状。花期 5—7 月，果期 7—9 月。

生境分布： 生于海拔 1 000 ～ 3 500 m 的山坡灌木林下，或仅见于密林的林缘或山坡路旁。

功效及用途： 根茎入药。理气止痛、解毒消肿。用于胃痛、吐泻腹痛、跌打损伤；外用于疮痈肿毒。本品根状茎含薯蓣皂苷元，是合成甾体激素类药物的原料。

409

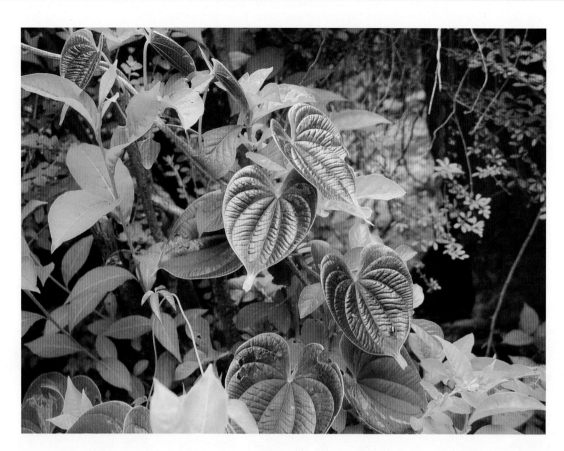

黄山药

鸢尾科

Iridaceae

/// 鸢 尾 ///

学名： *Iris tectorum* Maxim.

形态特征： 草本，高 20 ~ 40 cm。根状茎粗壮。叶基生，宽剑形，顶端渐尖或短渐尖，基部鞘状。花蓝紫色；花被裂片 6；外轮花被片圆形或宽卵形，中脉上有不规则的鸡冠状附属物；内轮花被片椭圆形；花柱分枝 3，花瓣状，淡蓝色，边缘流苏状。蒴果长椭圆形或倒卵形。花期 4—5 月，果期 6—8 月。

生境分布： 生于向阳坡地、林缘及水边湿地。

功效及用途： 根状茎及全草入药。清热解毒、祛风活血。用于咽喉肿痛、肝炎、膀胱炎、风湿骨痛、跌打肿痛。

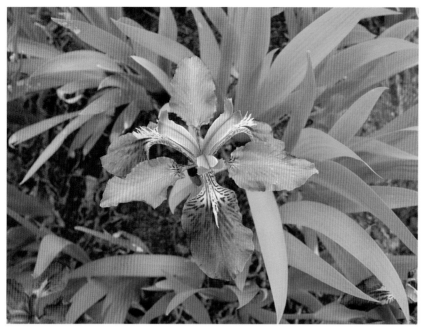

鸢尾（一）　　　　　　　　　　　　鸢尾（二）

/// 蝴蝶花 ///

学名： *Iris japonica* Thunb.

形态特征： 草本，高 40 ~ 60 cm。根状茎竹鞭状。叶套褶成 2 列；叶片剑形，顶端渐尖。顶生稀疏总状聚伞花序；花淡蓝色或蓝紫色；外花被中脉上有隆起的黄色鸡冠状附属物；花柱 3，分枝扁平，顶端裂片缝状丝裂。蒴果椭圆状柱形。花期 3—4 月，果期 5—6 月。

生境分布： 生于海拔 3 300 m 以下的山坡较阴蔽而湿润的草地、疏林下或林缘草地。

功效及用途： 全草入药。清热解毒、消瘀逐水。用于小儿发烧、肺病咳血、喉痛、外伤瘀血。

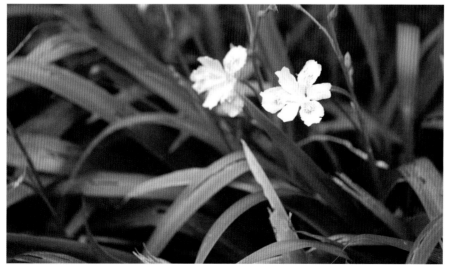

蝴蝶花

411

学名：*Belamcanda chinensis* (L.) Redouté

形态特征：草本。根状茎为不规则的块状。叶嵌叠状排列，剑形，顶端渐尖，基部鞘状抱茎。花序顶生，叉状分枝；花橙红色，散生紫褐色的斑点；花被裂片 6，2 轮排列。蒴果倒卵形或长椭圆形，黄绿色。花期 6—8 月，果期 7—9 月。

生境分布：生于海拔 2 200 m 以下的林缘或山坡草地，大多生于海拔较低的地方。

功效及用途：根状茎入药。清热解毒、消痰利咽。用于咽喉肿痛、痰盛咳喘。

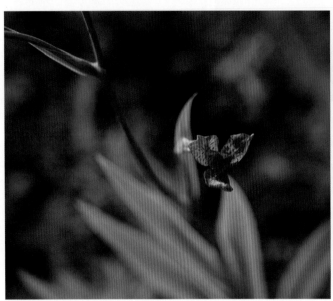 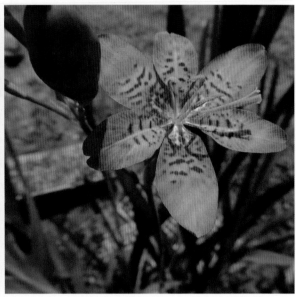

射干（一）　　　　　　　　　　　　射干（二）

学名：*Crocosmia crocosmiflora* (Nichols) N. E. Br.

形态特征：草本，高 50 ~ 120 cm。球茎扁圆球状，为棕褐色网状的膜质包被。叶片剑形，先端渐尖，基部鞘状，嵌叠状排成 2 列。疏散的穗状圆锥花序；花橙黄色，花被裂片 6，花被管略弯曲；雄蕊 3，偏向花的一侧。蒴果三棱状球形。花期 7—8 月，果期 8—10 月。

生境分布：各地多栽培。

功效及用途：球茎入药。解毒、消肿、止痛。用于筋骨疼痛、疮疡肿痛、跌打损伤、外伤出血、腮腺炎。

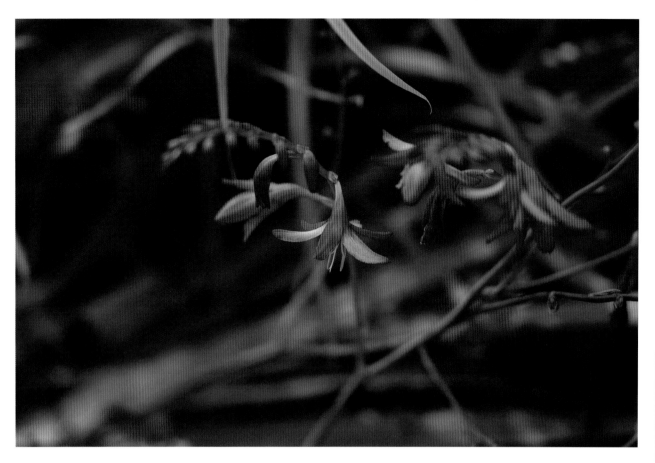

雄黄兰

芭蕉科/

Musaceae

/// **地涌金莲** ///

学名：*Musella lasiocarpa* (Franch.) C. Y. Wu ex H. W. Li

形态特征：草本，植株丛生。具水平向根状茎。假茎高不及 60 cm，基部有宿存的叶鞘。叶片长椭圆形，先端锐尖，基部近圆形，有白粉。花序直立；苞片干膜质，黄色或淡黄色，形如莲花；花 4 ~ 6 朵，簇生于苞叶内，黄色。果实肉质，不开裂。

生境分布：生于海拔 1 500 ~ 2 500 m 的山间坡地或栽于庭园内。

功效及用途：花入药。收敛止血。用于白带、红崩、便血。

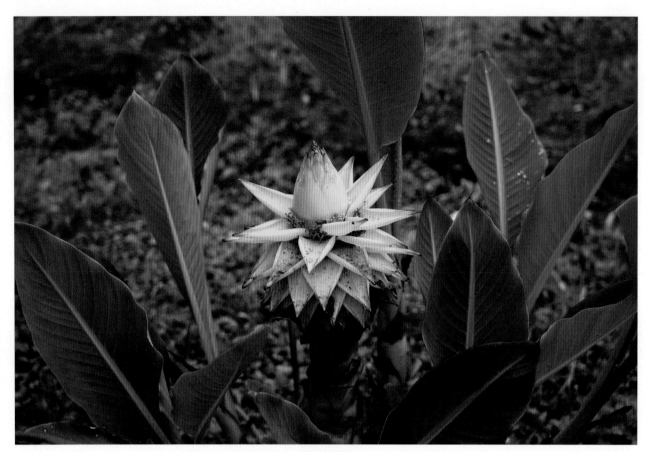

地涌金莲

美人蕉科 / **Cannaceae**

/// 美人蕉 ///

学名： *Canna indica* L.

形态特征： 草本，高可达 1.5 m。具块状根茎。叶片卵状长圆形。总状花序；花冠大多红色，亦有黄色；外轮退化雄蕊 2～3 枚，鲜红色；唇瓣披针形，弯曲。蒴果长卵形，有软刺。花、果期 3—12 月。

生境分布： 各地多栽培。

功效及用途： 根茎、花入药。清热利湿、安神降压。用于黄疸型肝炎、神经官能症、高血压病、红崩、白带；外用于跌打损伤、疮疡肿毒。

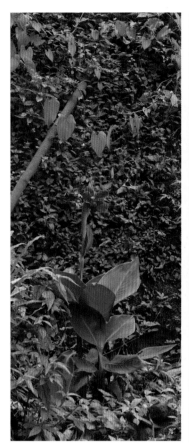

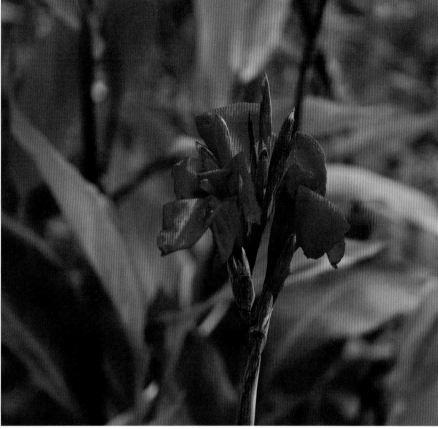

美人蕉（一）　　　　　　　　　　　　美人蕉（二）

姜 科 / **Zingiberaceae**

/// **姜 黄** ///

学名：*Curcuma longa* L.

形态特征：宿根草本，高 1 ~ 1.5 m。根状茎发达，指状分枝多，橙黄色；根粗壮，末端膨大呈块根。叶长圆形或椭圆形，顶端短渐尖，基部渐狭；叶柄较长。穗状花序由叶鞘内抽出，圆柱状；苞片卵形或长圆形；花萼白色；花冠淡黄色。花期 8—9 月。

生境分布：各地多栽培，喜生于向阳的地方。

功效及用途：根茎（姜黄）、块根（郁金）入药。根茎破血行气、通经止痛。用于胸胁刺痛、胸痹

415

心痛、痛经经闭、癥瘕、风湿疼痛、跌扑肿痛。块根活血止痛、行气解郁、清心凉血、利胆退黄，用于胸胁刺痛、胸痹心痛、经闭痛经、乳房胀痛、热病神昏、癫痫发狂、血热吐衄、黄疸尿赤。根茎可提取黄色食用染料。

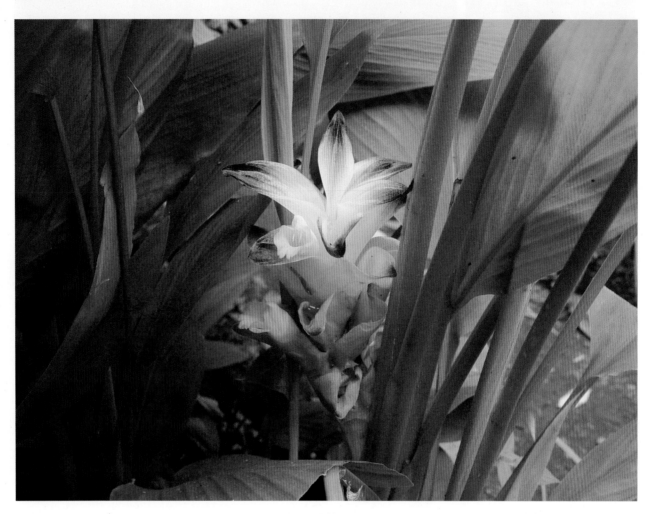

姜黄

/// 莪 术 ///

学名： *Curcuma phaeocaulis* Valeton

形态特征： 宿根草本，高约 1 m。根茎卵圆形块状，分枝圆柱状；根末端膨大成长卵形块状。叶片长圆状椭圆形或狭卵形，叶脉中部具紫色晕。穗状花序圆柱状；顶端苞片亮红色；花萼白色；花冠裂片3，唇瓣圆形，淡黄色。蒴果卵状三角形。花期3—5月。

生境分布： 栽培或野生于林荫下。

功效及用途： 根茎（莪术）、块根（郁金）入药。根茎行气破血、消积止痛。用于癥瘕痞块、瘀血经闭、食积胀痛、早期宫颈癌。块根活血止痛、行气解郁、清心凉血、利胆退黄。用于胸胁刺痛、胸痹心痛、经闭痛经、乳房胀痛、热病神昏、癫痫发狂、血热吐衄、黄疸尿赤。

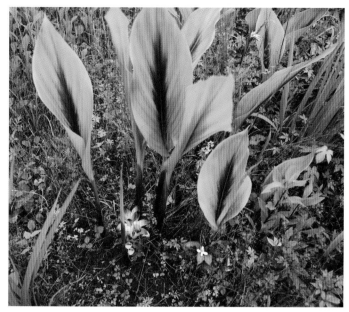

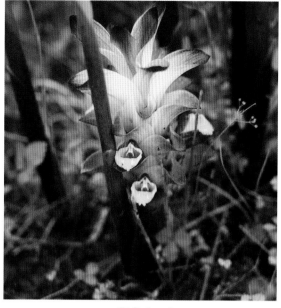

莪术（一）　　　　　　　　　　　　莪术（二）

/// 温郁金 ///

学名：*Curcuma wenyujin* Y. H. Chen et C. Ling

形态特征：宿根草本，高约 1 m。根茎肉质肥大，黄色；根末端膨大呈块根。叶片长圆形，顶端具细尾尖，基部渐狭，叶背被短柔毛。花葶由根茎抽出，与叶同时或先叶而出；穗状花序；下部苞片淡绿色；上部无花的苞片白色而染淡红；花冠管裂片长圆形；唇瓣黄色，倒卵形。花期 4—6 月。

生境分布：栽培或野生于林下。

功效及用途：根茎（片姜黄）、块根（郁金）入药。根茎破血行气、通经止痛。用于血滞经闭、行经腹痛、胸胁刺痛、风湿痹痛、肩臂疼痛、跌扑损伤。块根活血止痛、行气解郁、清心凉血、利胆退黄。用于胸胁刺痛、胸痹心痛、经闭痛经、乳房胀痛、热病神昏、癫痫发狂、血热吐衄、黄疸尿赤。

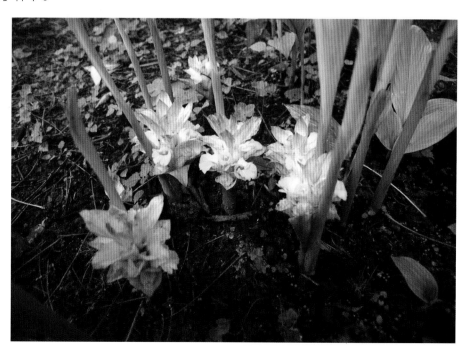

温郁金

/// 姜 花 ///

学名： *Hedychium coronarium* Koen.

形态特征： 宿根草本，高 1 ～ 2 m。叶片长圆状披针形或披针形，顶端长渐尖，基部急尖，叶背被短柔毛。穗状花序顶生，椭圆形；苞片卵圆形，每一苞片内有花 2 ～ 3 朵；花芬芳，白色；花冠管纤细；唇瓣倒心形，白色，顶端 2 裂。花期 8—12 月。

生境分布： 生于林中或栽培。

功效及用途： 根状茎、果入药。祛风除湿、温中散寒。根状茎用于感冒、头痛身痛、风湿筋骨疼痛、跌打损伤、寒湿白带；果用于胃脘胀闷、消化不良、寒滞作呕、脘腹微痛。

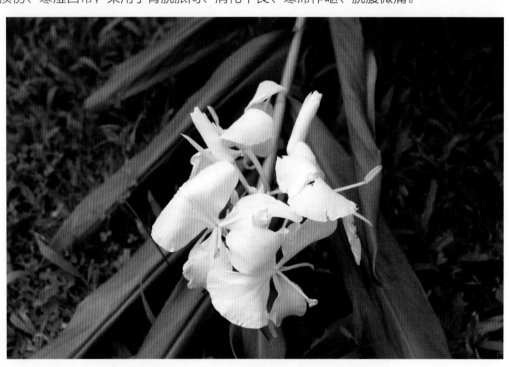

姜花

/// 蘘 荷 ///

学名： *Zingiber mioga* (Thunb.) Rosc.

形态特征： 草本，高可达 1.5 m。根茎白色，微有芳香味。叶片披针形或椭圆状披针形。花序近卵形；花冠管白色，裂片长圆状披针形，白色或稍带黄色，唇瓣倒卵形，浅紫色。蒴果倒卵形，3 瓣裂。花期 7—9 月，果期 9—11 月。

生境分布： 生于山谷中阴湿处，常有栽培。

功效及用途： 根茎入药。温中理气、祛风止痛、止咳平喘。用于感冒咳嗽、气管炎、哮喘、风寒牙痛、脘腹冷痛、跌打损伤、腰腿痛、遗尿、月经不调、白带；外用于皮肤风疹、淋巴结核。

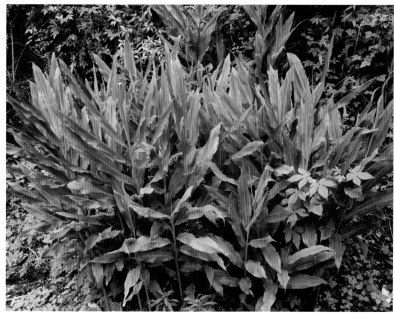

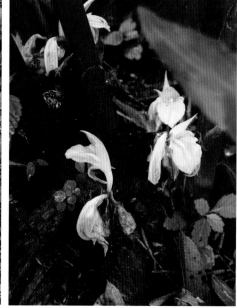

蘘荷（一）　　　　　　　　　　　　　蘘荷（二）

/// 姜 ///

学名： *Zingiber officinale* Rosc.

形态特征： 草本，高 40 ~ 100 cm。根茎肉质，扁圆，分枝，具芳香和辛辣气味。叶互生，2 列；叶鞘抱茎；叶片线状披针形，先端渐尖，基部狭。穗状花序；花萼管状；花冠绿黄色，裂片 3，唇瓣长圆状倒卵形，稍紫色，有黄白色斑点。蒴果 3 瓣裂。果期 12 月至翌年 1 月。

生境分布： 各地多栽培。

功效及用途： 根茎（干姜）入药。温中散寒、回阳通脉、燥湿消痰。用于脘腹冷痛、呕吐泄泻、肢冷脉微、痰饮喘咳。本品味辛辣，为常用烹调配料及调味品。

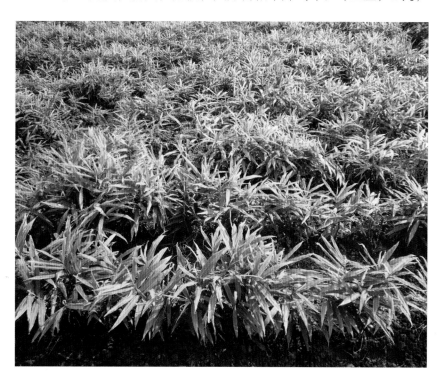

姜

419

兰 科

Orchidaceae

/// **黄花白及** ///

学名：*Bletilla ochracea* Schltr.

形态特征：草本，高 25 ~ 55 cm。块茎扁斜卵形，上面具荸荠似的环带。叶长圆状披针形，先端渐尖或急尖，基部鞘状抱茎。花序通常不分枝或极罕分枝；花黄色，花被外侧黄绿色，内面黄白色；唇瓣椭圆形，内面有 5 条纵脊状褶片。蒴果圆柱形。花期 6—7 月。

生境分布：生于海拔 300 ~ 2 350 m 的常绿阔叶林、针叶林或灌丛下、草丛中或沟边。

功效及用途：块茎入药。功效同白及。

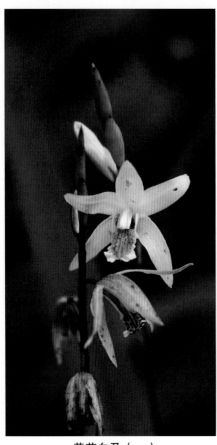

黄花白及（一）

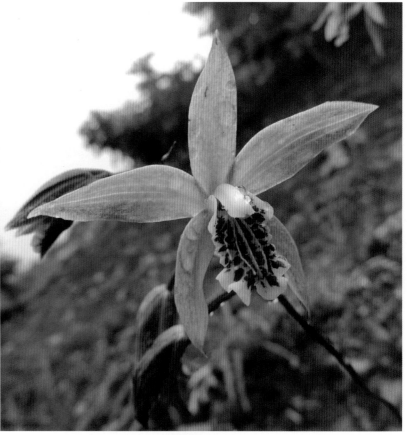

黄花白及（二）

学名： *Bletilla striata* (Thunb. ex A. Murray) Rchb. f.

形态特征： 草本，高 30 ~ 70 cm。块茎肉质，三角状卵形，略扁平，黄白色。叶披针形或广披针形，先端渐尖，基部鞘状，全缘。总状花序顶生；花淡红色或紫红色；花被片狭椭圆形，唇瓣倒卵形，内面有 5 条隆起的纵线。蒴果圆柱形。花期 4—5 月，果期 7—9 月。

生境分布： 生于海拔 100 ~ 3 200 m 的常绿阔叶林或针叶林下、路边草丛或岩石缝中。各地多栽培。

功效及用途： 块茎入药。收敛止血、消肿生肌。用于咳血吐血、外伤出血、疮疡肿毒、皮肤皲裂、肺结核咳血、溃疡出血。

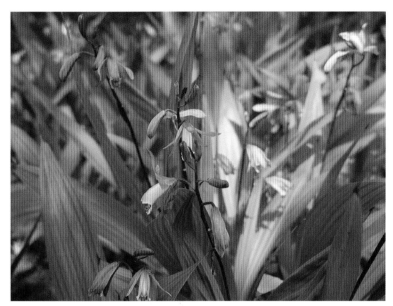

白及（一）

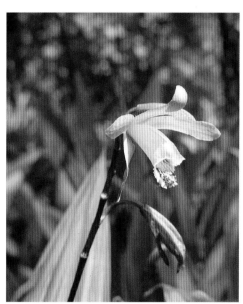

白及（二）

兰科

/// 杜鹃兰 ///

学名： *Cremastra appendiculata* (D. Don) Makino

形态特征： 草本。假鳞茎卵球形或近球形，外被撕裂成纤维状的残存鞘。叶通常 1 枚，生于假鳞茎顶端，狭椭圆形、近椭圆形。总状花序；花常偏花序一侧，狭钟形，淡黄色、紫褐色或淡紫红色；花瓣倒披针形或狭披针形。蒴果近椭圆形。花期 5—6 月，果期 9—12 月。

生境分布： 生于海拔 500 ~ 2 900 m 的林下湿地或沟边湿地上。

功效及用途： 假鳞茎（山慈菇）入药。清热解毒、化痰散结。用于痈肿疔毒、瘰疬痰核、淋巴结核、蛇虫咬伤。

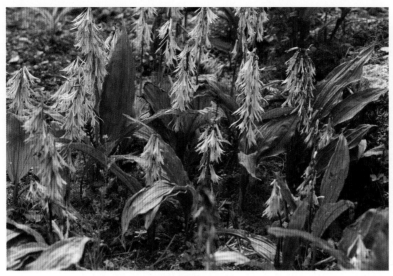

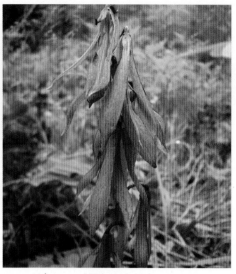

杜鹃兰（一）　　　　　　　　　　　　　杜鹃兰（二）

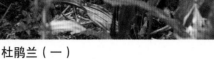

/// 叠鞘石斛 ///

学名： *Dendrobium denneanum* Kerr

形态特征： 草本，高 25 ~ 35 cm。茎圆柱形，具多数节。叶狭披针形或狭长圆形，先端钝并且微凹，或有时近锐尖而一侧稍钩转，基部具鞘；叶鞘紧抱于茎。总状花序；花橘黄色；唇瓣近圆形。花期 5—6 月。

生境分布： 生于海拔 600 ~ 2 500 m 的山地疏林中树干上。

功效及用途： 茎入药。益胃生津、滋阴清热。用于阴伤津亏、口干烦渴、食少干呕、病后虚热、目暗不明。

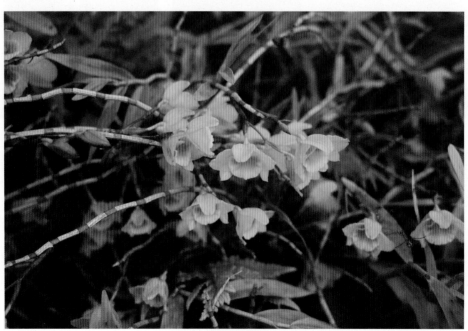

叠鞘石斛

学名：*Dendrobium nobile* Lindl.

形态特征：草本，高 10 ~ 60 cm。茎丛生，肉质状肥厚，上部稍扁而稍弯曲上升，具多节，节有时稍肿大。叶长圆形，先端钝并不等侧 2 裂，基部具抱茎的鞘。总状花序；花大，白色带淡紫色先端，有时全体淡紫红色；唇瓣宽卵形，先端钝，基部两侧具紫红色条纹并且收狭为短爪，唇盘中央具 1 个紫红色大斑块。花期 4—5 月。

生境分布：生于海拔 480 ~ 1 700 m 的山地林中树干上或山谷岩石上。

功效及用途：茎入药。滋阴清热、生津止渴。用于热病伤津、口干舌燥、病后虚热、胃病、干呕、舌光少苔。

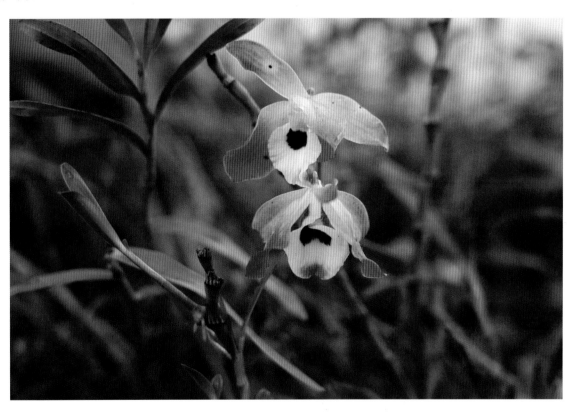

金钗石斛

学名：*Gastrodia elata* Bl.

形态特征：草本，高 30 ~ 100 cm 或更高。块茎肥厚，椭圆形至近哑铃形，肉质，具较密的节，节上被三角状宽卵形的鞘。茎直立，橙黄色、黄色、灰棕色或蓝绿色，无绿叶，下部被膜质鞘。总状花

兰科

423

序；花橙黄、淡黄、蓝绿或黄白色。蒴果倒卵状椭圆形。花果期5—7月。

　　生境分布：生于海拔400～3 200 m的疏林下、林中空地、林缘、灌丛边缘。

　　功效及用途：块茎入药。平肝息风、止痉。用于头痛眩晕、肢体麻木、小儿惊风、癫痫抽搐、破伤风。

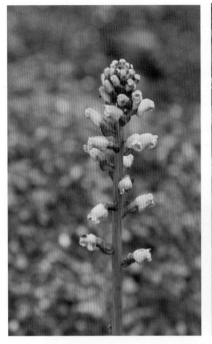

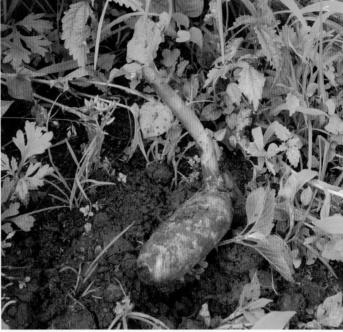

天麻（一）　　　　　　　　　　　　　天麻（二）

/// 西南手参 ///

　　学名：GyDmnadenia orchidis Lindl.

　　形态特征：草本，高17～35 cm。块茎卵状椭圆形，肉质，下部掌状分裂。茎直立，较粗壮，圆柱形。叶片椭圆形或椭圆状长圆形，先端钝或急尖，基部收狭成抱茎的鞘。总状花序圆柱形；花紫红色或粉红色；花瓣斜宽卵状三角形。花期7—9月。

　　生境分布：生于海拔2 800～4 100m的山坡林下、灌丛下和高山草地中。

　　功效及用途：块茎入药。止咳平喘、益肾健脾、理气和血、止痛。用于肺虚咳喘、虚劳消瘦、神经衰弱、腰腿酸软、阳

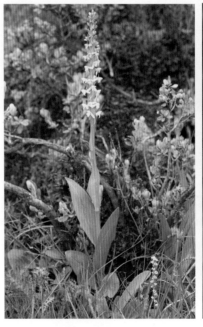 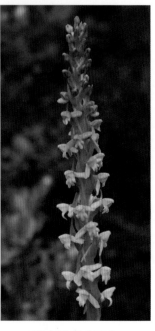

西南手参（一）　　　　　　西南手参（二）

痿、滑精、尿频、慢性肝炎、久泻、失血、带下、乳少、跌打损伤。

/// 独蒜兰 ///

学名： *Paleione bulbocodioides* (Franch.) Rolfe

形态特征： 半附生草本。假鳞茎卵形至卵状圆锥形，顶端具 1 枚叶。叶狭椭圆状披针形或近倒披针形。花葶从无叶的老假鳞茎基部发出，顶端具 1 花；花粉红色至淡紫色；唇瓣轮廓倒卵形或宽倒卵形，上有深色斑。蒴果近长圆形。花期 4—6 月。

生境分布： 生于海拔 900 ~ 3 600 m 的常绿阔叶林下或灌木林缘腐殖质丰富的土壤上，或苔藓覆盖的岩石上。

功效及用途： 假鳞茎（山慈菇）入药。清热解毒、化痰散结。用于痈肿疔毒、瘰疬痰核、淋巴结核、蛇虫咬伤。

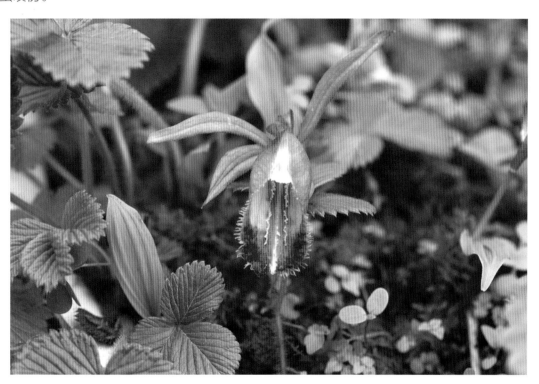

独蒜兰

/// 绶 草 ///

学名： *Spiranthes sinensis* (Pers.) Ames

形态特征： 草本，高 13 ~ 30 cm。根指状，肉质，簇生于茎基部。叶片宽线形或宽线状披针形，先端急尖或渐尖，基部收狭具柄状抱茎的鞘。花茎直立；总状花序具多数密生的花，呈螺旋状扭转；花

兰科

小，紫红色、粉红色或白色。花期 7—8 月。

　　生境分布：生于海拔 10 ~ 3 400 m 的山坡林下、灌丛下、草地或河滩沼泽草甸、时令性湿地中。

　　功效及用途：根及全草入药。滋阴益气、凉血解毒、涩精。用于气血两虚、少气无力、气虚白带、遗精、失眠、燥咳、咽喉肿痛、肾虚、肺痨咯血、消渴、小儿暑热证；外用于毒蛇咬伤、疮肿。

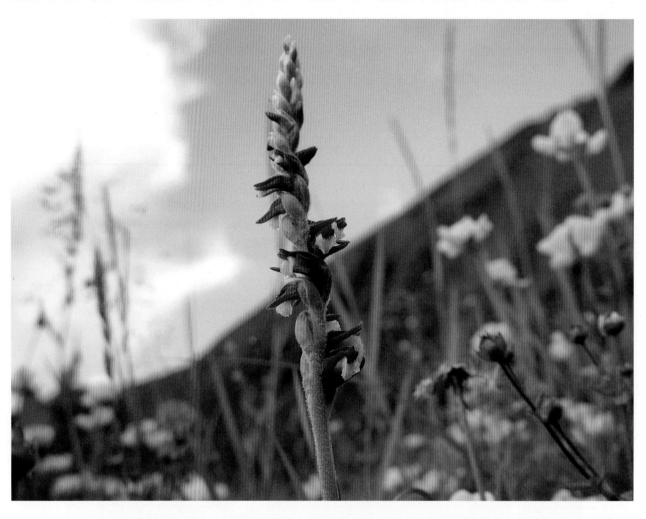

绶草

中文名索引

中国瓦屋山 常见药用植物图鉴

中文名索引

中国瓦屋山常见药用植物图鉴

中国瓦屋山常见药用植物图鉴

中文名索引

433

拉丁学名索引

中国瓦屋山常见药用植物图鉴

436

拉丁学名索引

437

438

拉丁学名索引

439

拉丁学名索引

中国瓦屋山 常见药用植物图鉴

拉丁学名索引

443

中国瓦屋山常见药用植物图鉴

拉丁学名索引

中国瓦屋山 常 见 药 用 植 物 图 鉴